中华传统保健文化

图说头部手部·躯干按摩治百病

集千古智慧成治病奇方流传百世

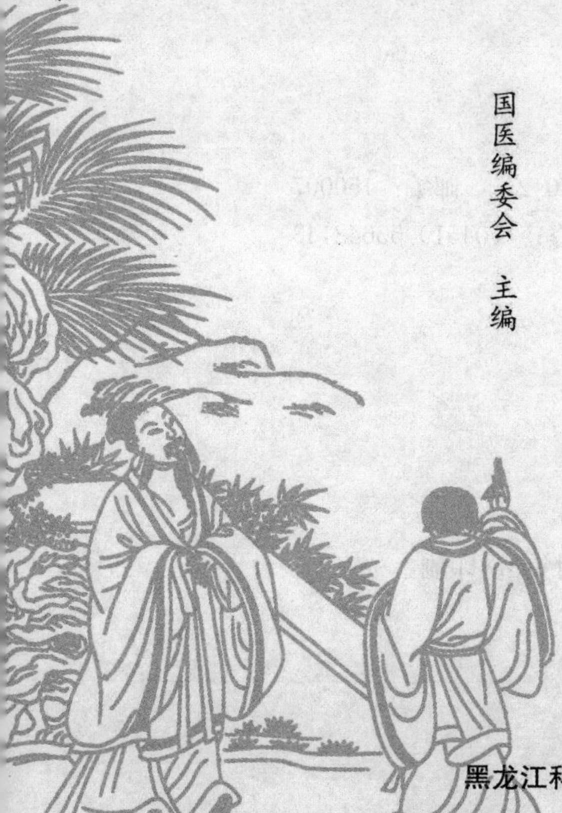

国医编委会 主编

黑龙江科学技术出版社

图书在版编目(CIP)数据

图说头部、手部、躯干按摩治百病 / 国医编委会主编. -- 哈尔滨：黑龙江科学技术出版社, 2014.10（2020.5重印）

ISBN 978-7-5388-8063-2

Ⅰ.①图… Ⅱ.①国… Ⅲ.①头部—按摩疗法（中医）—图解②手—按摩疗法（中医）—图解③躯干—按摩疗法（中医）—图解 Ⅳ.①R244.1-64

中国版本图书馆CIP数据核字(2014)第238498号

图说头部、手部、躯干按摩治百病

TUSHUO TOUBU SHOUBU QUGAN ANMO ZHI BAIBING

主　　编　国医编委会
责任编辑　刘佳琪
封面设计　盛世博悦
出　　版　黑龙江科学技术出版社
地址：哈尔滨市南岗区公安街70-2号　邮编：150007
电话：（0451）53642106　传真：（0451）53642143
网址：www.lkcbs.cn
发　　行　全国新华书店
印　　刷　北京一鑫印务有限责任公司
开　　本　710mm×1000mm　1/16
印　　张　18
字　　数　280千字
版　　次　2014年10月第1版　2020年5月第3次印刷
书　　号　ISBN 978-7-5388-8063-2
定　　价　69.00元

>>前 言

随着生活水平的提高，人们的健康意识也逐渐增强，对生活质量的要求也越来越高。但另一方面，由于来自外界环境的污染及自然界生态平衡的破坏，导致危害人类健康的因素也在增加；再则，生活和工作压力加大，各种社会问题不断蓄积，人们身体的健康也就面临着严峻的挑战。如今，人们对健康的渴求比以往任何时候都要迫切。

当代医学的发展，使大量的医学疑难杂症相继被攻克。但是，巨额的医疗费用是一般家庭难以承受的，服药后所产生的副作用及手术的痛苦也是常人所难以忍受的，求医治病所需的大量时间也让现代人难以接受。

我们正是在这一背景下编写了这本《头部·手部·躯干按摩祛百病》，教你如何通过头、手、躯干三大人体组成部分来诊断和治疗各种常见疾病。

本书运用通俗易懂的语言，深入浅出地向读者介绍了保健按摩的作用机理和常见疾病的家庭按摩疗法，并配以大量图片，使你更直观、更明了地学习和掌握各种按摩技巧。利用本书的指导方法，通过家庭成员间的相互治疗，可使你足不出户便可驱除病魔，预防和治疗各种疾病，拥有健康的身体。

任何读罢此书的人，都会发出这样的惊叹：我们的生命需要健康，而健康居然能通过按摩来获得。这就是家庭保健按摩的独特作用！最宝贵的防病治病、强身健体的机会，就把握在你的手中！

因编者水平有限，书中不尽或不当之处在所难免，建议广大患者在应用本书介绍的穴位治病时，要结合自己身体的实际状况，对症施治，必要时须咨询专业医师再行施治。敬请读者谅解并提出宝贵意见，在此表示感谢。

目录

contents

第一篇 头部

常见病的按摩健康疗法 …… 236

第一篇 头 部

中医学中称头为“精明之府”，“五脏六腑精气”皆上升于头部。头皮是大脑的保护层，分布着许多穴位，人体的十二经脉中，手、足三阳经均起经于头面部，故又说“头为诸阳之会”。如手、足阳明经分布于前头部及面部，手足少阳经分布于侧头部，足太阳经分布于后头及头、项、背部等。人们平时经常以手指挠头，不仅能疏通头部气血，且对全身脏腑的功能也有协调作用。

头部的家庭常用疗法

一、头部按摩法

◆给人按摩头部应注意什么

按摩因不需任何器械，简单易学，且功效神奇，故每每为许多家庭中有心者所练习，但应注意以下几点：

1. 只需露出进行按摩的部位，其余部分应遮盖保暖，以免着凉。

2. 患者体位要得当，使推拿部位舒适放松。

3. 按摩前要修剪指甲，以免损伤皮肤；在冬天则应先将手弄暖和，以免手冷引起患者肌肉紧张，影响效果。

4. 按摩时应嘱患者放松肌肉，取准穴位，手法用力得当，由轻到重，柔和均匀且有持久力。给小儿按摩，手法更要轻柔和缓，不宜过分用力，无论按摩成人或小儿，都要观察患者神态，不要让患者感到疼痛难受。

◆自我按摩要注意什么

自我按摩，既可以强身防病，又可以治疗疾病，且患者自身就可施行，因而受到大批患者，特别是中老年人的青睐，但在自我按摩时一定要注意以下几点：

1. 身心放松。按摩时除要集中精力外，还要做到心平气和，全身放松。

2. 取穴准确。因自我按摩主要依靠刺激穴位来疏通经络，流畅血脉，从而达到健身、治病的目的。所以，只有取穴准确，疗效才好。

3. 用力恰当。用力的大小，应以有一定的酸、麻、胀感为度，用力过小，不能起到应有的刺激作用；用力过大，既易疲劳，也易擦伤皮肤或引起不良反应。

4. 循序渐进。按摩的穴位和次数，都应由少渐多，最初的用力也应适当轻些。

5. 持之以恒。无论用按摩来保健或治疗慢性病，都不能急功近利，持之以恒才会逐渐显示出效果来，故应具有信心、耐心和恒心。

◆哪些病症禁用按摩疗法

按摩虽然有着广泛的适应证，但也不能包治百病，也有一些疾病不宜应用按摩治疗。

1. 凡患有流行性感冒、乙型脑炎、白喉、痢疾及其他急性传染病的人。

2. 患有急性炎症的患者，例如：急性化脓性扁桃体炎、肺炎、急性阑尾炎、急性风湿性关节炎、急性类风湿性关节炎等。

3. 结核患者不能按摩治疗，例如：四肢关节结核、脊椎结核等。

4. 有严重的内脏疾病，例如：严重心脏病、肝硬化、肾病综合征及严重肺心病患者，也不宜按摩。

5. 癌症，恶性贫血，久病体弱而极度消瘦者，禁用推拿疗法。

6. 皮肤常有瘀斑的血小板减少性紫癜或过敏性紫癜患者；皮肤容易出血的血友患者。

7. 患有严重皮肤病的患者不能按摩。

8. 月经期、怀孕期的女性不能按摩。

◆推拿的基本手法有哪些

手法是推拿治病的主要手段，其熟练程度及如何适当地运用手法，对治疗效果有直接的影响。

手法要求持久、有力、均匀、柔和。“持久”即指手法能按要求持续运用一定时间；而“有力”是指手法必须具有一定的力量，这种力量应根据患者体质、病症、部位等不同情况而增减；所谓“均匀”是指手法动作要有节奏性，速度不能忽快忽慢，压力不能时轻时重；而所说的“柔和”，

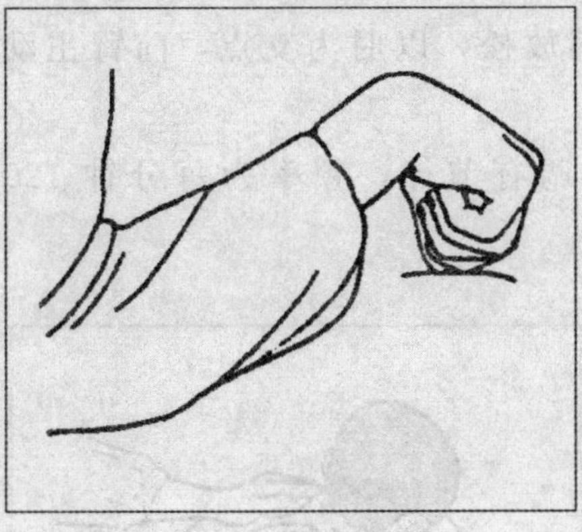

①坐位姿势

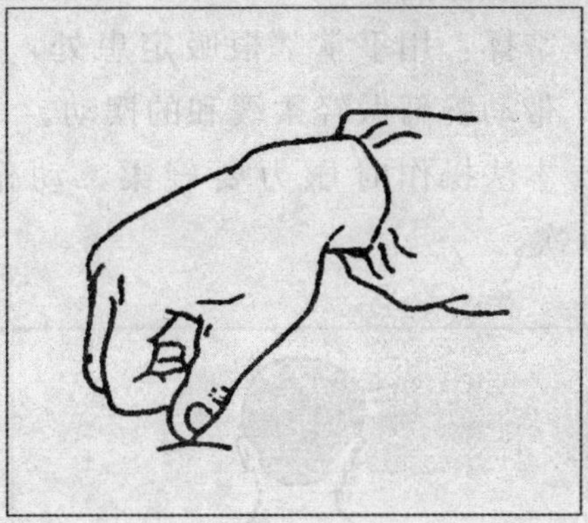

②悬腕、手握空拳、拇指自然着力

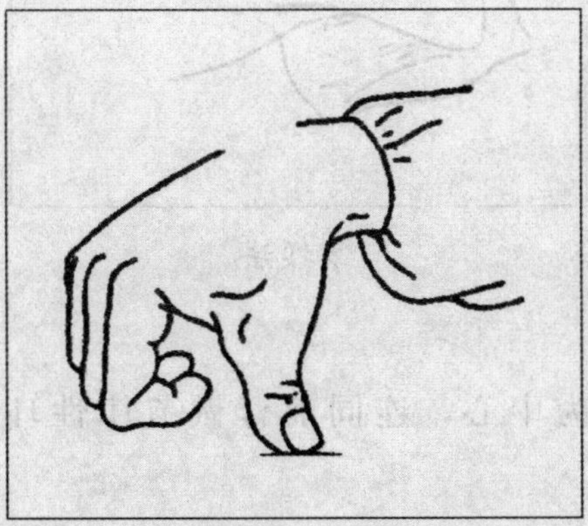

③腕部向外摆动

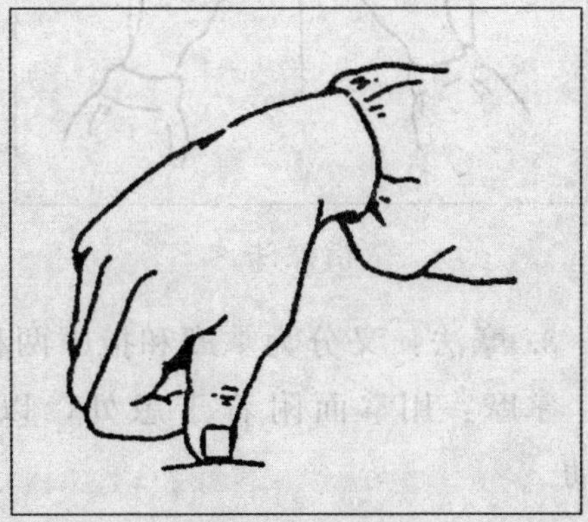

④腕部向内摆动

是指手法要轻而不浮，重而不滞，用力不可生硬粗暴或用蛮力，变换动作要自然。

1. 一指禅推法：用大拇指指端或指腹及偏峰着力于一定部位或穴位上，腕部放松，沉肩、垂肘、悬腕、肘关节略低于手腕，以肘部为支点，前臂做主动摆动，带动腕部摆动和拇指关节做屈伸活动，压力、频率、摆动幅度要均匀，动作要灵活，频率为每分钟 120～160 次。

本法常用于头面、胸腹及四肢等处。对头痛、眩晕、偏瘫等疾患常用此法治疗。

2. 揉法：又分指揉和掌揉两种。

指揉：用手指指腹吸定患处，腕部放松，以肘为支点，前臂做主动摆动，带动腕和掌指做轻柔缓和的摆动。

掌揉：用手掌掌根吸定患处，腕部放松，以肘为支点，前臂主动摆动，带动腕部做轻柔缓和的摆动。

本法操作时压力要轻柔，动作协调有节律，频率为每分钟 120～160 次。

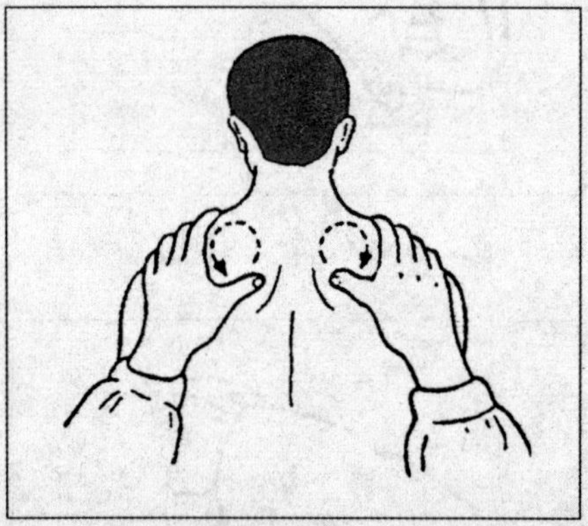

指揉法

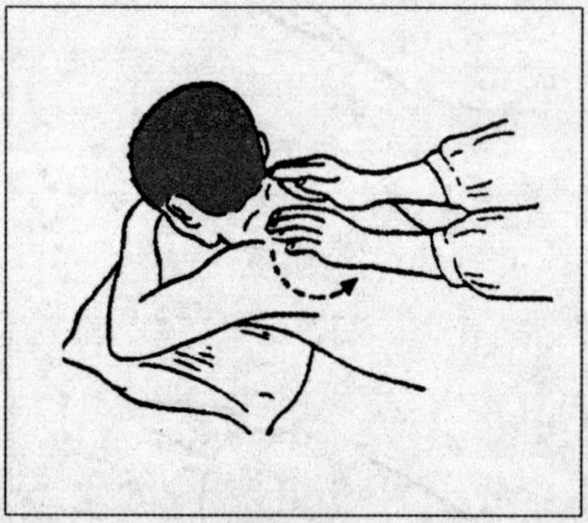

掌揉法

3. 摩法：又分为掌摩和指摩两种。

掌摩：用掌面附着于患处，以腕为中心，连同前臂做节律性环旋运动。

指摩：用食、中、无名指指腹吸附于患处，以腕为中心，连同掌指做节律性的环旋运动。

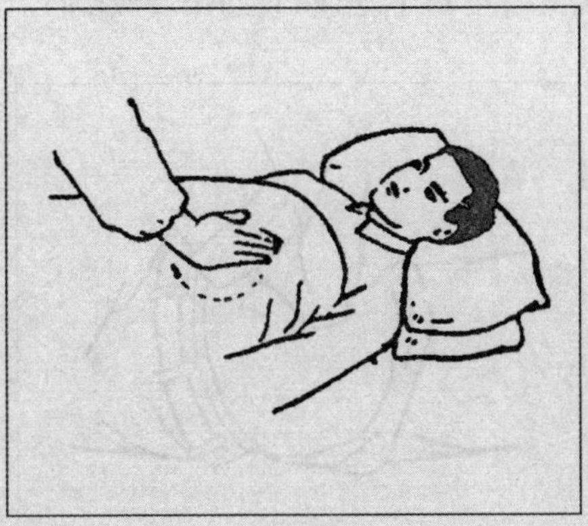

掌摩法

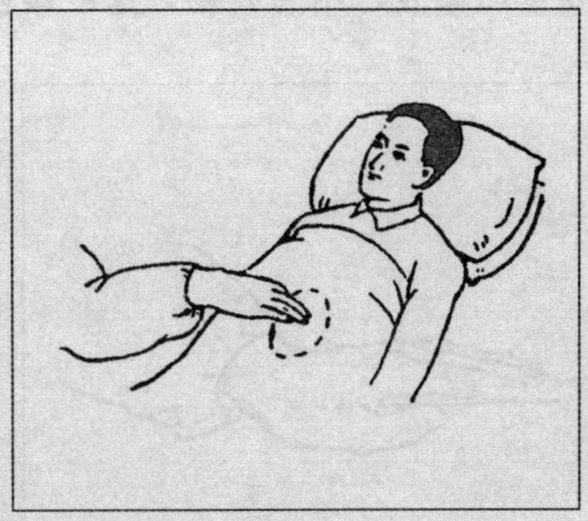

指摩法

本法操作时肘关节自然屈曲，腕部放松，指掌自然伸直，动作要缓和而协调，频率为每分钟 120 次左右。

本法刺激轻柔缓和，可用来治疗眩晕、偏头痛、三叉神经痛、偏瘫等。

4. 擦法：用手掌的大鱼际、掌根或小鱼际附于患处，进行直线来回摩擦，操作时腕关节伸直，使前臂与手接近相平，手指自然伸开，整个指掌要贴附于患处，以肩为支点，上臂主动带动手掌做前后或上下往返移动，频率为每分钟 100～120 次。

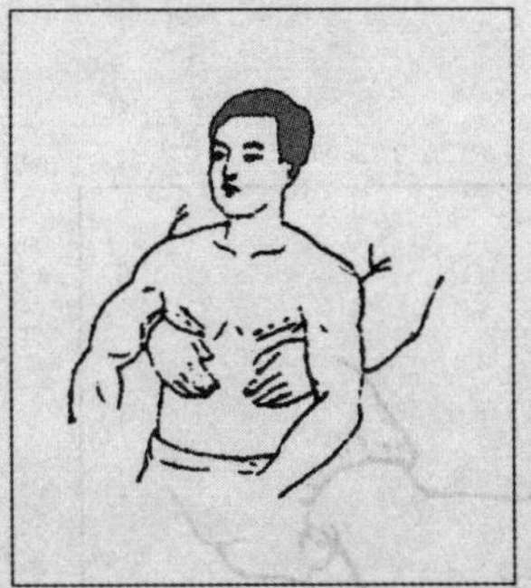

①掌擦法

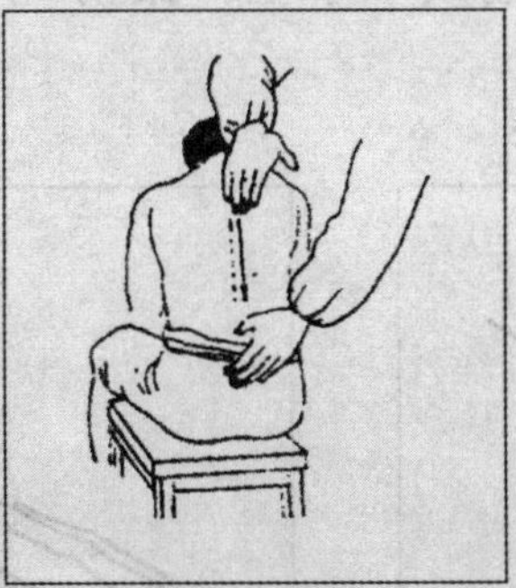

②小鱼际擦法

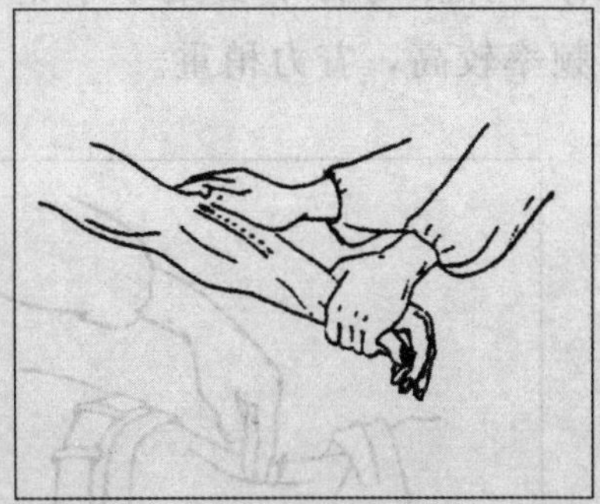

③大鱼际擦法

本法是一种柔和温热的刺激，常用于治疗眩晕、牙痛、颈椎病、落枕等病症。

5. 推法：用指、掌或肘着力于患处，进行单方向的直线移动。操作时要紧贴体表，用力要稳，速度缓慢而均匀，可在人体各部位使用。

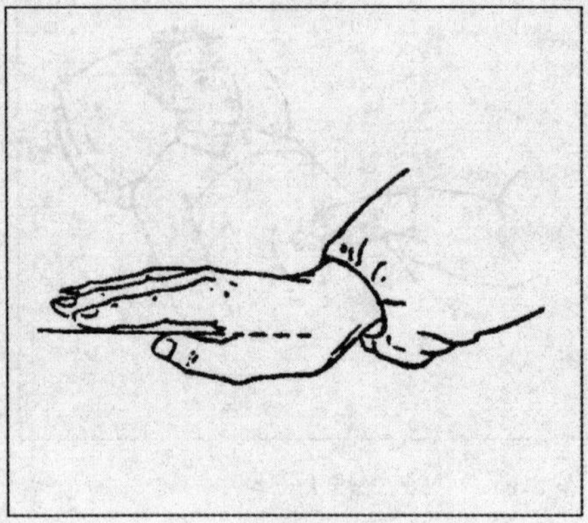
①掌推法

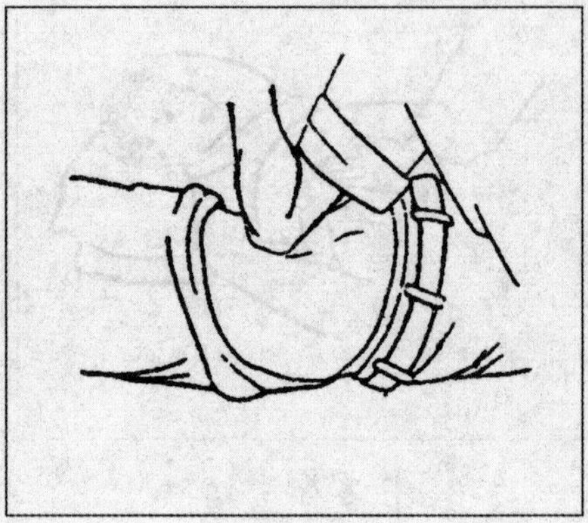
②肘推法

6. 抹法：用单手或双手的拇指指腹紧贴皮肤，做上下或左右往返移动，称为抹法。操作时要轻而不浮，重而不滞。

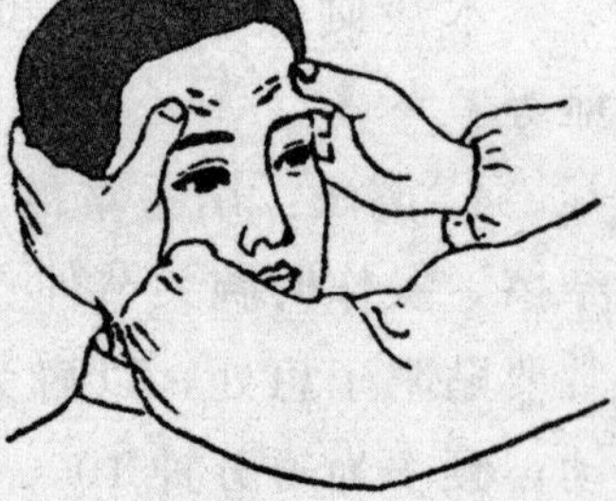
抹法

本法常用于头面及颈项部，对头晕、头痛及颈项强痛等症常用本法做配合治疗。

7. 振法：用手指或手掌着力于患处，前臂和手部的肌肉强力地静止性用力，产生震颤动作，操作时力量要集中于指端或手掌上，振动频率较高，着力稍重。

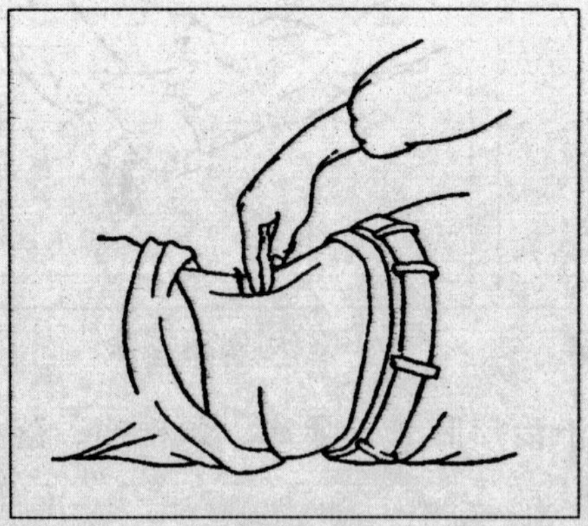
①指振法

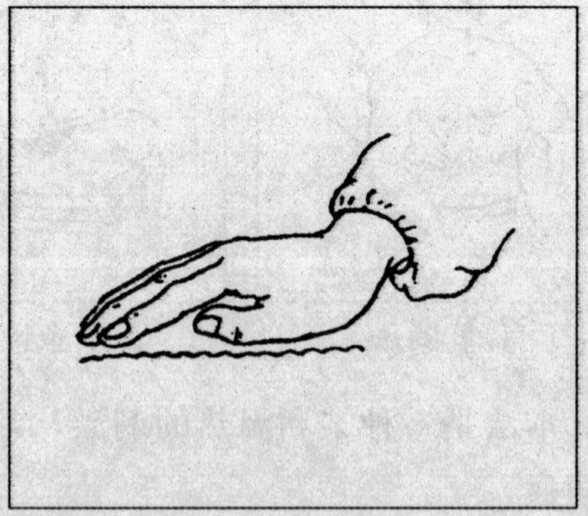
②掌振法

本法一般常用单手操作，也可双手同时操作，适用于全身各部位和穴位。

8. 按法：用拇指端或指腹压体表叫指按法。用单掌或双掌，也可双掌重叠按压体表，称掌按法。操作时着力部位要紧贴体表，不可移动，用力要由轻而重，不可用暴力猛然按压。

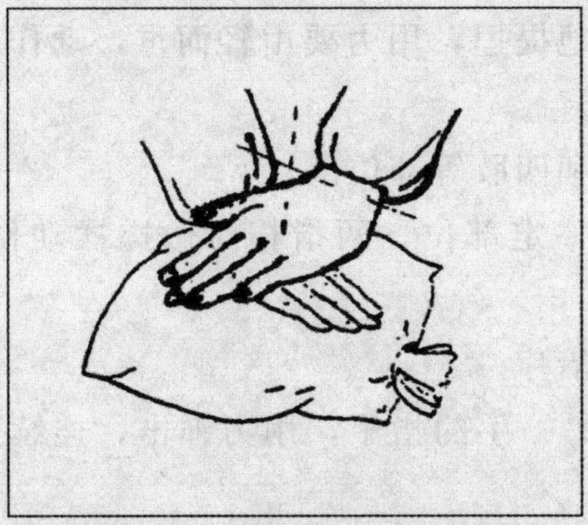

①掌按法

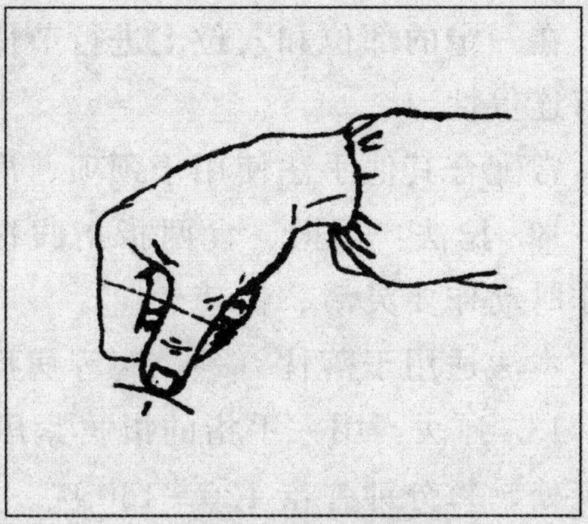

②指按法

按法常与揉法结合应用，组成揉按复合手法。指按法适用于全身各穴位，掌按法常用于头痛、眩晕、三叉神经痛、偏瘫、脱发等病症的治疗。

9. 点法：有拇点法和屈指点法两种。

拇点法即用拇指端点压体表。屈指点法有屈拇指，用拇指指间关节外侧点压体表；或屈食指，用食指近侧指间关节点压体表。

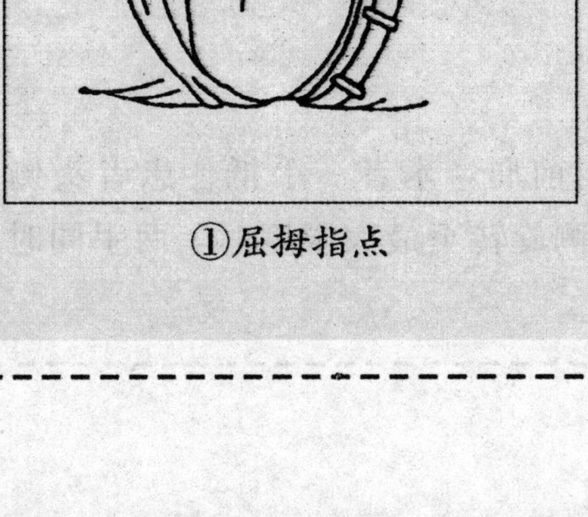

①屈拇指点

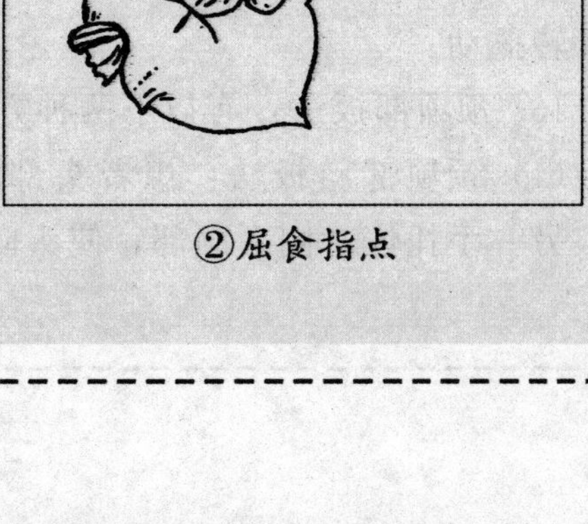

②屈食指点

本法刺激性很强，常用于治疗落枕、颈椎病、牙痛等病症。

10. 捏法：有三指捏和五指捏两种。

三指捏是用大拇指与食、中两指夹住肢体，相对用力挤压；五指捏是用大拇指与其余四指夹住肢体，相对用力挤压。

适用于头部、颈项部、四肢及背脊等处。

11. 拿法：用大拇指和食、中两指，或用大拇指和其余四指相对用力，在一定的部位和穴位上进行节律性地提捏，用力要由轻而重，动作和缓有连贯性。

常配合其他手法使用于颈项、肩部和四肢等部位。

12. 捻法：用拇、食两指指腹捏住一定部位，两指相对做搓揉动作，操作时动作要灵活、快速。

本法适用于落枕、颈椎病等病症的治疗。

13. 弹法：用一手指的指腹紧压住另一手的指甲，用力弹击，连续弹击患处，每分钟弹击 120～160 次。

本法适用于全身各部，尤以头面、颈项部最为常用，对项背部僵硬、头痛等症，可用本法治疗。

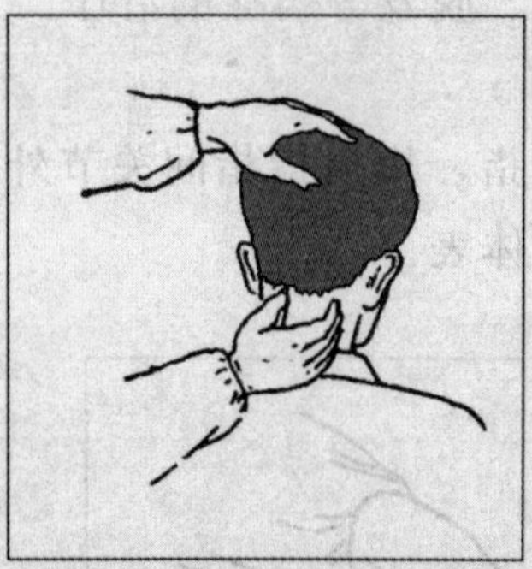

拿　法

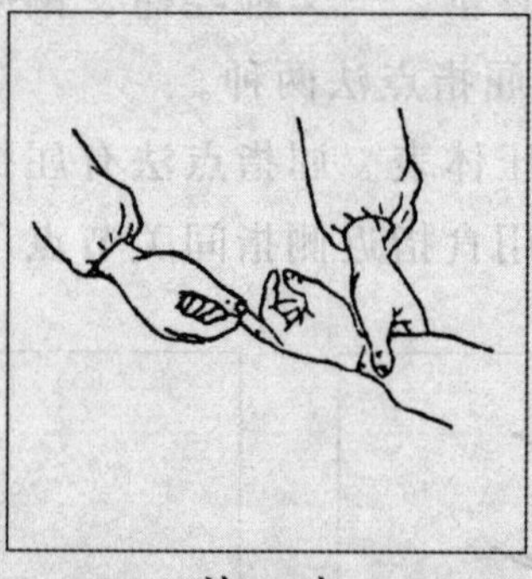

捻　法

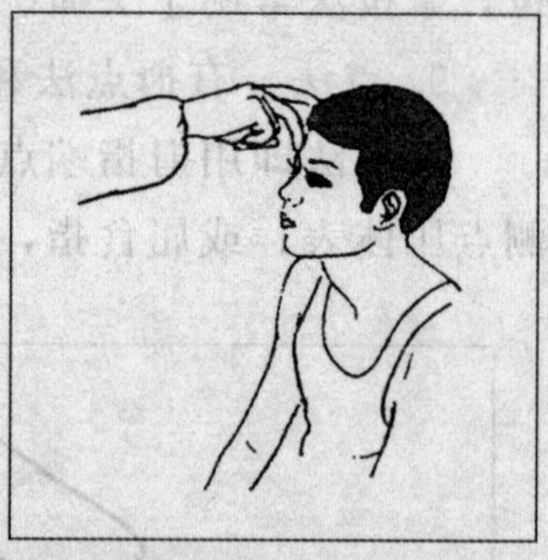

弹　法

14. 颈项部摇法：用一手扶住患者头顶后部，另一手托住下颌，做左右环转摇动。

15. 颈项部扳法：有以下两种方法。

（1）颈项部斜扳法：患者头部略向前屈，术者一手抵住患者头侧后部，另一手托住对侧下颌部，使头向一侧旋转至最大限度时，两手同时用力做相反方向的扳动。

(2) 旋转定位扳法：患者坐位，颈前屈到某一需要的角度后，术者在其背后，用一肘部托住其下颌部，手则扶住其枕部，另一手扶住患者肩部，托扶其头的手用力，先做颈项部向上牵引，同时把患者头部做被动向患侧旋转至最大限度后，再做扳法。

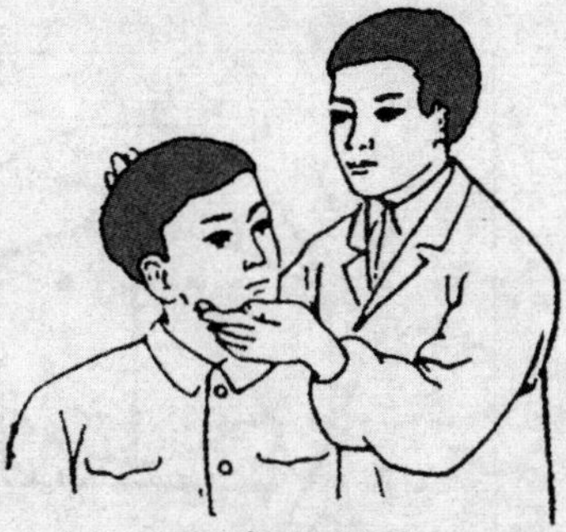

颈项部摇摆法

16. 头颈部拔伸法：患者正坐，术者站在患者背后，用双手拇指顶在枕骨下方，掌根托住两侧下颌角下方，并用两前臂压住患者双肩，两手用力向上，两前臂下压，同时做相反方向用力。

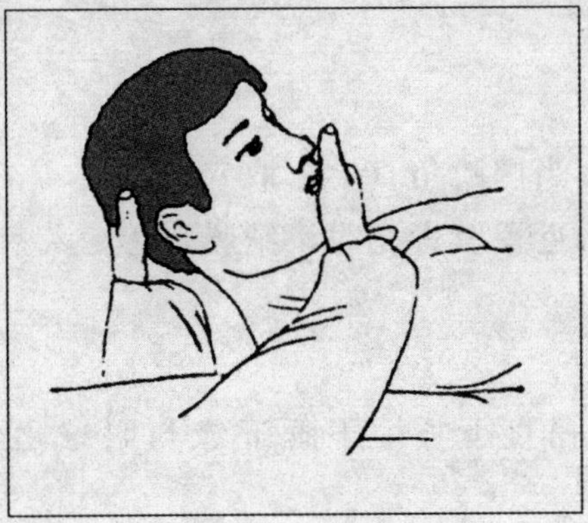

颈项部旋转定位扳法

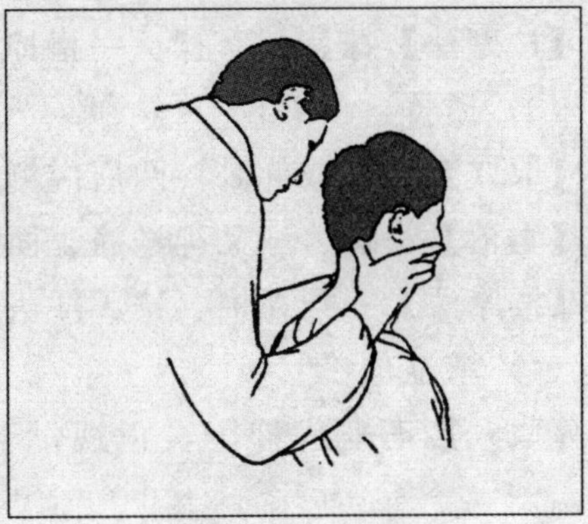

头颈部拔伸法

◆**常用穴位**

1. 头面部常用穴位：

(1) 百会。

【取穴】正坐，在头顶正中，前发际5寸或两耳尖连线与头顶正中的交点处取穴。

【主治】头痛、眩晕、昏厥、脱肛、子宫脱垂。

【按摩法】按、揉、一指禅推法。

(2) 印堂。

【取穴】仰靠或仰卧，两眉内侧端之间取穴。

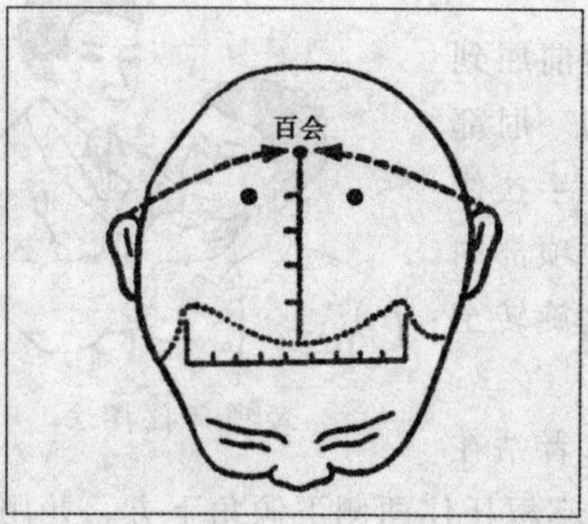

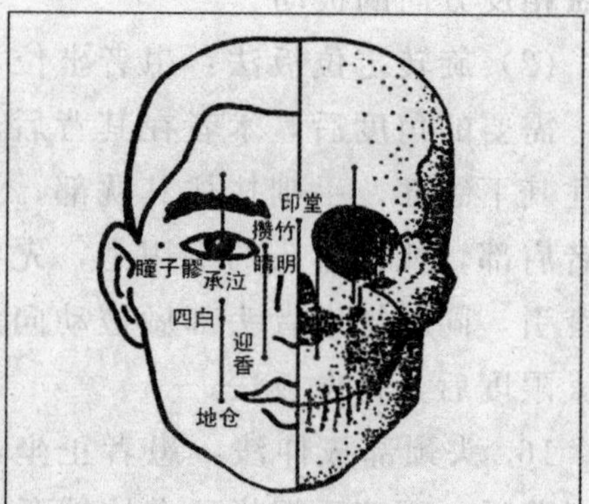

头面部常用穴位

【主治】头痛，神经衰弱，眩晕，小儿惊风，鼻炎。

【按摩法】抹、按、揉、一指禅推法。

（3）攒竹。

【取穴】仰靠或仰卧，两眉内侧端，当内眦角直上方取穴。

【主治】头痛、三叉神经痛、面瘫、近视、青光眼、结膜炎等。

【按摩法】一指禅推、按、揉法。

（4）承泣。

【取穴】正坐或仰卧，正视，于瞳孔直下方，于眶下缘与眼球之间取穴。

【主治】近视、远视、结膜炎、青光眼、视神经萎缩等。

【按摩法】按、揉、一指禅推法。

（5）四白。

【取穴】正坐或仰卧，承泣穴直下 3 分，当眶下孔凹陷处取穴。

【主治】面瘫、三叉神经痛、近视、鼻炎。

【按摩法】按、揉、一指禅推法。

（6）地仓。

【取穴】正坐或仰卧，承泣穴直下，在口角旁约一横指处取穴。

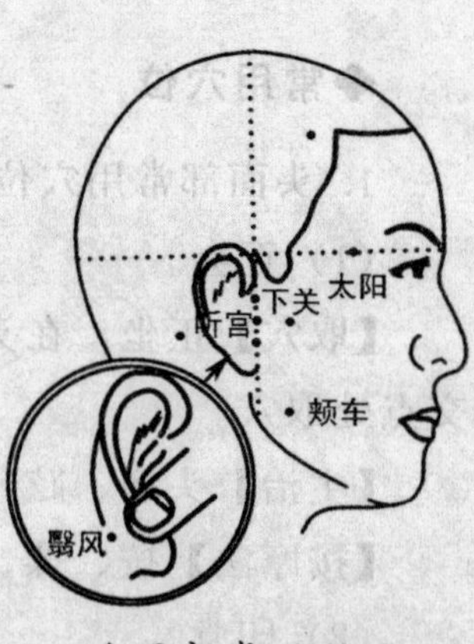

头面部常用穴位

【主治】面瘫、小儿流涎、三叉神经痛。

【按摩法】一指禅推、按、揉法。

（7）睛明。

【取穴】仰卧、闭目，眼内眦的上方 0.1 寸处取穴。

【主治】各种眼疾。

【按摩法】一指禅、按法。

（8）迎香。

【取穴】仰靠或仰卧，鼻翼外缘中点与鼻唇沟之间取穴。

【主治】慢性鼻炎、鼻窦炎、面瘫、三叉神经痛、胆道蛔虫症。

【按摩法】捏、按、揉、一指禅推法。

（9）水沟（人中）。

【取穴】正坐或仰卧，在鼻下人中沟上 1/3 与下 2/3 交界处取穴。

【主治】休克、中暑、呼吸衰竭、精神病、落枕。

【按摩法】掐法。

（10）瞳子髎。

【取穴】正坐或仰卧，在眼外眦上 0.5 寸，眼眶骨外缘凹陷处取穴。

【主治】近视，偏头痛，结膜炎。

【按摩法】一指禅推、揉法。

（11）太阳。

【取穴】正坐或仰卧，眉梢与外眦连线中点，向后约 1 寸的凹陷处取穴。

【主治】头痛、头晕、急性结膜炎、牙痛、面瘫、视神经萎缩。

【按摩法】按、揉、抹、一指禅推法。

（12）听宫。

【取穴】正坐或侧卧，耳屏中点与下颌关节之间，张口凹陷处取穴。

【主治】耳聋、耳鸣、中耳炎。

【按摩法】一指禅推、揉法。

（13）下关。

【取穴】侧头或正头，耳屏前约一横指，颧骨弓与下颌切迹形成的凹陷处，闭嘴取穴。

【主治】牙痛、下颌关节炎、三叉神经痛、耳聋。

【按摩法】一指禅推、按、揉法。

(14) 翳风。

【取穴】正坐，耳垂后，下颌角与乳突之间取穴。

【主治】耳聋、耳鸣、中耳炎、腮腺炎、面瘫等。

【按摩法】一指禅推、按、揉法。

(15) 颊车。

【取穴】正坐或仰卧，下颌角前上方约一横指，当咬紧牙齿时咬肌隆起高点处取穴。

【主治】牙痛、三叉神经痛、腮腺炎、面瘫。

【按摩法】一指禅推、按、揉法。

2. 项部常用穴位：

(1) 风池。

【取穴】正坐或俯卧，枕骨粗隆直下凹陷处与乳突之间，当斜方肌和胸锁乳突肌上端之间取穴。

【主治】感冒、头痛、失眠、眩晕、高血压、鼻炎、耳鸣、耳聋、脑部疾患等。

【按摩法】一指禅推、按、揉法。

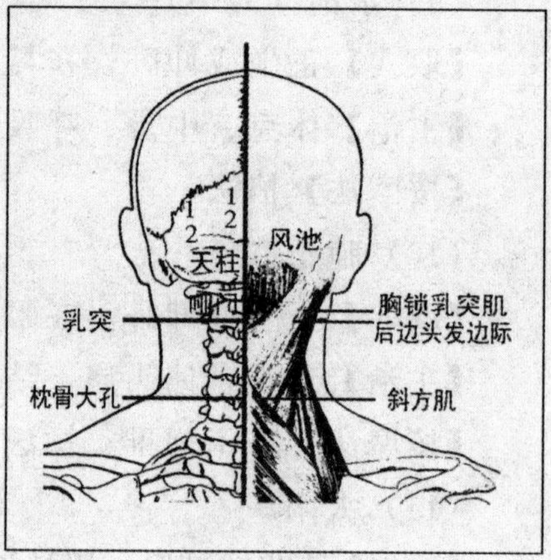

项部常用穴位

(2) 哑门。

【取穴】正坐低头，项后正中，第一、二颈椎之间，后发际上5分凹陷中取穴。

【主治】癫痫、癔病、卒中后遗症、脑震荡后遗症、慢性咽炎、聋哑、呕吐。

【按摩法】一指禅推、按、揉法。

(3) 天柱

【取穴】正坐低头，哑门穴旁开1.3寸，当斜方肌外缘取穴。

【主治】后头痛、落枕、项肌痛、慢性咽炎、喉炎。

【按摩法】一指禅推、按、拿法。

◆如何确定穴位的位置

1. 骨度分寸定位法：

本法即指将人体的某一部分折作一定的相等份数，然后确定穴位在几等份的地方。如取间使穴，可将腕横纹至肘横纹分为两个等份，再将近腕的一等份又化分为两个等份，这样，腕上三寸的间使穴便可迅速而准确地定位。

2. 手指同身寸取穴法：

本法就是以患者的手指为标准来定取穴位的方法，因各人手指的长度和宽度与其他部位有着一定的比例，所以，可以用患者本身的手指来测量定穴，术者也可根据患者的高矮胖瘦做出伸缩，可用自己的手指来测定穴位，例如：以中指的第二节两头横纹间的距离作为一寸，这就叫中指同身寸法；令患者将食、中、无名、小指并拢，以中指中节横纹处为准，四指横量作为三寸，即为横指同身寸法，等等。

3. 简便取穴法：

简便取穴法是一种简便易行的方法，如垂手中指指端到风市穴，两手虎口自然平直交叉，在食指端到达处即为列缺穴等等。

4. 标志取穴法：

此法为取标志穴位作为取穴基准，如两乳中间为膻中穴，握拳在掌后横纹头前后溪穴等等。

二、耳穴压迫法

◆您熟悉耳郭表面的解剖吗

为了便于更好地掌握耳针穴位的部位，必须熟悉耳郭的解剖名称。

耳轮：耳郭最外缘的卷曲部分，其深入至耳腔内的横行突起部分叫“耳轮脚”，耳轮后上方稍突起处叫“耳轮结节”，耳轮与耳垂的交界处叫“耳轮尾”。

对耳轮：在耳轮的内侧，与耳轮相对的隆起部，又叫对耳轮体，其上方有两分叉，其上分叉的一支叫“对耳轮上脚”，而下分叉的一支叫“对耳轮下脚”。

三角窝：对耳轮上脚和下脚之间的三角形凹窝。

耳舟：耳轮与对耳轮之间的凹沟，又称舟状窝。

耳屏：指耳郭前面瓣状突起部，又叫耳珠。

屏上切迹：耳屏上缘与耳轮脚之间的凹陷。

对耳屏：对耳轮下方与耳屏相对的隆起部。

屏间切迹：耳屏与对耳屏之间的凹陷。

屏轮切迹：对耳屏与对耳轮之间稍凹陷处。

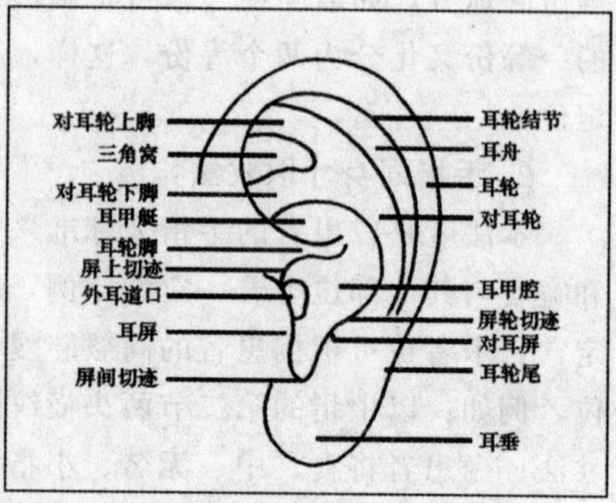

耳廓表面解剖及各部位名称

耳垂：耳郭最下部，无软骨的皮垂。

耳甲艇：耳轮脚以上的耳腔部分。

耳甲腔：耳轮脚以下的耳腔部分。

外耳道开口：在耳甲腔内的孔穹。

◆耳穴的分布规律

耳穴在耳郭的分布有一定的规律，一般来说，耳郭很像一个倒置的胎儿，头部朝下，臀部朝上，其分布规律是：与头面部相应的穴位在耳垂或耳垂邻近；与上肢相应的穴位在耳舟；与躯干和下肢相应的穴位在对耳轮和对耳轮上、下脚；与内脏相应的穴位多集中在耳甲艇和耳甲腔；消化道在耳轮脚周围环形排列。其分布情况如右图。

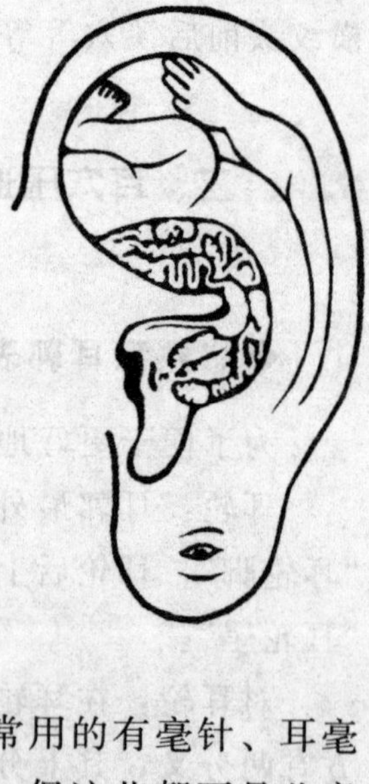

◆如何选择耳针的针具

既名为耳针，当然针是必不可少的，当前医学上常用的有毫针、耳毫针、揿针、颗粒式皮内针，环疗皮内针、三棱针六种。但这些都不是此章所要介绍的。确切地说，所谓的耳针，应叫做耳穴压迫法。它是用手指、绿豆、人丹、油菜子、高粱米、小麦粒、王不留行籽等物，对耳穴进行持续压迫刺激，以此来治疗疾病的方法，因其简单易学，操作简便，针具又随处可觅，因此特别适合家庭应用。

◆耳穴按摩的适应证

耳穴按摩在临床上所治疗的疾病很广，不仅用于治疗许多功能性疾病，而且对一部分器质性疾病，也有一定的疗效。耳穴按摩的适应证举例如下：

1. 各种疼痛性病症：如头痛、偏头痛、三叉神经痛、肋间神经痛、坐骨神经痛等神经性疼痛；扭伤、挫伤、落枕等外伤性疼痛；五官、颅脑、胸腹、四肢各种外科手术后所产生的伤口痛；麻醉后的头痛、腰痛等；手术后遗痛及带状疱疹引起的疼痛均有较好的止痛作用。

2. 各种炎症性病症：如急性结合膜炎、中耳炎、牙周炎、咽喉炎、扁桃体炎、腮腺炎、气管炎、肠炎、盆腔炎、风湿性关节炎、面神经炎、末梢神经炎等有一定的消炎止痛功效。

3. 一些功能紊乱性病症：如眩晕症、心律失常、高血压、多汗症、肠功能紊乱、月经不调、遗尿、神经衰弱、癔症等具有良性调整作用，促进病症的缓解和痊愈。

4. 变态反应性病症：如过敏性鼻炎、哮喘、过敏性结肠炎、荨麻疹等有消炎、脱敏、改善免疫功能的作用。

5. 内分泌代谢性病症：如单纯性甲状腺肿、甲状腺功能亢进、绝经期综合征等，按摩耳穴有改善症状、减少药量等辅助治疗作用。

6. 一部分传染性病症：如菌痢、疟疾、青年扁平疣等，按摩耳穴能恢复和提高机体的免疫防御功能，以加速疾病的治愈。

7. 各种慢性病症：如腰腿痛、肩周炎、消化不良、肢体麻木等，按摩耳穴可以改善症状，减轻痛苦。

耳穴按摩除适用于上述病症外，还可用于妇产科方面，如催产、催乳等。也能用于预防感冒、晕车、晕船，以及预防和处理输血、输液反应，还可用于戒烟、减肥。国外还用于戒毒等。

◆耳穴按摩的操作方法

在采取耳穴按摩时，首先要在耳部寻找刺激点，即疾病在耳部反应的压痛点。最常用、最简便的耳穴压痛点探查方法，即是用针灸针的柄或火柴棒等以均匀的压力，在与疾病相应的耳郭部从周围逐渐向中心探压；或自上而下，自外而内对整个耳郭进行普查，耐心寻找。当压迫痛点时，患者会有皱眉、眨眼、呼痛或躲闪等反应。另外，也应告诉患者，在探查压痛点时要注意比较哪一点最敏感，要及时反应，以便找准穴位。再根据压痛点（敏感点）所代表的脏腑学说及解剖生理的对应部位进行分析，如肺区出现压痛，可能是肺病、大肠病、皮肤病的表现。探查手法必须轻、慢、均匀。少数患者一时测不到压痛点，可用手指按摩一下该区域，尔后再测。或者在对侧耳郭反应区探查，如仍无压痛点，可休息片刻再测，如反复探查无明显压痛，一般可按时症选穴法选穴治疗。

测查到压痛点或选择好穴位后进行耳穴按摩时，我们通常通过两种方式来进行：一种是通过在耳穴压药籽，然后揉压药籽作用于耳穴达到治疗疾病的目的；一种是使用推拿手法进行自身耳郭耳穴保健推拿和术者耳穴治疗推拿按摩法。

1. 耳穴贴压药籽法：此法又称耳压法，简便易行，安全，适应证广，奏效迅速。通常选用的药物种子有王不留行籽、绿豆、赤小豆、急性子、白芥子、莱菔子、六神丸等。另需准备胶布、剪刀、镊子等。将胶布剪成0.5厘米×0.5厘米的小方块，将药子贴附在胶布中央，逐块排列在玻璃培养皿中，供治疗时取用。

在耳郭上先寻找压痛点，结合临床症状进行辨证分析、选穴。然后，耳郭用75％酒精消毒，左手托住耳郭，右手用止血钳将粘有药籽的胶布取下，对准穴位贴压。每次选3～5穴，贴压后，用手指轻压穴位1～2分钟，必要时取双耳穴进行贴压。3～5日换贴1次，5次为1个疗程，每个疗程间休息1周。

注意事项：夏天因易出汗，贴压穴位不宜过多，时间不宜过长，以防胶布潮湿造成皮肤感染。个别患者可能对胶布过敏，局部出现粟粒样丘疹，伴有痒感，可以将胶布取下，休息3～5日后再贴。必要时加贴肾上腺穴，或服扑尔敏。耳郭有炎症或冻疮者不宜用贴压治疗。

2. 自身耳郭穴位推拿按摩：全耳郭按摩，分区和穴位点按摩。轻按压时，用鼻呼气，轻提起时，用鼻吸气。按摩时采取坐位或立位，全身放松，两脚与肩平宽。每日清晨1次，或早、晚各1次。

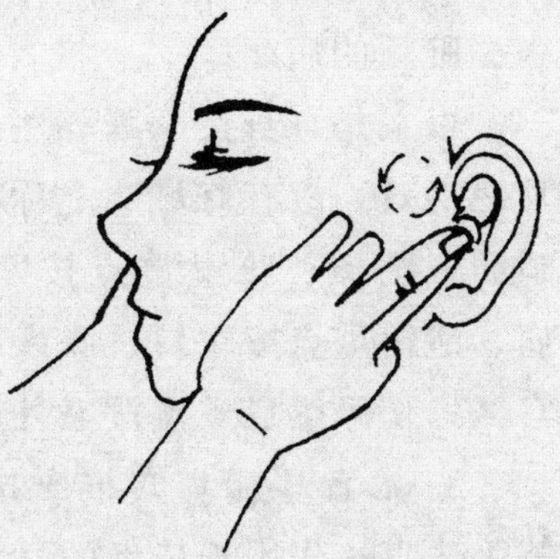

（1）耳珠前（外鼻穴、耳中穴）按摩：两手中、食两指尖在两耳珠前轻轻揉按，顺时针揉按18次，逆时针揉按18次后，做三按三呼吸。此法可防治感冒、鼻炎、咳喘。

（2）耳尖穴位按摩：两手拇、食两指捏拿耳尖穴处，做轻微揉按18～27次，做三按三呼吸。此法可防治眼疾、感冒发热、惊厥、高血压。

（3）三角窝区按摩：两手食指或中指尖，在三角窝处轻点揉按18～27次，做三按三呼吸。此法可防治妇科病症，并治疗肾虚阳痿。

（4）耳甲艇区按摩：两手食指或中指尖，在耳甲艇区轻点揉按18～27次，做三按三呼吸。此法可防治胃病、泄泻、胆石症等。

（5）耳甲腔区按摩：两手食指或指尖，在耳甲腔区轻点揉按18～27次，做三按三呼吸。此法可防治胸痛、心悸、咳喘等。

（6）耳垂区按摩：两手拇、食两指捏拿耳垂区，做轻微揉按9次，双手指放开，再按上法作3～9次，再做三按三呼吸。此法可防治眼疾、面瘫、痄腮、小儿积滞。

（7）耳轮区按摩：两手拇、食两指捏拿耳轮区，做轻微揉按18～27次，做三按三呼吸。此法可防治阳痿、癃闭、尿频、便秘、发热。

（8）耳背区（降压沟处）按摩：两手拇、食指捏拿耳背、耳腹处，做轻微揉按18～27次，做三按三呼吸。此法可防治眩晕、高血压等。

（9）耳孔区按摩：两手拇指或中指尖点按耳孔中，做揉按9次，手指离开耳孔处，连做3～9次，做三按三呼吸。此法可防治耳鸣、耳聋、面瘫。

（10）耳根区按摩：两手食、中两指点按耳根处，做轻揉按，正转18次，反转18次，做三按三呼吸。此法可防治不寐、头痛。

（11）全耳背按摩：两手掌心（劳宫穴）对准耳背做轻揉按，正转18～27次，反转18～27次，做三按三呼吸。此法可防治经络、脏腑病症。

（12）全耳背（腹）部按摩：两手掌心（劳宫穴）对准耳背（腹）做

轻揉按，正转18～27次，反转18～27次，做三按三呼吸。此法可防治经络、脏腑的病症。

以上是自身按摩耳郭法，有疏通经脉，调理脏腑，健脾培中，补肾聪耳之功效，故有修城廓之称。若有眼病可重点按摩眼区，再配体穴风池、睛明；胸痛、咳嗽重点按摩心、肺区；肝、胆痛重点按摩肝、胆区；胃痛、泄泻重点按摩胃、肠区；失眠重点按摩耳神门；妇科病症重点按摩子宫区；伤风感冒重点按摩外鼻，再配体穴迎香等。

3. 术者耳郭耳穴推拿按摩：医者使用按、摩、揉、搓、捏、点、掐等手法直接作用于患者的耳郭耳穴上。一般常用三种方法：揉按法、点按法、掐按法。

(1) 揉按法：患者坐位或卧位。术者右手拇指、食指掌面对准穴点，揉按1～2分钟，指力由轻到重，局部有热胀、舒适感为宜。每日揉按1～3次，每日或隔日1次。对体弱者手法要轻；对体壮者手法要重。对幼儿揉按耳垂区的方法为：揉按8～9次，两指放开似摘果状，反复揉按5～6次。此法治疗眼疾、眩晕、面瘫、不寐、小儿遗尿、小儿积滞等。

(2) 点按法：患者坐位或卧位。术者右手食指或中指尖掌面，对准穴位，点按2～3分钟，指力由轻到重，局部有胀痛感为宜。对体弱者，点按手法要轻；对体壮者，点按手法要重。会气功者可结合气功点穴。每次点按1～3次，每日1～2次，5～10次为1个疗程。此法治疗一切疼痛症状。

(3) 掐按法：患者坐位或卧位。术者右手食指对耳郭腹部穴位点，进行掐按，由轻到重，用力要均匀。对体弱者掐按手法要轻，对体壮者掐按手法要重。每次掐按1～3穴，每日2～3次，5～10次为1个疗程。此法治疗一切疼痛病症，并用于急救或晕针。

注意事项：耳郭有湿疹、破溃，不宜按摩。孕妇不宜用耳穴掐按法。按摩3～5次无效，可选用其他方法治疗。

◆耳针常用穴位

1. 耳舟部穴位：

(1) 指。

部位：在耳轮结节上方，耳舟的顶部。

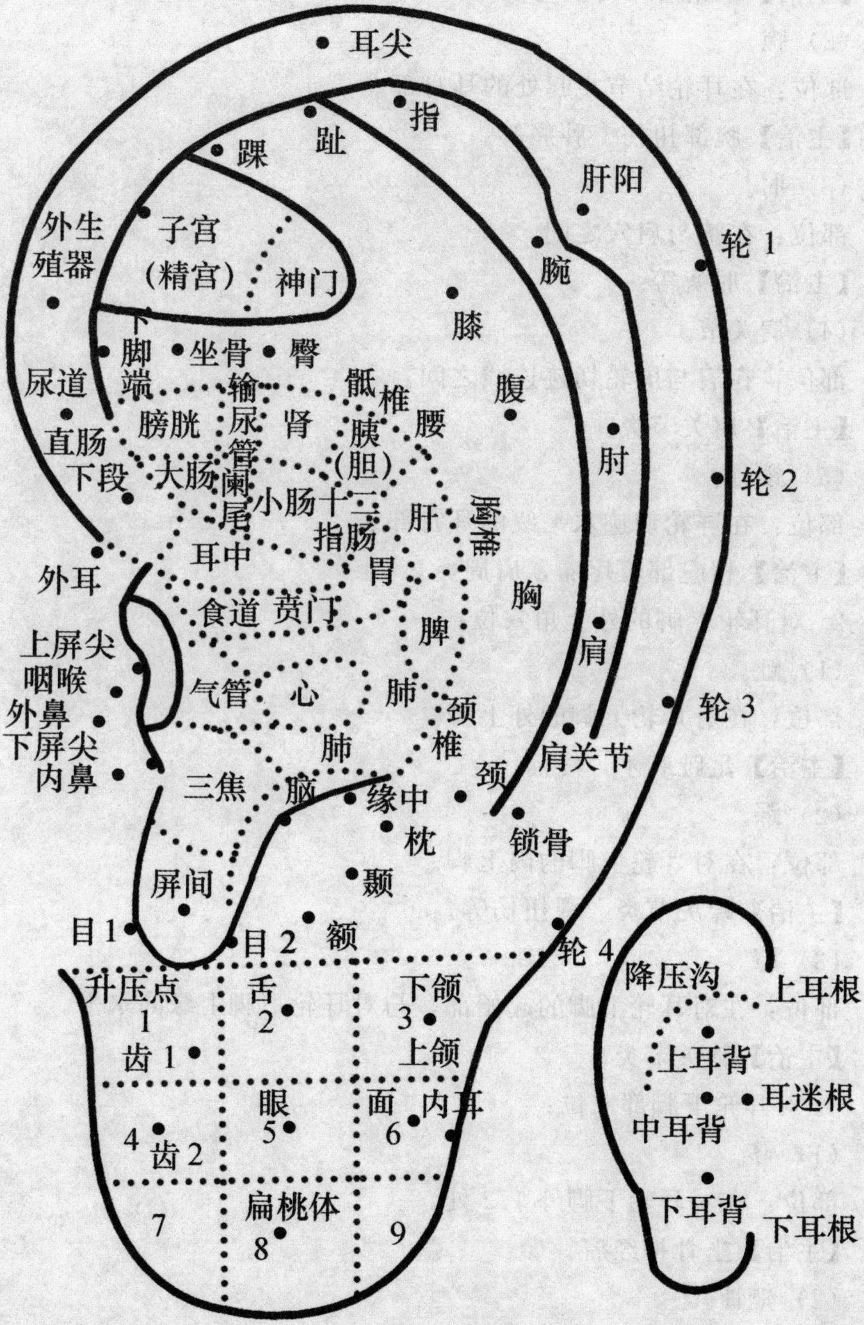
耳尖
指
趾
踝
肝阳
外生
殖器
子宫
（精宫）
神门
轮 1
腕
膝
下
脚
端
坐骨
臀
尿道
骶
椎
腹
输
尿
管
膀胱
肾
腰
胰
（胆）
直肠
下段
大肠
阑
尾
小肠
十二
指肠
肝
肘
轮 2
胸椎
耳中
外耳
胃
胸
食道
贲门
脾
上屏尖
咽喉
外鼻
下屏尖
内鼻
肩
气管
心
肺
颈
椎
轮 3
肺
肩关节
三焦
脑
缘中
颈
枕
锁骨
屏间
颞
目 1
目 2
额
轮 4
降压沟
上耳根
升压点
1
舌
2
下颌
3
齿 1
上颌
上耳背
眼
面
内耳
耳迷根
4
5
6
齿 2
中耳背
扁桃体
7
8
9
下耳背
下耳根

常用耳穴示意图

【主治】手指麻木疼痛等。

（2）腕。

部位：在耳轮结节突起处的耳舟部。

【主治】腕部扭伤、肿痛等。

（3）肘。

部位：在腕与肩穴之间。

【主治】肘痹等。

（4）肩关节。

部位：在肩与屏轮切迹连线之间。

【主治】肩关节炎。

（5）锁骨。

部位：在屏轮切迹水平线的耳舟部。

【主治】相应部位疼痛，肩周炎。

2. 对耳轮上脚的外上角穴位：

（1）趾。

部位：在对耳轮上脚的外上脚。

【主治】足趾麻木，疼痛。

（2）踝。

部位：在对耳轮上脚的内上脚。

【主治】踝关节炎、踝扭伤等。

（3）膝。

部位：在对耳轮上脚的起始部，与对耳轮下脚上缘同水平。

【主治】膝关节炎。

3. 对耳轮下脚部穴位：

（1）臀。

部位：在对耳轮下脚外 1/2 处。

【主治】坐骨神经痛。

（2）坐骨。

部位：在对耳轮下脚内 1/2 处。

【主治】坐骨神经痛。

（3）下脚端（交感）。

部位：在对耳轮下脚端与耳轮内轮内侧交界处。

【主治】消化、循环系统功能失调、急惊风、哮喘、痛经等。

4. 对耳轮部穴位：

（1）腹。

部位：在对耳轮上，与对耳轮下缘同水平处。

【主治】胸肋痛，乳腺炎。

（2）胸。

部位：在对耳轮上，与屏上切迹同水平处。

【主治】胸肋痛，乳腺炎。

（3）颈。

部位：在屏轮切迹偏耳舟侧处。

【主治】落枕，颈部扭伤，单纯性甲状腺肿。

（4）脊椎。

部位：对耳轮的耳腔缘。以直肠下段同水平与肩关节同水平为分界线将脊椎分为三段，自上而下，上 1/3 为腰骶椎、中 1/3 胸椎、下 1/3 颈椎。

【主治】相应部位疾病。

5. 三角窝部穴位：

（1）子宫（精宫）。

部位：在三角窝耳轮内侧缘的中点。

【主治】月经不调，白带，痛经，盆腔炎，阳痿，遗精。

（2）神门。

部位：在三角窝的外 1/3 处，对耳轮上下脚交叉之前。

【主治】失眠，多梦，烦躁，炎症，哮喘，咳嗽，眩晕，麻疹。镇静，镇痛。

6. 耳屏部穴位：

（1）外鼻。

部位：在耳屏外侧面的中央。

【主治】鼻疖，鼻炎。

(2) 咽喉。

部位：在耳屏内侧面的上 1/2。

【主治】咽喉肿痛，扁桃体炎。

(3) 内鼻。

部位：在耳屏内侧面的下 1/2，咽喉下方。

【主治】鼻炎，上颌窦炎，感冒。

(4) 上屏尖。

部位：在耳屏下部隆起的尖端。

【主治】炎症，疼痛性病症。

(5) 下屏尖（肾上腺）。

部位：在耳屏下部隆起的尖端。

【主治】低血压，昏厥，无脉症，咳嗽，哮喘，感冒，中暑，疟疾，乳腺炎。

(6) 外耳。

部位：在屏上切迹微前凹陷中。

【主治】耳鸣，耳聋，眩晕。

7. 对耳屏部穴位：

(1) 缘中（脑点）。

部位：在对耳屏尖与屏轮切迹间的中点。

【主治】遗尿，崩漏，急惊风。

(2) 平喘（腮腺）。

部位：在对耳屏的尖端。

【主治】哮喘，咳嗽，痄腮，遗尿，急惊风。

(3) 脑（皮质下）。

部位：在对耳屏的内侧面。

【主治】失眠，多梦，疼痛性病症，智能发育不全，哮喘，眩晕，耳鸣。

(4) 睾丸（卵巢）。

部位：在对耳屏的内侧前下方，是脑穴的一部分。

【主治】生殖系统疾病，头痛。

(5) 枕。

部位：在对耳屏外侧面的后上方。

【主治】神经系统疾病、皮肤病、昏厥、后头痛、失眠等。

(6) 额。

部位：在对耳屏外侧面的前下方。

【主治】前头痛，头昏，失眠，眩晕。

(7) 颞（太阳）。

部位：在对耳屏外侧面，枕与额之间。

【主治】偏头痛。

8. 屏间切迹部穴位：

(1) 目 1。

部位：在屏间切迹前下方。

【主治】青光眼，近视。

(2) 目 2。

部位：在屏间切迹后下方。

【主治】屈光不正，外眼炎症。

(3) 屏间（内分泌）。

部位：在屏间切迹内耳甲腔底部。

【主治】生殖系统功能失调、更年期综合征、皮肤病等。

9. 耳轮脚周围部穴位：

(1) 口。

部位：外耳道口的上缘和后缘。

【主治】面瘫，口腔炎。

(2) 食道。

部位：在耳轮脚下方内 2/3 处。

【主治】恶心，呕吐，吞咽困难。

(3) 贲门。

部位：在耳轮脚下方外 1/3 处。

【主治】恶心，呕吐，贲门痉挛。

(4) 胃。

部位：在耳轮脚消失处。

【主治】胃痛，呃逆，呕吐，消化不良，胃溃疡，失眠。

（5）十二指肠。

部位：在耳轮脚上方外 1/3 处。

【主治】胆管疾病，十二指肠溃疡，幽门痉挛。

（6）小肠。

部位：在耳轮脚上方中 1/3 处。

【主治】消化不良，心悸。

（7）大肠。

部位：在耳轮脚上方内 1/3 处。

【主治】痢疾，腹泻，便秘。

（8）阑尾。

部位：在小肠与大肠穴之间。

【主治】阑尾炎，腹泻。

10. 耳甲艇部穴位：

（1）膀胱。

部位：在对耳轮下脚的下缘，大肠穴直上方。

【主治】膀胱炎，尿闭，遗尿。

（2）输尿管。

部位：在膀胱与肾穴之间

【主治】输尿管结石引起的绞痛。

（3）肾。

部位：在对耳轮下脚的下缘，小肠穴直上方。

【主治】泌尿系统疾病、生殖系统疾病、妇科疾病，腰痛，耳鸣，失眠，眩晕，颈、腰椎肥大。

（4）胰（胆）。

部位：在肝、肾穴之间，左耳为胰，右耳为胆。

【主治】胰腺炎，糖尿病，胆管疾病，偏头痛，疟疾。

（5）肝。

部位：胃、十二指肠穴的后方。

【主治】肝气郁滞、眼病、疟疾、胁痛、月经不调、痛经等。

11. 耳甲腔部穴位：

（1）脾。

部位：在肝穴下方，耳甲腔的外上方。

【主治】消化不良、腹胀、慢性腹泻、胃痛、口腔炎、崩漏、血液病等。

（2）心。

部位：在耳甲腔中心最凹处。

【主治】心血管系统疾病，中暑，急惊风。

（3）肺。

部位：心穴的上、下、外三面。

【主治】呼吸系统疾病，皮肤病，感冒。

（4）气管。

部位：在口与心穴之间。

【主治】咳嗽，哮喘。

（5）三焦。

部位：在屏间穴的上方。

【主治】便秘，水肿。

12. 耳轮部穴位：

（1）直肠下段。

部位：在与大肠穴同水平的耳轮处。

【主治】便秘，痢疾，脱肛，痔疮。

（2）尿道。

部位：在对耳轮下脚下缘相平的耳轮处。

【主治】尿频，尿急。

（3）外生殖器。

部位：在对耳轮下脚上缘相平的耳轮处。

【主治】阳痿，外生殖器炎症，会阴部皮肤病。

（4）耳尖。

部位：将耳轮向耳屏对折时，耳郭上尖端处。

【主治】发热，高血压，目赤肿痛，麦粒肿。

（5）肝阳。

部位：耳轮结节处。

【主治】肝气郁结，肝阳上亢。

（6）轮 1～6。

部位：自耳轮结节下缘至耳垂正中下缘分成五等份，共六点，自上而下依次为轮 1、轮 2……轮 6。

【主治】发热，扁桃体炎，高血压。

13. 耳轮脚部穴位：

（1）耳中（膈）。

部位：在耳轮脚上。

【主治】呃逆，黄疸，消化不良，皮肤瘙痒。

14. 耳垂部穴位：

（1）升压点。

部位：在屏间切迹下方。

【主治】低血压，虚脱。

（2）牙痛点 1。

部位：在耳垂 1 区的外下角。

【主治】拔牙，牙痛。

（3）舌。

部位：在耳垂 2 区中央。

【主治】舌肿痛，舌强语蹇。

（4）牙痛点 2。

部位：在耳垂 4 区的中央。

【主治】拔牙，牙痛。

（5）上颌。

部位：在耳垂 3 区正中处。

【主治】上牙痛，下颌关节痛。

（6）下颌。

部位：在耳垂 3 区上部横线之中点。

【主治】下牙痛，下颌关节痛。

（7）眼。

部位：在耳垂5区的中央。

【主治】急性结膜炎，电光性眼炎，近视眼等眼病。

（8）面颊。

部位：在耳垂5、6区交界线之周围。

【主治】三叉神经痛，口眼㖞斜，痤疮等面部疾病。

（9）内耳。

部位：在耳垂6区正中稍上方。

【主治】耳鸣，听力减退，中耳炎，失眠，耳源性眩晕。

（10）扁桃体。

部位：在耳垂8区正中。

【主治】喉蛾，扁桃体炎。

15. 耳郭背面部穴位：

（1）上耳根。

部位：在耳根的最上缘。

【主治】头痛，腹胀，哮喘。

（2）降压沟。

部位：在耳郭背面，由内上方斜向外下方行走的凹沟处。

【主治】高血压。

（3）上耳背。

部位：在耳背上方的软骨隆起处。

【主治】皮肤病，头痛，坐骨神经痛，腰痛。

（4）中耳背。

部位：在上耳背与下耳背之间最高处。

【主治】皮肤病，背痛，腹胀，腹泻，消化不良。

（5）下耳背。

部位：在耳背下方的软骨隆起处。

【主治】皮肤病，背痛，咳嗽，气喘。

（6）耳迷根。

部位：在耳郭背与乳突交界处（相当于耳轮脚同水平）的耳根部。

【主治】胃痛，胆道蛔虫症，腹泻，气喘，鼻塞。

（7）下耳根。

部位：耳垂与面颊相交的下缘。

【主治】头痛，牙痛，咽喉痛，哮喘。

头面五官疾病健康疗法

一、手法治疗近视眼

近视眼是最普遍、最常见的眼部疾患，以看远处物体模糊不清，但看近物仍正常为特征。其可由先天遗传或后天用眼不当所致，如长期学习工作时，光线不足或读书、写字时姿势不正，目标太近以及用眼过度等等。它又分为假性近视和真性近视，前者属于用眼不当所致的暂时性的视力障碍，可以通过治疗及纠正不良习惯来矫正；后者则是眼球已发生了器质性的改变（如眼球曲度增大而变凸等）而较难恢复。前者若不及时治疗矫正，便可能发展为后者。

◆**按摩方法**

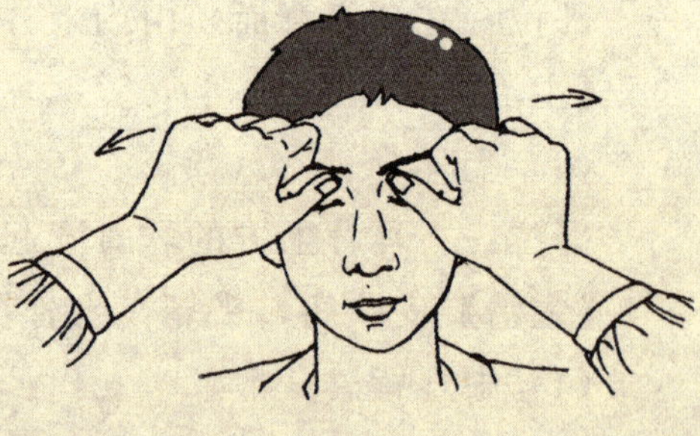

患者仰卧，术者站于头侧。

1. 用双拇指自印堂穴（眉心），向两侧做推法数次。再用双拇指自内眼角经下眼眶至外眼角，做分推法数次。

2. 在上述两个部位分别做揉按法数次。

【取穴】睛明、攒竹、四白、太阳穴，这四个穴是眼区附近穴位。在按压眼的穴位时，以眼球有发胀的感觉为好。

【取穴】风池、肝腧、光明、合谷穴。还可配合揉捏耳垂（耳针眼穴）。上述手法有增强眼睛调节的功能，解除眼睛疲劳和提高视力的作用。

按摩治疗是针对假性近视，对真性近视效果尚不理想。

◆自我按摩

1. 点揉攒竹、鱼腰、承泣、四白、睛明穴，各1分钟。
2. 分推额部：重点沿眼眶部分推，至太阳穴处揉捻，1～2分钟。
3. 拿眶周：拇、食指相对提捏眶周软组织，随捏随放，1～2分钟。
4. 闭眼后轻轻触压眼球，力量不可太大，约1分钟。
5. 闭眼后轻轻地以食、中指抚摩眼球，1～2分钟。
6. 按揉合谷、风池穴，各1分钟。
7. 拇、食指相对揉捏耳垂，至发热后，持续揉捻1分钟，结束手法。

◆耳针疗法

可选眼、肝、肾穴。有散光、斜视者加胆穴、目1、目2，病久体弱者加皮质下、枕、额穴。

◆应注意的问题

1. 每日晨起时眺望远处景物10分钟，完毕后闭上双眼，将两手掌搓热轻轻捂盖在两眼上约1分钟。

2. 每晚临睡前做一遍眼球运动，即两眼先平视前方，头部不动，然后眼球做向上、向下、向左、向右运动各10次，再按左、上、右、下和右、上、左、下的顺序各转动10次。

3. 平时应养成良好的用眼习惯。不在光线太强或太弱的条件下看书、写字，不躺卧看书，坐时眼睛与目标应有33厘米的距离。长时间用眼时要注意间断休息，尤其是看电视时。

4. 做手法治疗时，术者一定要注意手指勿直接触及眼球。治疗前需修剪指甲，以免发生意外。

二、长针眼后的按摩治疗

长针眼即上眼睑或下眼睑出现一形如麦粒大小的硬结，局部皮肤稍红并微微有瘙痒或疼痛感，严重时疼痛剧烈如针刺，眼睑红肿明显。该病一般 3～5 日后脓汁排出而愈，但也有病程较长者。本病在民间俗称“偷针眼”。

◆**按摩方法**

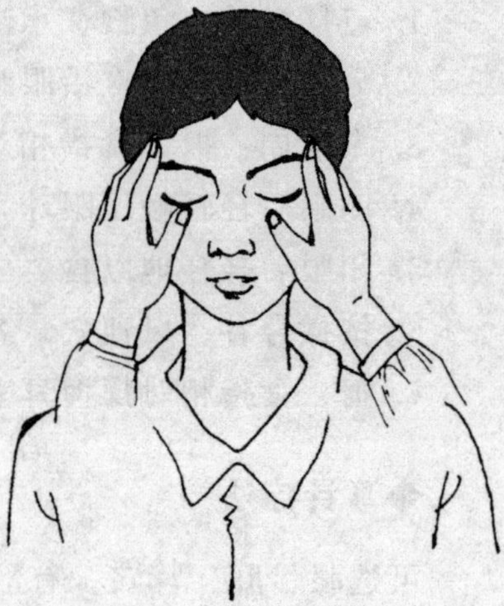

手法对该病的治疗，早期可以消肿止痛，后期可促进脓头早熟，以便排出。

1. 仰卧，用两中指分别按揉双侧眼部的睛明、鱼腰、四白穴，均以酸胀为度，每穴 1 分钟。

2. 仰卧，术者坐其头顶上方，两拇指同时按揉其两眼角的瞳子髎穴（每只眼的外眼角处），力量先轻后重，按揉出酸胀感并保持 1 分钟。

3. 仰卧，术者站或坐其侧面，用两手大鱼际按紧其两外眼角皮肤，然后缓慢地垂直向下（即脑后方向）推去，这样使其两眼睑皮肤绷紧，如此反复 20 次左右。注意力量不必太重，只要绷紧眼睑皮肤即可。

4. 用拇指端掐按其两足中趾趾尖各半分钟，以有刺痛感为佳。

◆**耳针疗法**

可选耳尖放血，每天 1～2 滴，配用肝、眼穴。病急热毒炽盛者加内分泌、肾上腺；体弱反复发作，或针眼长日不溃不消者加脾穴。

◆**应注意的问题**

1. 在脓成之前切忌挤捏局部肿块，以防热毒扩散，并注意保持眼部卫生。

2. 初起时每天可用湿毛巾热敷 2～3 次，每次 15 分钟左右。

3. 若起病时症状轻微，也可不需手法治疗及热敷，只在患处涂以抗生素眼药水或眼膏即可。

4. 忌食葱、蒜、辣椒、姜、韭菜及鱼等辛辣和腥发食物。

三、按摩治疗眼睑下垂

眼睑下垂是指上眼皮下垂而不能主动上提，同时影响视力。有先天性和后天性之分。先天性者多为双侧，由于提上睑肌发育不全，或与遗传等因素有关。后天性者多为单侧性，由于提上睑肌受伤和局部病变所致。其症状表现为：由于提上睑肌的功能不全，以致遮盖部分或全部瞳孔而发生视力障碍。患者因眼裂变窄，常皱起前额皮肤，以提高眉部，用前额肌开大眼裂。双侧下垂者常把头仰起视物。

◆按摩方法

患者仰卧，术者站于头侧。

1. 用拇指在前额部及眼眶周围部做揉法数次。

2. 用拇、食、中指在眉弓处做捏提法数次，可向上方用力。

【取穴】阳白、鱼腰、风池、三阴交、陷谷穴。

四、手法治疗“美尼尔”

本病又称“耳性眩晕”“内耳眩晕病”等，以发病突然，发作时自感天旋地转，难以站立，极易跌倒，并伴有耳鸣，听力减退，恶心呕吐，出汗等症。发作持续时间多为几分钟，也可达到几小时甚至几天，一般可以自行缓解。其发病多由于生气恼怒，忧思过度，或饮食不节制等诱发。

手法治疗不宜在发作时进行，而应在未发病的平时。患者发病时应以卧床休息为主。

◆按摩方法

1. 用拇指分别按揉其双手的合谷、内关穴，以有较强的酸胀感为度，每穴按约 1 分钟。

2. 正坐，术者站其前面，用两手中指分别按住其两耳后的翳风穴做缓慢的揉动，力量由轻而重，直至有酸胀感为止，并持续 1 分钟。

3. 正坐，拿风池、颈项，力量要轻柔、和缓，以患者有舒适感为宜，时间大约2分钟。

4. 仰卧，摩腹，在肚脐以上的上腹部做顺时针的环旋摩动，力度以患者感觉舒适为宜，时间约5分钟。

5. 仰卧，将两手掌根相对置于胸前心窝处，然后顺着肋间隙分别向两侧推去。力量稍重滞，推动宜缓慢，如此反复推20～25次。

6. 用拇指重力按揉两足的太溪、太冲穴，均以较强的酸胀痛感为宜，每穴1分钟。然后用拿跟腱法操作5遍，力量较重，移动宜慢。

◆自我按摩

多采用卧位进行，就是躺在床上进行。施术前先静卧闭眼一会儿，最好有较安静的环境或在伴有十分轻松的音乐环境中进行。对于不方便者，坐位也可以。下面介绍几种方法。

1. 点按百会穴，约1分钟。

2. 点揉四神聪穴，手法轻柔和缓，约1分钟。

3. 梳头，比较轻柔，速度宜慢，约2分钟。

4. 双手五指在头部做无规律的点按，督脉走行处（头正中线）应重点点按，一般要1～2分钟。

5. 揉捻颈部，先从风池穴开始，揉捻颈项部肌肉，自上而下沿颈椎棘突两侧逐渐揉捻。若颈部肌肉有发僵、疼痛的部位时，可重点揉捻，至局部发热为止。

6. 点按内关穴，双手交替按压对侧内关穴，常有酸、麻、胀的感觉。

7. 挤压头部，双手相对挤按头部，这是结束手法。

◆耳针疗法

可取内耳、皮质下、神门、脑穴。配用肾、心、交感等穴。

五、耳鸣的按摩疗法

在日常生活中，有的人常常会感到耳朵里有令人心烦意乱的嗡嗡响声。耳内夜以继日、连续不断的响鸣，使人终日不得安宁，耳鸣是指一个人在外界无任何音响的刺激下，却听到有节奏的吱吱响的声音，有各种各样的频率，各种声响都存在，不论你用什么办法，声音始终在你耳边嗡嗡作响，使你想躲又躲不开，挥又挥不去，常常弄得人们夜不能安枕。它不仅使患者感到万分苦恼，而医生也感到束手无策。

耳鸣的原因是很复杂的，是形简实繁的，尤其是原发性耳鸣，90%以上的因素与内耳变化有关，而且常常伴有不同程度的听力损失。耳鸣往往与某些噪声、社会环境、心理因素有关；也与疾病，如原发性高血压、甲状腺功能异常、维生素缺乏、内分泌紊乱、头部外伤等有关。另外，不良的生活习惯，如烟酒、疲劳、生活紧张、情绪激动、睡眠不足等也是产生耳鸣的原因。关于耳鸣的声调、音量及强度是波动不定的，在安静的房间内或过度劳累、精神紧张时，则耳鸣更为清晰。

人的听觉，音波经外耳道震动鼓膜传到中耳，再由骨传导到内耳，经内耳液体传导直至大脑听觉中枢。这一系列传导如某一环节发生障碍，均可引起耳鸣，它不仅由各种耳病引起，而且其他疾病也能引起耳鸣。为此，要及早诊断，查明原因，防治结合，才能收到良好的效果。

◆按摩方法

1. 指压、按摩听宫穴、翳风穴、风池穴、下关穴。术者用双手中指指腹分别压迫患者左、右侧听宫穴约 1 分钟，再顺时针方向旋转按摩 36 次，再逆时针方向旋转按摩 36 次。再依次指压与按摩翳风穴、风池穴、下关穴，手法同上述，每天进行 2～4 次。

2. 指压、按摩合谷穴、内关穴。患者正坐，术者用右手的拇指指腹压迫患者左手的合谷穴约 1 分钟左右，再顺时针方向旋转按摩 36 次，再逆时针方向旋转按摩 36 次。再指压、按摩内关穴，手法同上述。然后再换另手的合谷穴与内关穴。

3. 指压、按摩阳陵泉穴、三阴交穴。患者正坐，术者用一侧手的中指指腹压迫阳陵泉穴约 1 分钟左右，再顺时针方向旋转按摩 36 次，逆时针方向旋转按摩 36 次。再往下指压、按摩三阴交穴，手法同上述。然后换另一侧手，指压、按摩对侧的阳陵泉穴和三阴交穴，手法也同上述。每日数次效果更佳。

◆自我按摩

1. 叩压、按摩外耳道：患者在安静的环境中，两脚平行站立，两眼轻轻闭合，双手掌相对举到胸前，对掌相互摩擦至双手掌有热感时，然后紧紧地叩压在耳郭上，双掌根部紧压在外耳道上，用食、中、无名指及小指斜行并拢叩在后头部，再用食指有节奏地反复击叩指，使耳部有“空、空”之声，49 次。再继用手掌根起伏并有节奏地按压外耳道。要坚持每天早、晚各做一次，每次要坚持做 10 分钟。

2. 指压、按摩推拿前臂：患者用一手的拇指、食指指腹，按压另一侧手的无名指、小指指尖，并从指尖开始，沿着指尖按摩到指根部并沿着尺侧到腕部，再推拿到前臂外侧至肘部，做单侧推拿 5～10 次，使前臂有灼热感，直至忍耐不住为止，再用同样的方法按摩推拿另一侧手指、手掌尺侧，前臂到肘部，每日数次，效果更佳。

◆耳针疗法

取肾、枕、内耳、外耳、内分泌、肾上腺、皮质下穴位。

六、按摩可治疗突发性耳聋

早晨起床后，突然一瞬间耳朵听力不佳，渐渐地就听不到任何声音，最长不超过 48 小时耳聋达到高峰，多为单侧，也有双侧耳聋。突发性耳聋发生原因有两种情况：一是受冷或着热、过度劳累、强度精神刺激、过敏、内分泌失调等情况下，使自主神经功能失调，内耳的耳蜗及蜗后部分血管痉挛，使血液循环不畅，出现供血不足，而发生水肿、出血等病理改变，也称之为感音性耳聋；二是由于某些病毒感染，如患低热或上呼吸道感染、流行性腮腺炎、带状疱疹、风疹、腺病毒等，可引起内耳听觉感受器官损害而发生耳聋。此外，酗酒、妊娠、手术（包括拔牙、副鼻窦炎、扁桃体手术等）、头部外伤、耳部炎症等也会引起耳聋。

◆按摩方法

患者正坐，术者站立于其身后，用双手的拇、食、中指，在施术前先将双手拇指挑起，食、中指伸直分开，双手拇指与食指中间的虎口对准耳垂，拇指指尖压准风池穴，食指指尖压准左右率谷穴，中指指尖压准左右太阳穴。然后双手六指同时边压迫边用顺时针方向旋转按摩以上各穴位，由表及里，缓慢用力，动作要轻巧、柔和，每天 2～4 次，听力就能逐渐恢复。要有耐性，持之以恒，定能成功。

◆自我按摩

1. 指压、按摩印堂穴、太阳穴、耳门穴、听宫穴、听会穴、翳风穴、风池穴。患者正坐，自己对照镜子对准穴位，用双手中指指尖压迫印堂穴 1 分钟左右，再改用指腹顺、逆时针各按摩 36 次。再沿着眉弓上行至太阳穴，再下行至翳风穴，至后头部的风池穴。以上各穴位，都应用上述手法进行指压与按摩。每穴要重复数次，每天要早、晚各进行一次，听力就能逐渐地恢复。

2. 指压、按摩外关穴、支沟穴、会宗穴、三阳络穴、四渎穴。患者正坐，自己用右手拇指指尖压迫外关穴约 1 分钟，改用指腹顺、逆时针方向各旋转按摩 36 次。然后依次推拿按摩支沟穴、会宗穴、三阳络穴、四渎穴，指压与按摩手法同上述外关穴。再回压、按摩以上各穴至外关穴，就这样重复从上至下指压与按摩各穴位 3～5 次。再换另一手也重复指压与按摩对侧各个穴位，手法同上述。每天早、中、晚各进行 1 次，10 天为 1 个疗程。

◆耳针疗法

取肾、枕、内耳、外耳、神门穴，配肾上腺、内分泌穴。

七、快速止住鼻血的手法

出鼻血是较为常见的一种出血病症，中医称为“鼻衄”。其病因多由于体内火热上炎所致。主要表现有：鼻孔流血，轻者仅有鼻涕带血，重者流血不止，可伴有口干、口渴喜冷饮，小便黄而少或口渴心烦，面色潮红甚至头痛，视物昏花，烦躁易怒等症。以上主要指鼻孔自动出血的病症。另外，鼻部外伤也可直接引起出血，但这种情况只要即时止血即可。

该症的治疗分为急缓两部分，急者以紧急止血为主，缓者以治疗病症根本为主（如清除体内热邪等）。

◆按摩方法

1. 正坐或仰卧，头部后仰，术者用两拇指从其眉心的印堂穴起，轮流接连向上垂直推入发际，力量稍重但不影响推动的速度，操作约半分钟。然后用一拇指按揉印堂穴半分钟。

2. 用双手拇指同时按压患者双侧耳屏，将耳屏紧贴耳道口，使耳朵闭塞，持续 1 分钟后再放开。

3. 将一手四指并拢，蘸上凉水轻轻拍打患者前额，拍打过程中可多蘸几次水，拍打大约 1 分钟。

以上三法主要在出血时运用，下面几法则在平时采用，可两三天治疗 1 次。

4. 正坐，用一掌在其脊柱及两侧背部肌肉从上往下轻轻做来回摩擦，直至患者皮肤微红发热为止。

5. 用拇指按揉其两手手背的合谷穴，力量由轻而重，按揉出酸胀感，并各保持 1 分钟左右。

6. 正坐，两手自然下垂，术者用搓法对其两上肢从肩至腕各操作 2 遍。

若出血较严重时，应采取紧急止血措施，即患者立即将头后仰，尽量使鼻孔朝上，然后在前额用冷毛巾湿敷，双足用热水浸泡，同时，术者可用细线捆扎其手中指中节（第一指间关节），左鼻孔出血扎左手中指，反之则扎右手中指，局部止血可用棉团蘸上白药等药粉填塞其鼻孔，或用拇指、食指夹捏鼻翼。以上止血法同样适用外伤出血。

◆自我按摩

患者正坐或仰卧，自己对照镜子，用双手中指指尖分别压迫龈交穴、巨髎穴各约 1 分钟左右，然后改用指腹，顺时针方向旋转按摩 36 次，直至出血止住为止。

◆耳针疗法

可选内鼻、肾上腺、额、止血 1、止血 2 等穴。

八、快速简易的治鼻塞方法

鼻塞是由于鼻腔内黏膜肿胀，使得鼻腔变为狭窄而产生的症状，所以，应使鼻腔内的黏膜血管收缩，自然可消除上述症状。

◆自我按摩

俯卧，用脚后跟左右交互敲打尾骶骨，每次进行 2～3 分钟，一天可进行多次。

◆耳针疗法

可选内鼻、肺、肾上腺、内分泌等穴。

九、鼻窦炎的按摩治疗

鼻塞，经常流脓涕，尤以冬天为甚，严重者炎热气候也常流脓涕，可伴有头额胀痛、嗅觉减退等症。本病在我国发病率极高，尤其以城市人为多。该病对人体虽无大的危害，但呼吸不通畅以至睡觉打鼾严重，平日常流脓涕，以及嗅觉减退甚至不闻香臭等会给人带来极大的苦恼。

◆按摩方法

手法对于本病主要是对症治疗，具有较好的通鼻窍和止痛的作用，但对根治此病效果还不理想。

1. 正坐，用双手拇指分别按在其鼻翼两侧的凹处，正好覆盖鼻通和迎香两穴，然后缓慢地揉动 3 分钟，力量由轻而重，以自始至终有胀感为宜。

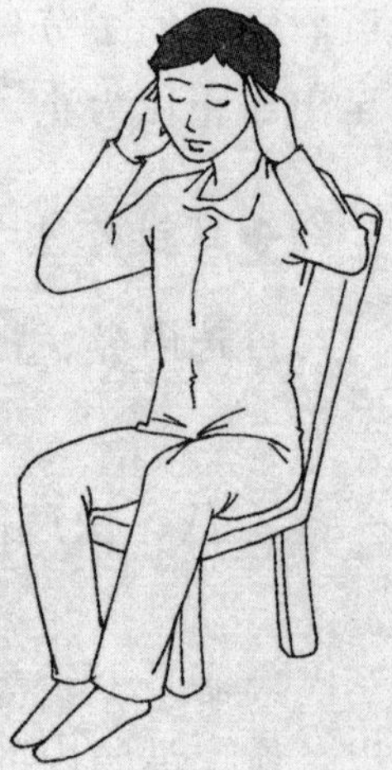

2. 正坐，一手托起其一侧腕部，另一手则用力拿捏合谷穴 30～40 下，完毕再进行另一手。

3. 仰卧，术者坐其头顶上方，用一拇指按揉其两眉之间的印堂穴 1 分钟，有轻微胀感即可，接着仍用拇指从印堂穴开始，垂直向上推入发际直至头顶百会穴，力量适中，推动缓慢，两拇指交替操作 20 次。然后再用两拇指交错在前额做来回推抹 2 分钟，力量重而移动慢。

4. 仰卧，用两中指勾揉其颈后两侧风池穴，约 1 分钟，要求一直有轻微的酸胀感。

5. 仰卧，用搓热或烤热的双手手掌摩揉患者整个面部皮肤，即边揉边做环旋移动，直至皮肤微红发热为止。本手法主要在寒冷气候时采用。

◆自我按摩

1. 揉按印堂、鼻通、迎香穴，各 2 分钟。

2. 搓鼻：双手拇指相对摩擦，待生热后沿鼻翼两侧反复推擦，最好使鼻翼两侧发热。

3. 揉按风池，约 2 分钟，最好有酸胀感觉并向额部传导。

4. 分推前额，约 1 分钟。

5. 捏鼻：拇、食指相对捏住鼻翼，力量以不感疼痛为合适，一捏一松，动作要有节奏，可持续 1～2 分钟。

6. 伴有头痛者，可点揉太阳、百会穴各 1 分钟。

7. 揉合谷穴 1 分钟。

8. 拇指掐按少商穴，酸痛感可持续半分钟，手法要重。

9. 干浴面：双手搓热后搓擦面部，重点是鼻翼两旁，结束手法。

◆耳针疗法

可选内鼻、肺、肾上腺、内分泌等穴，兼有头痛者加额。

十、按摩怎样治疗过敏性鼻炎

过敏性鼻炎又称变态反应性鼻炎，为身体某些过敏原敏感性增高而呈现以鼻黏膜病变为主的一种异常反应。它可分为常年性发作和季节性发作两种。我国以前者较为多见，好发生于任何年龄，但常见于青年。常年性变态反应性鼻炎的过敏源主要为尘螨、屋尘、动物皮屑、烟草、面粉、牛奶、鱼虾、鸡蛋等。季节性变态反应性鼻炎，呈季节性发病，冬季发病率较低，天暖后增多，由真菌引起者，在气压低、湿度大、温度适宜时（20～32℃）易发病；由花粉引起者，在8～10月份发病率高。在我国，蒿属植物的花粉是主要的致病花粉。主要症状是：鼻痒、喷嚏、鼻分泌物增多、鼻塞等。

◆按摩方法

1. 仰卧，术者站其头侧，用双手拇指搓揉鼻翼两侧数次，使鼻腔内发热为宜。

【取穴】囟会、印堂、迎香、鼻通、合谷穴。

2. 坐位，术者站于其后，用拇指揉按颈部数次。按揉风池、肺腧穴数次。

上述手法有清肺开窍、消炎的作用。

◆自我按摩

方法同鼻窦炎的自我按摩。

十一、酒糟鼻如何按摩治疗

酒糟鼻俗称“红鼻头”，是中年人易患的一种皮肤病。本病一般不痒不痛，对健康无大妨碍，但影响美容，尤其是很多患者从青年时期就开始发病，不能不使人苦恼。很多人认为是喝酒造成的，中医学也有类似记载，如隋朝《诸病源候论》讲酒糟鼻时说：“此由饮酒，热势冲面，而遇风寒之气相搏所生”，突出了酒在本病中的作用。而实际上，有很多患者，尤其是女性患者甚至从不饮酒，仍患本病，说明喝酒并不一定能引起酒糟鼻，或者说酒糟鼻的病因不只限于喝酒。那么，酒糟鼻到底是什么原因引起的呢?

酒糟鼻的发病原因很复杂，目前还未完全明了，一般认为是在皮脂溢出的基础上，由于某些有害因子的刺激，使面部运动神经舒缩功能失调，导致毛细血管长期扩张所致。嗜酒或嗜食辛辣食物、高暑或寒冷刺激、精神紧张、情绪激动、月经失调、胃肠道功能障碍，内分泌功能紊乱、感染病灶（如龋齿、鼻窦炎等）等，都可能是诱发和加重本病的因素。近年来，有些医学家提出，酒糟鼻与毛囊虫（也就是螨虫）感染有关，因为90％以上的患者在患处可找到毛囊虫。但另一些医学家通过调查发现正常人群中毛囊虫的检出率也高达90％以上，说明正常皮肤中多有毛囊虫寄生。所以，目前对毛囊虫引起酒糟鼻还有争议，只能认为是一个重要因素，而不是唯一因素。

◆按摩方法

患者采取正坐位，术者用右手的拇指指尖去压迫患者左腿的足三里穴，约1分钟。再改用指腹顺时针方向旋转按摩36次，然后再改换另一侧足三里穴，方法同上述。

◆自我按摩

1. 指压、按摩素髎穴、迎香穴。患者用双手中指指尖并夹住素髎穴按摩2～4分钟，再压迫约1分钟迎香穴。再顺时针方向按摩36次迎香穴。

2. 指压、按摩少商穴、合谷穴、曲池穴。患者用一侧手拇指指尖去压迫以上各个穴位约1分钟，然后改用指腹按顺时针方向旋转按摩36次，再改用另一侧手去压迫、按摩另侧手的各穴，方法同上述。

◆耳针疗法

取肺、胃、肝、外鼻、肾上腺穴，配内分泌。

十二、咽喉疼痛的按摩治疗

咽喉疼痛是一些疾病的伴随症状，如感冒、咳嗽等，也是一些疾病的主要症状，如急性扁桃体炎、咽炎等。其表现为：咽痛、咽干，可兼有扁桃体肿大，咽部异物感以及发热等症。

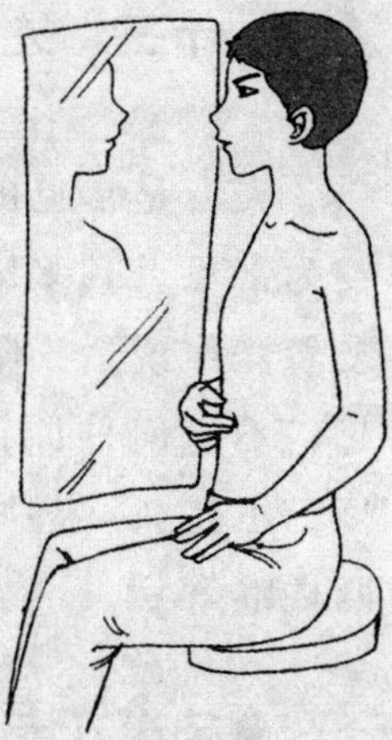

◆按摩方法

手法治疗主要是针对咽喉疼痛的止痛而进行，所以不论什么病引起的咽喉肿痛，均可采取以下手法施治，且一般效果都较好。

1. 用拇指重力按揉其肘部曲池穴和腕外侧的阳溪穴，每穴保持强烈的酸胀感 1 分钟，然后再用指拨法重力推拨曲池穴附近肌肉、筋腱 1 分钟。完毕后进行另一侧上肢。

2. 术者一手握其一侧手腕，另一手则在合谷穴做较重的拿法 1 分钟，以酸胀为宜。两侧均进行。

3. 用一手指与食、中、无名指分置于其喉结两侧的人迎穴，然后做轻柔缓慢的拿揉，即两边揉动的同时又在做相对用力的拿捏，时间为 3～5 分钟。

4. 在患者两侧前臂做拇指揉推法，力量重滞而柔和，从肘至腕各操作 2 遍。

5. 正坐，用拿风池、颈项法轻快地操作 1 分钟结束。

◆自我按摩

患者可端坐或站立，自己对着镜子，用右手食指指腹压迫天突穴。注意不要压迫太重，只是轻轻压迫 1 分钟后，再压迫腧府穴 1 分钟，再顺时针方向按摩 36 次，每日数次。

◆耳针疗法

可选耳尖、扁桃体、咽喉、肺、内分泌、神门穴。

◆食物疗法

用茶叶5克、蜂蜜适量。将茶叶放入杯中用开水冲泡茶叶，待凉后，倒入另一杯中，再加蜂蜜一汤匙，搅匀，经常用此液含漱并咽下，含漱的次数越多越有效果。

十三、失音的按摩治疗

失音是常见的职业性疾病之一，多见于声乐、戏曲演员，一般人中也较为常见，其多因用声过度或发声不当所致，如长时间演唱或大喊大叫，装着怪声说话、唱歌等等，也可由于感冒、急性扁桃体炎以及咽炎等病引起，不论何种原因引起，其症状特点都基本一样，即发声费力，声音嘶哑、不持久，甚则声音微弱难以听见，喉痛，还可有咽喉干燥或觉得有东西梗喉等症。

◆按摩方法

1. 仰卧，用一手的拇指和其余四指分别置于患者的喉结两侧，手指指腹接触颈部皮肤，然后两侧同时做轻柔的环旋揉动，并从喉结旁开始，边揉边向下移，直至锁骨上窝为止，揉时指头最好蘸少许凉水，移动要缓慢，如此反复揉动约5分钟，以局部发红透热为宜。

2. 仰卧，用一掌根按揉其两侧胸部，力量适度，以患者有舒适感为宜，约操作3分钟。然后再用手掌在胸部做横向地来回摩擦，以皮肤透热为度。

3. 参照“咽喉疼痛的按摩治疗”治法（4、5）。注意拿捏风池、颈项时要反复操作3～5分钟，以操作后患者咽喉部有轻松舒适感为佳。

◆耳针疗法

取肺、肾上腺、咽喉穴，配神门、心、皮质下、内分泌、声带穴。

◆应注意的问题

1. 患病期间尽量避免用声，若必须说话则注意不要大声或时间太长。

2. 防止感冒，以免加重病情。

3. 忌烟酒、辛辣及过冷过热等对咽喉刺激大的食物或饮料。

4. 每天用胖大海泡水喝。

十四、牙痛的按摩治疗

牙痛是口腔科临床最常见的疾病。无论是牙齿本身的疾病，或牙周组织以及颌骨的某些疾病，甚至神经疾患等都可表现为牙痛。这些不同原因引起的牙痛，其程度、性质、持续时间、病程以及与外界刺激的关系等均有所不同。

现代医学认为牙痛多由牙齿本身，牙周组织及颌骨的疾病等所致。常见的病因有：①牙齿本身的疾病：如急慢性牙龈炎，牙本质过敏；②牙周组织疾病：如龋齿、外伤、化学药品等引起的急性根尖周围炎、牙槽脓肿，牙周脓肿，冠周炎；③附近组织疾病引起的牵涉痛：如急性化脓性上颌窦炎和急性化脓性颌骨骨髓炎，及急性化脓性中耳炎；④神经系统疾病：如三叉神经痛，常以牙痛为主诉；⑤全身疾病：如流感、癔病、神经衰弱等。

◆按摩方法

牙痛在进行手法治疗时，力量必须重，予以强刺激，治疗后一般都具有立竿见影的效果。

1. 用双手拇指重力点按其两手的合谷穴，使其有强烈的酸胀感，并让这种感觉保持 1 分钟。在具体操作时，点按的力量可由轻逐渐加重，到后期可改为按揉或拿捏合谷穴。

2. 用两拇指分别按揉其脸颊两侧的下关及颊车穴，每穴约 1 分钟，均要求有持续而较强的酸胀感。

3. 若是上牙痛，还可加拿捏风池穴；隐痛者可嘱患者俯卧，然后用拇指按揉太溪穴（内踝旁边），或重力拿捏跟腱 1 分钟。

4. 在治疗中应注意以下问题：①治疗中虽要求强烈的酸胀感，但仍要以患者能耐受为度。②治疗目的是止痛，若疼痛在治疗过程中已经止住，则可不必将手法操作完，或者减轻力度，以使患者少受痛苦。③平日忌食辛辣油炸、烘炒等食品，尽量避免强烈的冷热酸甜刺激。

◆**自我按摩**

1. 点按颊车穴：拇指在患侧颊车穴用重手法点按，持续半分钟至1分钟。再施以揉捻法，主要是对下牙痛，效果较好。还可配合点揉翳风、承浆等穴。

2. 点按颧髎、下关穴，方法同上。患侧重按至疼痛缓解为止。可配合点揉人中、迎香穴。

3. 上、下牙痛均可配合合谷穴的揉按。先在患侧揉捻1分钟。若疼痛仍不缓解，加按对侧合谷穴。

4. 将手洗干净，剪短指甲，以手指按摩牙龈，尤其在患牙处，重点按揉。手法可稍重一些，止痛效果较好。揉完后（1～2分钟后）用淡盐水漱口。尤其对冠周炎及牙周炎效果更好。

5. 揉捏耳垂，耳垂上有相应的牙痛反应点，揉捏1～2分钟，常可缓解牙痛。

应用牙痛的自我按摩方法，主要目的是缓解疼痛。对于造成牙痛的病因，一定要到口腔科进行诊断，找到病根，对症治疗，就会治愈。

◆**耳针疗法**

可选牙、面颊、神门、口穴。

十五、“鬼剃头”（斑秃）怎样按摩治疗

“鬼剃头”，现代医学称为斑秃，是一种常见的局限性脱发疾病。患者多在无意中发现或理发时被告知，也有的人是在一夜之间发生大面积脱发，次日起床后突然发现。最初为小片指甲大脱发区，一片或几片，呈圆形或椭圆形，边界清楚，脱发区皮肤光滑，不红不肿，有时在脱发区外围可见明显断发现象。斑秃的病程可持续数月至数年，多数患者能自愈，但也有反复发作或边长边脱的现象。

斑秃的发病原因很复杂，目前尚未完全清楚，一般认为和以下几个因素有关：

（1）精神因素：多数发病者往往伴有神经衰弱、失眠、思虑过度、情绪波动、突然的精神刺激。因此，可以认为由于中枢神经功能紊乱，引起毛发部位的毛细血管持久性收缩，毛根部供血不足，造成头发营养不良，从而出现脱发。

（2）遗传因素：有20%～30%的患者有家族遗传史，也就是说直系亲属中曾患过此病。

（3）自身免疫因素：近年来，有人推测斑秃是一种自身免疫性疾病，在一些患者血液中也找到了抗自身组织的抗体，但并不是所有患者都能查到自身抗体。因此，这种说法还有待进一步研究。

（4）其他因素：内分泌失调、病灶感染、肠道寄生虫等等也可能导致斑秃。中医学认为，毛发的营养来源于血，故云“发者血之余中”，而脾胃是气血生化的来源，肝为血液储存的场所，故脾胃功能盛衰、肝气条畅与否可影响毛发。此外，发的营养虽来源于血，但其生机则根源于肾，中医说“肾主骨生髓，其华在发”，就是说，肾气充足，肾精盈满，则头发生长；若肾气不足，肾精亏损，则发枯毛落。而所说的精和血又互生互依，精足则血旺，血旺则精盛。由此可以看出，毛发的生长、脱落、润泽、枯槁，与精血、肝、脾、肾密切相关。而斑秃则或由劳心思虑伤脾，或由情志抑郁伤肝，或由房劳过度伤肾，复感风邪而致毛发的营养失济，出现脱发。

◆按摩方法

指压、按摩肝腧穴、肾腧穴、肺腧穴、膈腧穴。患者俯卧位，术者站其右侧，用双手拇指指腹压迫上述脊柱左右各穴约1分钟，再顺时针方向旋转按摩36次，再逆时针方向旋转按摩36次，接着用同样的手法按摩肾腧穴、肺腧穴、膈腧穴。手法要轻快、柔和。

◆自我按摩

指压、按摩血海穴、足三里穴、三阴交穴。患者坐位，用自己的双手中指指尖压迫左右侧血海穴约1分钟，再顺时针方向旋转按摩36次，再逆时针方向旋转按摩36次。接着用相同方法，指压、按摩风池穴、天柱穴、玉枕穴、百会穴，用自己的双手拇指指腹压迫左右风池穴约1分钟，用中指指尖压迫天柱穴约1分钟，当感到酸胀时，做向中心对称旋转按摩36次。再压迫、按摩玉枕穴、百会穴，约1分钟，感到酸胀时为止。

◆耳针疗法

取肾、肺、内分泌、肝穴。

十六、下颌关节功能紊乱应如何按摩治疗

张口或闭口时，一侧或两侧腮部的下颌关节出现酸痛、弹响或开口运动异常。开口运动异常可能是开口受限，甚至牙关紧闭，也可能是开口过大。本病是口腔科常见病症，好发于20～40岁的青壮年。其多因嚼咬硬物或下颌部受到碰撞，或经常反复过度地张口以及受寒冷刺激所致。

手法治疗的目的在于松解咀嚼肌的痉挛及矫正骨关节之间的错位等，所以操作时要注意手法的力度和准确性。

1. 正坐，用拇指按揉患侧的下关、颊车、合谷穴及局部的阿是穴(压痛点)，力量由轻逐渐加重，以患者能耐受为度，每穴约1分钟。

2. 正坐，术者站立其前或其后，用一手的大鱼际按在患侧的耳屏前，另一手掌按在健侧的下颌处，然后嘱患者反复做张口、闭口运动，与此同时，术者两手相对用力挤按，以使其位置矫正，注意勿用蛮力。

3. 正坐，在其患侧颈后的风池穴附近找出一个明显的压痛点，然后用一拇指做轻柔的按揉，随着时间的延长，力量可逐渐加重，直至压痛明显减轻为止。

4. 正坐，用一侧大鱼际在其患侧肋部及面颊做轻柔的揉动，时间约2分钟。

整复下颌关节脱位：

由于过度张口或在张口时受外力打击而造成的下颌向前突出，张口不能闭合，牙齿对位不正等就是下颌关节脱位。复位操作手法如下：

患者坐在靠背椅上，术者站其前。术前用消毒纱布包裹两拇指，伸入患者口中，分别按住其两侧下臼齿（大牙），其余四指分别托住两侧下颌（腮帮），然后用拇指向下压，再顺势向后推，若听见“咔嗒”响声即告复位。复位后立即能闭合；再用绷带缠绕下颌及头顶，将下颌固定一周。固定期间进食时，可做轻微的张口闭口动作。

十七、落枕后的按摩治疗

颈项一侧或两侧酸楚疼痛，颈项强直，俯仰及左右转动不利，动则疼痛加剧。疼痛呈牵扯状，甚至可牵引及头部、背部，上臂疼痛，患部有轻度僵硬并有明显压痛。此病多因睡眠时姿势不正或枕头高低不合适所致，也可因睡卧时颈肩部外露受风或颈肩部外伤（如突然扭转等）引起。

◆按摩方法

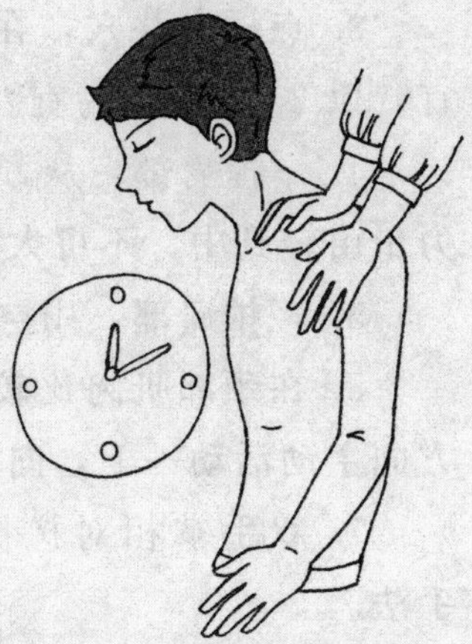

患者端坐于方凳上，术者站于其后或一侧。

1. 用拇指自上而下在颈部做推法数次，以理顺筋肉。

2. 用拇指揉拨颈部的压痛点数次，以消散筋结。

3. 一手按住痛点，另一手扶于头顶部，做颈部的屈伸、旋转活动法。其活动范围可逐渐加大，以改善颈部的活动功能。

【取穴】风池、颈中、肩井、肩外腧、绝骨、落枕穴。

4. 做颈部的侧扳法和旋转扳动法，以矫正颈部软组织及小关节的位置。具体操作如下：

（1）颈部侧扳法：患者端坐于方凳上，术者站于其旁（以向左侧扳法为例）。术者右手虎口张开卡在颈部的左侧，左手扳于头部右侧，向左用力，嘱患者充分放松，两手成相反方向。当侧屈至最大角度时，稍加用力扳动，并可发出“咔嗒”响声。然后用同法施于对侧。

（2）颈部旋转扳动法：患者端坐于方凳上，术者站于其后。术者一手扶于后枕部，另一手扶于下颌部，稍加活动后嘱患者充分放松，当旋转至最大角度时，两手成相反方向扭转，并可发出“咔嗒”响声。然后用同法施于对侧。

上述手法有缓解痉挛，顺筋归位的作用。

◆自我按摩

1. 找到痉挛的肌肉即疼痛明显的地方，重点用揉捻法，以食、中指或拇指沿肌肉自上而下，缓慢均匀地揉捻，手法要求轻柔，不可太重，以感觉到酸痛可以忍受为限。时间可以稍长些，以局部有轻松感为宜，若有发热的感觉则效果更佳，以5～10分钟为宜。

2. 点揉风池穴：用双拇指点揉，患侧可重点揉捻、点按，以局部有酸胀感为佳，以2～3分钟为宜。

3. 点揉肩井穴：在患侧肩井处，用中指点揉肩井穴，以有酸胀感为宜，以2～3分钟为宜。

4. 拿捏肩部：从颈部到肩部，随拿随放颈肩部肌肉，范围可大一些，力量由轻到中，不可太大，在疼痛处可重点拿捏。时间为3～5分钟。

5. 轻拍肩部：用空手掌轻轻拍打患侧肩背部，以1～2分钟为宜。

6. 在颈部肌肉比较放松的情况下，主动地轻轻摇晃头部数次，各个方向主动活动一下，向患侧可多做几次旋转动作。

7. 双手掌相对搓擦，生热后搓擦大椎及颈部，至局部发热，结束手法。

◆耳针疗法

取颈、颈椎、神门穴及压痛点。

◆应注意的问题

1. 睡觉时枕头不要垫得过高。

2. 在使用颈部扳动法时，应注意角度和力量，切勿猛力扳扭。

3. 可用散风活络丸、小活络丹等药物配合治疗。

十八、如何按摩治疗颈椎病

颈椎病又称“颈椎综合征”。它是颈椎的骨关节、椎间盘及周围软组织的损伤、退变导致神经根、椎动脉、颈交感神经甚至脊髓颈段受到刺激或损害而出现的综合症状。多发生于 40～60 岁之间的中老年人。

患病后常感到颈部难受、僵硬、酸胀、疼痛，有时伴有头痛、头晕、肩背酸痛。重者出现头部不能向某个方向转动，当颈部后仰时可有触电样的感觉放射至手臂上，手指麻木，视力模糊等症状。

◆按摩方法

颈椎病系一种慢性疾病，十分顽固，故按摩治疗不能急于求成，需要坚持不懈方能见效。一般 10 次为 1 个疗程，疗程之间可连续治疗也可间断休息数日。

1. 正坐，术者立其后，两手拇指分别按揉其双侧肩胛部的天宗穴，力量先轻后重，直至按揉出强烈的酸胀感，保持 1 分钟。

2. 正坐，拿风池、颈项，拿肩井力量均以深沉柔和为宜。两种手法各操作 3 分钟左右，以颈肩部肌肉最大限度地放松为目的。

3. 正坐，用一侧小鱼际按揉其双侧颈肩部的肌肉，力量重着，以肌肉放松并有热感深透为度，时间可稍长，但要注意勿擦伤患者局部皮肤。

4. 正坐，术者立其后，将两前臂内侧分别放在患者两肩上，准备向下用力。然后双手拇指顶在两风池穴上，其余四指及手掌托起下颌部，准备向上推举，动作做好后，前臂与手同时向相反方向用力，把颈椎牵开，然后一直持续用力，在此过程中边牵引边使其头部作前屈、后仰及左右旋转动作。在患者无不适的情况下，牵引的时间越长越好。

5. 正坐，牵引完毕后，再用肩关节摇法对其两上肢分别操作 1 分钟，顺、逆时针两个方向旋转。最后，再次采用拿风池，拿肩井两法轻快地操作 1 遍（共约 2 分钟）。以两手小鱼际交替击打患者颈肩部肌肉半分钟结束。

◆自我按摩

1. 放松颈部肌肉：以食、中及无名指沿颈椎棘突两旁的肌肉揉捻，自枕部开始至手能摸到之处。两侧反复交替揉捏，在酸痛之处，有时可及条索状物，可重点揉，此处常为病变处。时间为3～5分钟，局部肌肉发胀或发热效果会更好。本法也可用拇指揉捻。

2. 揉捻胸锁乳突肌：沿胸锁乳突肌的走行方向，用拇指重点揉捻，尤其是疼痛处，时间为3～5分钟。

3. 拿捏肩部：双手轮流拿捏对侧肩部，从颈部到肩外侧，以2～3分钟为宜。

4. 指揉肩胛内缘：以中指指腹在肩胛内缘疼痛处重点揉捻。常可摸到结节或条索状物。应持续3～5分钟。

5. 搓擦大椎：双手掌心相对搓擦，待发热后搓擦大椎及颈椎旁，力量不可过大，以免擦伤皮肤，至局部发热为止。

6. 点揉风池：双手拇指点按风池穴，可配合轻轻地揉动，至局部酸胀感出现，持续1分钟左右。

7. 逐渐缓慢活动颈部，做低头、抬头、转头及环转头部的动作，要尽可能加大活动范围。记住，一定要缓慢，各种方向活动5次左右。

8. 归挤法：双手掌在颈后交叉相握，用掌根归挤颈椎棘突两侧的肌肉。自上而下以2～3分钟为宜。

9. 拍肩：双手轮流以空掌拍击对侧肩部，以1～2分钟为宜。

10. 摩颈肩：双手轮流抚摩颈肩部，结束手法。

11. 如果有上肢麻木感时，可配合揉捏法沿麻木的上肢逐渐进行。若伴有头晕、头痛时，可配合头部的手法。

对颈椎病如果按照上述方法进行治疗，可以起到放松颈肩部肌肉、促进血液循环、改善局部症状的作用。

◆耳针疗法

取颈椎穴，配用神门、肝、肾穴相应部位。

◆颈椎病的预防

1. 经常做颈部的活动。

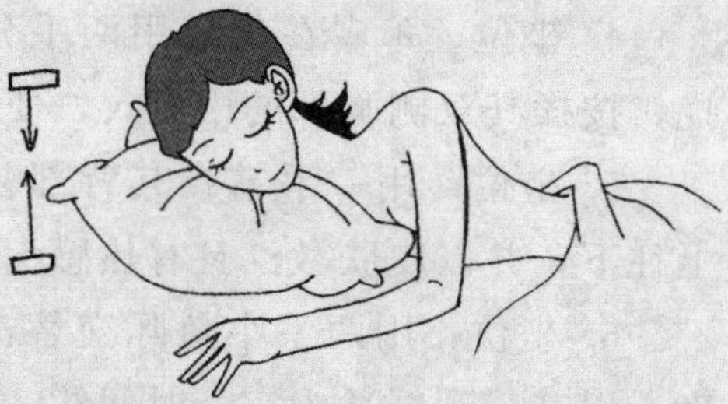

2. 防止颈部外伤，及时治疗落枕。

3. 纠正不良的体位姿势，如习惯低头的人。

4. 枕头不宜过高过低，其正常高度应为本身的两个拳头高。

5. 经常伏案的人应每隔 1 小时左右就站起来活动 10 分钟，尽量将颈项向上拔伸，并向多个方向活动。

6. 经常做足部颈项反射区的按摩。

常见疾病的头部健康疗法

一、治感冒的按摩方法

感冒俗称伤风，是由病毒或细菌引起的上呼吸道炎症，以冬春寒冷季节较为多见。其症状表现为：怕冷、发热、鼻塞、流涕、咳嗽、头痛，或兼有肢体酸痛、心烦倦怠、咽喉疼痛、口干欲饮等症。

感冒有风寒感冒与风热感冒之分，而按摩对其初期时的治疗以疏风解表为原则，故手法基本相同，对风寒、风热未予区别。

◆按摩方法

1. 坐位，开天门，即术者立其前，两手扶住其头部两侧，并用两拇指指腹从印堂穴处交替向上推入发际，力量稍重，但不影响推动，时间约半分钟。

2. 上法完毕后，紧接着又用两拇指交错地在前额横向做往返推抹，力量要求同上，时间为 1 分钟左右。完毕再用两拇指指腹分别按揉其两侧太阳穴，以有轻微的酸胀感为度，约半分钟。

3. 坐位，术者立其后，用屈指点法点按其两肺腧穴，以有较强的酸胀感并能耐受为宜，每穴半分钟。

4. 坐位，术者在其后用两手分别拿住其双肩，并用两手的食中指并拢，按揉其双侧胸部的中府穴，使轻微的酸胀感保持1分钟左右。

5. 坐位，用一手掌在其背部督脉及两侧膀胱经做往返摩擦，擦时从上往下，并以皮肤微红且有热感深透为度。

6. 坐位，用两手小鱼际交替击打其两侧颈肩部，动作轻快，力量适度，以其感到舒适为宜，时间约20秒。

7. 若鼻塞严重者，可加一手法，即用两拇指分别按揉其鼻翼两侧，每侧正好覆盖迎香、鼻通两穴，以酸胀为宜，约半分钟。

◆自我按摩

1. 两手拇指或中指分别置于颈项两侧之风池穴处，逐渐用力做环形按揉约1分钟。

2. 两手食、中指分置印堂，沿眉上缘至太阳穴处，反复推抹约1分钟。

3. 两手五指微屈，彼此略分开，指腹着力于整个头部，反复快速梳擦约1分钟。

4. 两手指交叉抱着头颈，头稍后仰，然后用掌根挤提后颈部约1分钟。

5. 两手拇指交替着力，按揉合谷、内关、列缺、足三里穴，每穴约1分钟。

6. 两手拇指微屈，余指轻握拳，用拇指背侧沿鼻翼上下往返推擦约2分钟。

以上动作，每日早晚各做1次，用力要适度。用力过小，不能起到应有的刺激作用；用力过大，易擦破皮肤。

◆耳针疗法

取内鼻、肾上腺、肺穴。头痛者加额；咳嗽者加气管、支气管；发热者加耳尖（放血）、屏尖（放血）；胃纳不佳、腹胀、便秘者加胃、胰、胆；全身酸痛、乏力者加肾；咽喉痛、嘶哑者加咽喉。

二、高血压应如何按摩治疗

高血压是一种以动脉血压增高为临床表现的常见、多发性病症。临床上将高血压分为有原因可查的继发性高血压（或称症状性高血压）和无明显原因可查的原发性高血压（或称高血压病）。高血压病除动脉血压升高为特征外，还伴有血管、心、脑、肾、眼等器官的病变。以 30～60 岁为多见，60 岁以上更多，男性多于女性。

◆按摩方法

1. 患者取坐势，术者立其体侧（先左后右）先用抹法在桥弓穴，自上而下地抹动，每处 20～30 次；五指拿法从前发际开始缓慢向后发际移动，由前至后 5～8 遍；再用拿法于天柱、风池穴。

2. 术者立至患者体前，在前额、目眶上下及鼻翼旁自人体正中线向两侧，做分抹法，约 2 分钟，再在前额部、太阳、百会穴处用一指禅推法或大鱼际揉法约 10 分钟，用扫散法在头之两侧，各 30 秒。

3. 术者立至患者体侧，用五指拿法在头顶部 5～8 遍；拿风池、天柱穴，分别为 20 秒；再用按揉法施治于左右之肺腧、心腧、膈腧穴，每穴 1～2 分钟。

4. 术者立至患者身后，做拿肩井穴 8～10 次，搓肩背穴 30 秒，搓两肋 30 秒。

◆自我按摩

自我按摩法可分为坐位及卧位两套。

坐位：

一般在白天进行，最好选择比较安静的场所。

1. 双手点揉攒竹、鱼腰、丝竹空、太阳穴，出现酸胀感后，再点揉半分钟。

2. 刮眼眶：双食指屈曲，以桡侧面轮流刮眼眶上下，时间为 1～2 分钟。

3. 双拇指按压风池穴，约半分钟后，揉按棘突两旁的肌肉至大椎穴，反复数遍。

4. 点揉百会、四神聪穴，各 1 分钟。

5. 梳头、叩头：手法要轻柔，约 2 分钟。

6. 双手握拳，沿腰椎棘突两边骶棘肌叩击，或用手背拍打，自上而下，反复数遍，至腰骶部发热为止。

7. 摩胸：左手摩右胸，右手摩左胸，沿肋骨走行方向进行，4～5 分钟后，拍打胸部数次。

8. 点按手三里、内外关、曲池穴各半分钟。

9. 双手掌相对搓擦发热后，摩擦面部，结束手法。

卧位：

一般在晨起、午休或睡前进行。要求全身放松，微微闭目，静卧 3 分钟后进行。

1. 揉按攒竹、鱼腰、太阳、印堂、睛明、百会、风池诸穴，可选择其中 3～5 个，各 1 分钟。

2. 指推眼眶、梳头，各 1～2 分钟。

3. 摩胸、拍胸，各 2 分钟。

4. 摩腹：沿任脉环形自上而下抚摩 36 遍。再按顺时针方向沿腹部环形抚摩，从右至左，抚摩 36 遍。

5. 搓擦涌泉穴 2 分钟，活动踝部数次，结束手法。

◆耳针疗法

可选用耳尖（或耳背降压沟）放血，或取上角窝、交感、皮质下穴。

头痛者加额、枕穴；头晕者加肝、肾穴；心慌者加心穴；失眠者加神门穴。

三、您知道怎样按摩治面瘫吗

面瘫又称口眼㖞斜、面神经麻痹。大多因为睡卧受风或汗后面部感受风寒所致，另一种则属于卒中后遗症。在现代医学里，前者叫周围性面瘫；后者叫中枢性面瘫。本篇着重讨论的是周围性面瘫，其特点为：发病突然，初起时有耳后疼痛，继而出现患侧前额抬头纹消失，眼睑闭合迟钝，鼻唇沟变平坦，嘴角歪向健侧，不能做蹙额、皱眉、露齿、鼓腮等动作，进食时食物常嵌在齿颊间等。

◆按摩方法

治疗本病的手法特点是：用力应先轻后重，即前几次治疗时手法力度较轻，但随着治疗次数的增多，力度则逐渐加大，使刺激量一次比一次重，最后保持这种刺激强度进行治疗。

1. 正坐，用拇指分别按揉其两侧的攒竹、迎香、太阳、下关、颊车等穴，以有酸胀感为度，每穴 1 分钟。

2. 正坐，术者立其前，用两中指分别勾住其两耳后的翳风穴做揉动，以酸胀为度。

3. 正坐，用两拇指按在其前额做交错的往返推抹，力量由轻逐渐加重，推抹速度也由慢逐渐加快，时间约 2 分钟。

4. 正坐，用食、中、无名指相并，在其患侧前额、脸、颊、口唇四周等部位做缓慢而均匀有力的摩揉，即边揉边做环旋移动，时间约 3 分钟，以局部发热为宜。

5. 正坐，一手握其手腕，另一手在合谷穴处施行拿法，先轻后重，直至有强烈的酸胀感，并保持半分钟。完毕再进行另侧。

6. 正坐，用拿风池法操作 1 分钟。先轻后重，达到强烈的酸胀感。最后用小鱼际击打颈肩部半分钟结束。

◆自我按摩

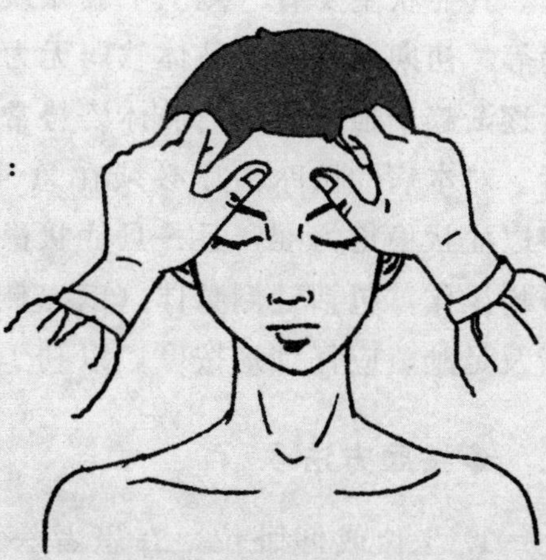

1. 双手相对搓热之后点揉面部诸穴：

（1）点揉攒竹、阳白、鱼腰穴，各 1 分钟，伴以轻轻的拿捏。

（2）点揉承泣、四白、迎香穴，各 1 分钟。

（3）点揉颊车、地仓、人中穴，各 1 分钟。对此组穴位施用的力量可稍重些。

(4) 点揉翳风、风池穴，各1～2分钟。

对以上四组穴位当依次点揉，总的要求手法要轻柔，轻点轻按轻揉。开始时感觉不太明显，逐渐手法力量可加大。

2. 提拿额部：从印堂穴开始，以拇、食指相对提捏，自内向外，自下而上，反复数遍。

3. 提捏眼周组织，主要是患侧眼周。沿眼睑上下提捏，反复数遍。

4. 提捏面部肌肉：从口角开始，向上沿鼻翼两侧至眼角，平行向外扩展，至颊车穴时向上提拿至耳前，反复数遍。

5. 叩面：四指张开，在面部做广泛、无规律的叩击，叩击的力量适中，面部有感觉即可，时间约2分钟。

6. 有意识地做鼓腮、耸鼻、皱眉等动作。

7. 干浴面：双手搓热后搓擦面部2分钟，结束手法。

◆耳针疗法

取口、眼、面颊区、皮质下、肝穴，酌配心、交感、肝、肾穴。

四、“偏瘫”患者的按摩疗法

“偏瘫”多为卒中引起的后遗症，也可由于脑部的其他疾病或外伤引起。其症状主要有一侧上下肢瘫痪、口眼㖞斜、语言不利、口角流涎、漏食等。初期可见患者肢体软弱无力，知觉迟钝或稍有强硬，活动受限，以后逐渐趋于强直拘挛，肢体姿势常发生改变甚至畸形。本病主要为老年患者。对本病的按摩治疗必须在急性期以后进行（一般是发病两周以后），多以症状稳定为准，且一旦症状稳定则宜及早治疗。在施用手法时，需全身均操作，包括健侧身体（以患侧为主，健侧为辅），尤其对肢体末端手指及足趾，应仔细地按摩，以利于肢体功能的恢复。

◆按摩方法

1. 坐位或仰卧位，在患者头面部用治疗“面瘫”的按摩手法操作，用力均可稍重，时间约需 6 分钟。

2. 仰卧，一手握住患者腕部将其上肢向肩外上牵拉，另一手拇指点按腋下极泉穴，逐渐用力至出现酸胀感后，再进行弹拨，以加重刺激，约 2 分钟，然后用拇指依顺序按揉曲池、手三里、合谷穴各约半分钟。

3. 仰卧，先将肩关节反复摇动，操作约 1 分钟后，握住腕部向上提拉两下，再以双手掌夹住肩部反复搓揉，并逐渐向下移到上臂、前臂搓动，约 1 分钟。换成以双手拇指在患者手背部来回交替推抹，用力宜重，有推筋着骨之感。然后将各手指反复细致地捻搓片刻。

4. 仰卧，在颈部施拿揉夹喉穴手法，力量逐渐加重，约 1 分钟。再以中指同时点按胸部两中府穴，以酸胀为准，治疗约 1 分钟。

5. 仰卧，以双手拿大腿前侧，用力稍重，由上向下反复 5 遍，然后重点拿揉血海、梁丘穴，较重用力地操作 2 分钟。再对掌击压大腿两侧，以大腿深部有酸痛感为佳，由上向下击压 2 遍。

6. 仰卧，将患者一下肢屈膝立于床上，在小腿后侧反复拿 5 遍，再点拿跟腱治疗 3 遍。再推抹脚背部 10 余次，将下肢抬起做髋关节摇动，反复屈伸膝关节，然后托起足跟，做轻用力地拔伸踝关节，摇动踝关节，背屈扳踝关节，反复操作数遍。

7. 俯卧，分别用拇指和手掌，在脊柱两侧（以病侧为主）做揉推法，由上向下稍用力操作 3～5 遍。然后用拇指分推背部，双掌分推腰部，再用一手按压背心，另一手扳起患肩，对抗用力扳动 3 下，最后拿肩井穴治疗。

五、突然昏倒不省人事的按摩疗法

突然昏倒、不省人事在中医学里属晕厥的范畴，相当于现代医学中的休克，常常伴有面色苍白，四肢发冷，出冷汗等症状。

由于导致晕厥的原因有多种，故其相应的治疗方法也各不相同。在其他治疗条件不具备的情况下，按摩疗法是及时而必要的。

1. 晕厥发生后，应立即将患者平卧，头部放低（不用枕头）。若有痰鸣声则将其头偏向一边，以利排痰，然后清除口腔异物，取下义齿等。尽

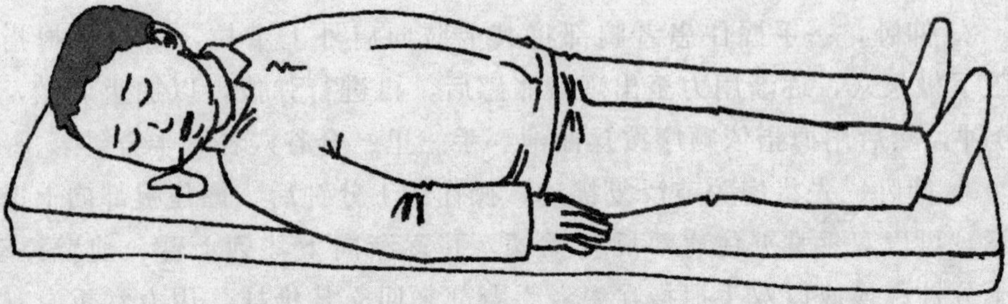

量不要搬动，若必须搬动则动作一定要平稳而轻。

2. 用拇指指端用力掐按其人中穴，持续 20 秒左右。再用两手拇指同时按揉其两手腕处的内关穴，力量以重为宜。穴位强刺激，目的在于使患者苏醒。

3. 一手握住其手腕，另一手用力拿合谷穴 20 下，一侧完毕再进行另一侧。

4. 一手托住其手腕背侧，另一手用拇指在前臂掌侧面做揉推，即从肘弯处开始，边揉动边往下移，直至手腕。力量偏重但要柔和，每侧操作 5～8 遍。

5. 仰卧，用两手拇指从其剑突下（心窝处）开始，分别沿着“八”字形的肋缘向下、外侧推去，力量中等，反复推 10 遍。

6. 用小鱼际擦法来回摩擦两侧涌泉穴，均以发热为度。

六、头痛的按摩疗法

头痛属于一种常见的自觉症状，可见于多种急慢性疾病，如感冒、鼻窦炎、高血压、脑震荡后遗症等。其疼痛特点按性质可分为胀痛、昏痛、空痛、刺痛等；按部位可分为前额痛、偏头痛、枕部痛、头顶痛、全头痛等。其伴随症状由于病因不同而各自相异。

◆按摩方法

不论何种病因所致的头痛，按摩治疗的主要手法都基本相同，另再配合病因治疗即可，其中尤以感冒头痛、高血压头痛、偏头痛的疗效较好。

1. 仰卧，术者坐其头顶上方，两手拇指按在两侧眉毛中点的鱼腰穴，然后同时垂直推入发际，力量重滞，推动缓慢，且以推动过程中有胀感为佳，反复推20次。完毕再用一只手的拇指从两眉之间的印堂穴开始，如法推至其头顶百会穴，反复20次，操作要求同上。

2. 仰卧，术者用一只手的拇指按在其一侧足背的太冲穴，食指、中指则按在足底的涌泉穴，然后相对用力，一松一紧地按压出强烈的酸胀感，每侧进行1分钟。

3. 正坐，术者立其前，用两手中指分别按在其两侧头处的角孙穴揉动，按揉出较强的酸胀感并持续1分钟。完毕再用两手的拇指分别按其两侧太阳穴，操作要求同上。

4. 正坐，用两手拇指在其额头做交替的往返推揉，力量稍重，以不影响拇指地来回推动为宜，时间约1分钟。

5. 正坐，一手扶其枕部，另一手用食指、中指、无名指、小指做梳子状，从前额发际往后梳，用力较重，梳通整个头部（反复进行），时间约1分钟。

◆**自我按摩**

1. 两手五指微屈，彼此张开，指端着力，由前额部向后枕部按摩，反复施术2分钟。然后，两手中指重叠，用力点按百会穴1分钟。

2. 两手掌根或小鱼际紧贴前额部，由中间向两边抹动1分钟。

3. 两手拇指腹点揉太阳穴，先轻后重，约1分钟。然后，两手五指交叉，用手掌反复夹提颈项肌约1分钟。

4. 两手拇指置于风池穴处，其余四指固定在后枕部，用力点按或按揉约1分钟。

5. 两手拇指分别掐按合谷、太冲穴，力量宜重，以有酸胀麻痛为度。

6. 将右足搁于左腿上，右手掌贴在左膝上，左手掌小鱼际置于足心涌泉穴处，两手同时按摩约1分钟，换左足亦然。

◆**耳针疗法**

取脑干、神门、枕、额、皮质下穴。酌情配合心、交感、肝、肾穴。

七、手法治疗可解除失眠的痛苦

失眠即经常不能获得正常的睡眠。轻者入睡困难，或睡而不酣，时眠时醒，醒后不能再入睡，严重者则可能彻夜不眠。本病可兼有头痛、头晕、心悸、健忘等症，多由于精神过度紧张、忧虑太甚、暴怒以及年老体虚所致。另外就是脑部疾患者（如外伤、脑血管意外等）多有不同程度的失眠。

◆按摩方法

本病的手法操作特点是轻柔、缓慢，具体运用时要注意，如果用力不当，过重、过猛则使效果适得其反。治疗须每天坚持，且最好在临睡前进行，那样效果更好。

1. 仰卧闭眼，术者坐其头顶上方，先用两拇指指腹分别按揉两侧眉中的鱼腰穴，约1分钟。然后从鱼腰穴垂直推入发际，反复推30次。完毕再用一个拇指如法从印堂穴推至头顶百会穴，亦反复30次。

2. 仰卧，用“8”字揉法在其两眼眶轻缓而连贯地操作20遍。

3. 仰卧，术者坐其头顶上方，两手大鱼际分别在其两太阳穴做轻柔的揉动，时间约1分钟，以患者感觉舒适为佳。

4. 仰卧，术者坐其身旁，面朝着患者然后和一手的食指、中指、无名指、小指对其做梳头动作，操作时以指甲刮着其头皮为宜，从前往后梳1分钟。

5. 俯卧，用捏脊法从腰至颈操作10遍，用力柔和连贯，移动缓慢，以患者感觉舒适为佳。

6. 擦涌泉穴，以局部发热并深透为佳。

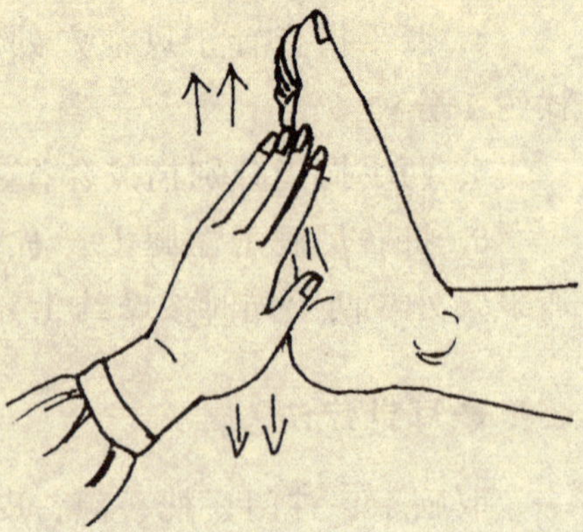

◆自我按摩

1. 两手拇指分别掐、揉足三里、三

阴交、涌泉穴，每穴约半分钟。

2. 两手拇指微屈，用关节突出处，自上而下揉擦腰骶部脊柱两侧约 2 分钟。

3. 仰卧，两手掌指重叠于腹部，以肚脐为中心做顺时针方向反复环形摩动约 3 分钟。

4. 两手掌根分别按揉太阳穴，顺逆时针方向各约 1 分钟。再用两拇指分别按揉风池穴约 1 分钟。然后两手食、中指反复推抹前额约 1 分钟。

5. 两手指微屈，指腹着力，反复擦啄全头部约 2 分钟。

◆耳针疗法

可取神门、皮质下穴。

八、针对糖尿患者的按摩方法

糖尿病以口渴多饮、多食易饥、尿多及形体消瘦无力为特征，可伴有汗多、气短、精神倦怠或畏寒肢冷、腰腿酸软、面色黯黑等症。中医认为，其发病原因多由长期饮食无节制、过食肥甘厚味醇酒而损伤脾胃，化燥伤津，以及长期精神郁闷或房事不节、劳欲过度，耗伤阴精所致。

另外，对于有好发痈疖、视力减退、外阴瘙痒、肢体麻木、原因不明的昏迷等表现的人，也应考虑到糖尿病的可能性。

◆按摩方法

其按摩治疗手法要求轻快、柔和，时间也宜长一些。

1. 仰卧，先在头面部做开天门、推坎宫手法操作，以 50～100 次为宜，力量稍重，再以双掌揉太阳穴，约 3 分钟，以两拇指按揉迎香穴、四白穴，约 2 分钟，均以出现酸胀感为准。然后由前向后做梳头法操作，力量宜轻，动作宜缓，反复 10 次。

2. 仰卧，将两上肢分别用搓法治疗半分钟，方向由肩向腕部操作 3～5 遍，然后在上肢依顺序分别按揉患者的手掌心部（劳宫穴）、曲池穴、极泉穴各约半分钟。再一手牵拉患者的手腕，另一手以四指掌面，由患者上肢的内面，从手腕推，上到腋下极泉穴，紧贴皮肤反复操作 20 遍。

3. 仰卧，以单手拇指从腹部鸠尾穴，向下推到肚脐，紧贴皮肤，慢慢推下，反复 50 次。再换用手掌在腹部摩腹治疗，约 10 分钟。然后以双手掌，由身体两侧软肋处，斜向中部肚脐合推，反复约 10 次。

4. 仰卧，以双手拿患者大腿前侧，反复拿揉约 1 分钟。再依顺序按揉双下肢涌泉穴、公孙穴、太溪穴，两侧同时操作各穴半分钟，以酸胀为度。然后用手掌部，沿下肢内侧面，从踝关节向上推到大腿根部，每侧反复 5 遍，动作宜缓。

5. 俯卧，在头部用五指抓拿法从前部向后到颈项操作，反复 10～20 遍，紧接着换成拿颈项风池手法操作，由上向下反复拿动 1 分钟，再换在背部做五指抓拿手法治疗，由背上部操作至腰，反复 10 遍，力量稍重且轻快。

6. 俯卧，以拇指在背部两侧分别按揉肺腧穴、肾腧穴和八髎穴外侧的敏感部位，以酸胀为度，各约 1 分钟。再由下向上行捏脊手法，反复 7～9 遍，力量稍轻揉。最后用双拳拳面轻揉，快速地击打整个背部、腰骶部约半分钟。

◆自我按摩

1. 点揉背腧穴：握拳从突起处沿脊柱两旁自上而下做揉捻动作。在第八胸椎棘旁为胰腧穴处，要重点揉捻。反复数遍，约 3 分钟，最好有发热的感觉。

2. 搓背：以手背代掌在同侧背部搓擦，待发热后交换另一手，交替进行，约 2 分钟。

3. 摩腹：手掌在腹部轻轻抚摩，按逆时针方向进行，尤其在关元、气海穴重点抚摩，以 100～200 次为宜。

4. 点揉内关、足三里、手三里穴，各 1 分钟。

5. 搓擦涌泉穴：双手摩擦发热后，搓擦涌泉穴。

6. 双拳轻叩腰背部，力量适中，当感到酸胀、发热时，结束手法。

在应用自我按摩时，患者一定要做到对自己的病情心中有数。若血糖值较高，尿糖也较多，症状比较严重，则需要配合药物进行治疗，切不可自己任意停药；若症状较轻，仍可进行自我按摩。

◆耳针疗法

以口渴善饮为主的取肺、胰、内分泌，配用口、渴点、垂体穴。

以善食易饥为主的取脾、胃、胰，配用饥点、口、垂体穴。

以小便频多为主的取肾、膀胱、丘脑，配用内分泌穴。以上每次取3～5穴，10次为1个疗程。

九、按摩治疗打嗝不止

呃逆俗称“打嗝儿”，是膈肌痉挛引起的症状。大多数人都有过打嗝的经历，而且时间比较短，不需任何治疗，自然会恢复。但是对于打嗝持续几天，或经常性打嗝，老年人打嗝，就需要治疗。

对于引起呃逆的具体病因现在并不十分清楚，但大都认为突然受凉、过度紧张、饮食不节、快速进餐及胃病、呼吸系统疾病、胆结石、腹膜炎或腹部手术后的人，易患此症。

◆按摩方法

按摩手法对呃逆都有一定疗效，对某些患者则疗效尤佳。

1. 坐位，用两拇指点按其两眼眶的攒竹穴1分钟。再将两拇指按在其胸前膻中穴处向两旁乳头方向做分推，反复20次。完毕后又用大鱼际贴在膻中穴处向中脘穴方向做单向推动，着力逐渐加重，推动可缓慢，反复20次。

2. 坐位，术者立其身后，用双手中指指端同时点按缺盆穴，逐渐向下用力，加重至出现很强的酸胀痛感。再突然用中指指腹弹拨缺盆中的筋经，患者会有很强的刺激感，如此反复拨3～5次。

3. 俯卧，用拇指拨法用力推拨其背部两侧肌肉从上往下一节一节地拨动，每侧反复3遍。然后重点在膈腧、肝腧穴各按揉半分钟，应出现很强的酸胀痛感。再在整个背部肌肉用拳面击法操作2遍。

4. 俯卧，用两拇指分别沿着其两肩胛骨的内缘用力向下推动，着力重滞，反复推10次。

5. 仰卧，摩腹，时间约5分钟。然后将其两下肢屈曲并压向腹部，尽力压3～5次。

6. 坐位，用掌擦法在其两胁肋反复操作，直至热感深透为止。

◆自我按摩

1. 点按内关穴：双手交替用拇指点按内关穴，常可起到点到呃止的效果。对于顽固性呃逆，可点揉内关穴1分钟。

2. 点压缺盆穴：中指点压缺盆穴半分钟。

3. 点揉膻中穴：拇指点揉膻中穴1分钟。

4. 摩腹：以中脘穴为中心，按顺时针方向抚摩上腹部，约100次左右。腹部发热之时，呃逆常常就此停止。

5. 双手拇、食指相对，提拿章门穴及其胁肋部肌腱。

6. 搓背：双手四指或握拳以手背自上而下搓擦背部，有热感透达背部深层为好。

7. 搓涌泉穴1分钟。

8. 调整呼吸：深吸气，屏住数秒，然后和缓地匀速吐出。反复1～2分钟。

如果按摩后打嗝停止，过后不久又复发者，应坚持每日进行1～2次自我按摩，效果常常十分明显。

◆耳针疗法

可取肠、胃、神门、皮质下穴，酌配交感、肝穴。

十、中暑救护的按摩方法

中暑是在烈日之下，或高热，或热辐射的环境中长时间的停留或工作所致，常在体弱或体力过于疲劳的情况下发生。

根据中暑的程度不同，可分为轻症和重症两种。轻症可出现头痛、头昏、胸闷、恶心、口渴、汗闭、高热、烦躁不安、全身疲乏和酸痛；重症除上述症状外，可出现汗多、肢冷、面色苍白、心慌气短，甚至神志不清、昏迷、四肢抽搐、腓肠肌痉挛以及周围循环衰竭等现象。

轻症应立即到通风凉爽处休息，多喝含盐饮料，外擦清凉油在太阳穴，或服人丹数粒，即可恢复。若是昏倒的患者，也应送到通风阴凉处，再进行按摩疗法。

1. 用拇指指端或指甲用力掐按患者人中穴及两手的内关、合谷穴，两足的太冲穴，以患者苏醒为度。

2. 弯曲一只手的食、中指，并用这两个弯曲的指间关节用力钳捏、拉扯颈后大椎穴及两肘部尺泽穴处的皮肤直至皮肤出现青紫或血斑。

3. 患者苏醒后，让其采取坐势，术者站其身后，两手拿肩井穴 30 下，力量宜轻快柔和。

4. 正坐，用手掌在其背部脊柱及两侧膀胱经施行擦法，擦时从上往下来回擦动，以皮肤微红发热为度。

5. 正坐，两手拇指在其前额用开天门法操作半分钟，然后再用两拇指轻柔的按两太阳穴半分钟。

6. 正坐，两手小鱼际在其颈肩部做轻快的交替击打 30 下。

十一、消除醉酒后不适的按摩法

1. 坐卧均可，用拇指指端用力按揉其两手内关穴，以强烈的酸胀感为宜，按揉 1 分钟。若是醉酒者很可能随即发生呕吐，待其吐毕可予浓糖开水一杯喝下，继续手法操作。

2. 仰卧，用一手的食、中指相并，然后按揉中脘及肚脐两旁天枢穴，或者采用震颤法。每穴 1 分钟。

3. 仰卧，摩腹，即用一手掌贴在其上腹部，然后做顺时针方向的环旋摩动。手法操作宜深沉柔缓，时间约 5 分钟。

4. 仰卧，术者坐其头顶上方，两手拇指指腹在其前额做交错往返的推抹，力量宜重但不影响推抹，时间约 1 分钟。

5. 仰卧，术者坐其头顶上方，用两侧大鱼际分别贴在其两太阳穴处，然后做轻快的揉法 1 分钟。动作力求柔和连贯。以患者有舒适感为佳。

6. 仰卧，术者坐其头顶上方，用五指抓拿，在头顶操作1分钟，动作宜快而连贯，抓拿时要有力。

美容健康疗法

一、面部美容常用手法

按摩可促进面部的血液循环，使皮肤及其某些组织结构改善营养，提高皮脂腺的分泌量，还能使皮肤变得光滑而富有弹性，因此，按摩对面部美容具有确切的疗效。

其具体的操作手法有点、按、压、推、摩、抹、揉、捏、切。

操作步骤：

1. 推抹法。

患者仰卧，术者立其头前方，用双手拇指按在睛明穴上，顺鼻梁直下推抹至迎香穴，如此反复10～15次，再从鼻尖直上推抹至印堂穴，推揉10～15次，最后按印堂穴10秒钟，此套手法应轻而柔和，切忌蛮力。

2. 分推法。

（1）两拇指由印堂穴沿眉骨分推至太阳穴，推时稍向内用力轻按太阳穴，以促进气血流过。

（2）两拇指由太阳穴分推至耳门穴和听宫穴，轻点一下，但手指不能离开皮肤表面，再用拇指与食指的指腹对合，轻捏耳垂，然后上下提拉耳尖2～3次。

（3）两拇指从印堂穴分推眉骨至太阳穴，按压穴位，推至耳门穴，再按压穴位，然后推至听宫穴，按压听宫穴1分钟，最后沿下颌推至人迎穴。

（4）两拇指从印堂穴分推至太阳穴，轻按穴位，由太阳穴向后推至率谷穴，换中指从耳后分推至风池穴，中指指腹按压风池穴10～15圈，然后轻用力而后拉提2～3次，与此同时，拇指指腹按压太阳穴。

3. 切捏法。

两拇指分别切捏两眼上下眼眶5～8次，从睛明切捏至外眼角穴。

4. 点穴法。

两手拇指指腹点按两眉骨上缘的鱼腰穴，中指指腹点按两眉端的攒竹穴。用力宜轻而柔，再点按睛明、承泣、四白、上迎香、迎香、丝竹空、童子髎、下关、颊车、地仓、人中、承浆等穴，每穴 1 分钟。

5. 点揉法。

两手中指点按四白穴，拇指点按阳白穴，按住穴位轻揉，顺逆时针各揉 50 圈，再用中指指腹点按颧髎穴，点、按、揉三法并用，由慢到快旋转揉按，以每秒 4 圈之速揉 100 圈。最后点按头维、太阳、禾髎、外关、内关、翳明、球后、承浆穴，每穴 1 分钟。此套手法可用于治疗面部蝴蝶斑、雀斑。

6. 交替点穴法。

右手拇指点按右侧内关穴，左手拇指点按左侧光明穴，点按半分钟，两手交替点按左侧内关穴和右侧光明穴，两侧共点按 1 分钟。此套手法可用于补气、提神、明目。

7. 点按足三里穴。

两手拇指分别点按左右腿的足三里穴，向上送力约 1 分钟，此法可使面部发热，表皮充血，皮温增高。可促进面部新陈代谢，使黑斑变红变浅，面部充满活力。

8. 切捏额部五道线。

第一道线：从印堂穴至神庭穴，两拇指一前一后同时切捏。

第二、第三道线：用两拇指从两眉骨上缘的鱼腰穴开始，经阳白穴，切捏至头维穴。

第四、第五道线：用食、中、无名指由两眼角的瞳子髎穴开始，经丝竹空穴、太阳穴、悬颅穴切捏至率谷穴，每道线都要切捏 3～5 次。

9. 直推法。

术者立于患者一侧，用右手食、中、无名指指腹按在前额发际线上，向头顶直推，至脑后处为止，反复直推 3～5 次。

二、瓜果汁美容按摩疗效神奇

根据科学研究，绝大多数新鲜水果、蔬菜，如苹果、橘子、桃子、梨子、萝卜、黄瓜、西瓜、甜瓜等的新鲜瓜果汁液中，有许多可以营养肌肤的营养成分，如多种维生素、矿物质、蛋白质、氨基酸，这些成分可以直接渗入皮肤；此外，瓜果汁中有生长素可以使皮肤向鲜嫩发展，并给干燥的皮肤提供水分；另有与皮肤相适应的渗透压和少量脂肪，从而构成了一种天然美容配方。用其涂擦面部，并配合按摩，其效果非常美妙。

具体操作方法：

1. 取新鲜而不熟透的瓜果，常用的是苹果、梨子、西瓜皮、黄瓜、萝卜等等，洗净，将其对半切开或切成三分之一、四分之一块，然后将有果肉、果汁的一面用于美容按摩。

2. 对洗净的肌肤，用带有汁液的瓜果肉质的一面紧贴皮肤，然后稍微加压使其在皮肤上摩擦、滑动。摩擦、滑动的方向，一般是顺着皮肤纹理的走向滑动。

3. 当所用的瓜果片破碎、汁液干燥或被污染成深褐色时，应弃去另换一块，按以上方法继续按摩。一般用一两块瓜果片即可使面部拭干净，如此按摩 30 分钟左右，会立即使面部皮肤变得光滑、红活、明润、鲜嫩。

用瓜果按摩皮肤之后，如没有存留碎末或其他灰垢时不必再用肥皂水清洗，以让瓜果汁存于皮表继续发挥营养起美容的作用。

三、面部蒸汽按摩使您永葆青春

近代有一种新奇的面部蒸汽按摩美容术，有洗净面部皮肤、增加面部肌肤的活力、消除皱纹等多种美容作用。基于面部蒸汽按摩的美容效果十分显著，所以不仅面部美容时这种技术在美容室内逐步得到推广，而且有的人认为，人们日常洗脸将被面部蒸汽“浴”所代替。

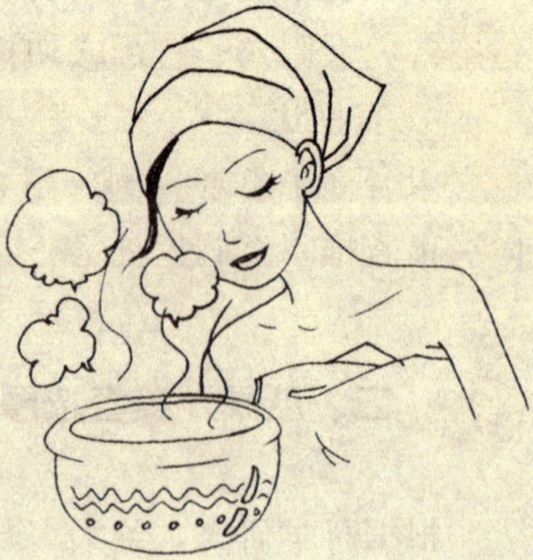

具体操作方法是：

1. 用煮水壶或更现代化的装置，制取温度为 38～45℃的水蒸气。其温度不能太高，以免造成烫伤，亦不宜太低，气温低效果不好。

2. 将温热的蒸汽通过可以放走气体的面罩，熏头部，以便接受熏蒸者感到温暖、舒适，或者感到类似“羞涩感”的感受为妙。

3. 再将按摩者的手用同样的蒸汽温暖和湿润。

4. 在进行面部蒸汽熏的同时，用蒸汽温暖过的手对被按摩者施行面部按摩。

5. 按摩的手法和方式与传统的按摩术相同，但要避免按压过重。

6. 按摩完毕，取去面罩，用柔和的干毛巾擦净面部即为术毕。

本按摩术不仅能美容，而且还可以给接受按摩者以很大的心理享受；同时对面部、五官的炎症和某些病变，尤是对急慢性鼻炎、副鼻窦炎、结膜炎、麦粒肿、面肿等具有很明显的疗效。

四、美容去皱的药膜按摩

1. 用温水洗净面部。

2. 对洗过的面部做传统的手法按摩。

3. 然后贴上药膜，有的药膜上不带有均匀美容药膏，则应先在面部或药膜上均匀涂上一层药膏，再贴于面部皮肤上。

4. 用手沿药膜轻压，使药膜与面部皮肤紧贴在一起。在贴药膜、涂药和压药的诸过程中，必须注意保护眼睛。同时保持鼻孔的呼吸通畅。

5. 在药膜贴紧之后，再用手在药膜外推移、滑按，如此按摩20～30分钟后，让药膜贴更长的时间。

6. 取下药膜，清除药膏和面垢。

7. 进行头发、眉睫、眼窝及嘴后的整容或化妆……如此可使面容焕然一新。

供面部按摩用的药膜、药膏均有市售，上面介绍过的新鲜瓜果汁、果泥亦可应用。

如果使用甘露醇则有很明显的消除皱纹和使皮肤鲜嫩的作用。对于一些寻求面部白嫩的人，可使用一些皮肤增白剂，但配备浓度一定要标准，否则作用相反。

五、除皱消斑按摩法

除皱消斑按摩法的原理：调节激素分泌及局部皮肤供血，改善肝肾功能，以消除面部的雀斑、黄褐斑及皱纹。

◆按摩疗法

1. 总的治法：

（1）仰卧，用拇指用力按揉其两侧下肢的太冲、三阴交穴，均以较强的酸胀感为宜，每穴半分钟。

（2）仰卧，用一手的拇指与其余四指分别置于其膝部内外侧的血海、梁丘穴，然后用力做拿法，以局部有胀感为宜，每侧下肢操作1分钟。

（3）仰卧，用手掌按照大腿内侧、小腿内侧、大腿外侧、小腿外侧的顺序施行推法或擦法，每部分由上往下操作半分钟，均以有热感深透入里为佳。

（4）仰卧，用手掌在其肚脐周围施行缓慢而深沉的顺时针疗法，时间约5分钟。

（5）仰卧，将两手的食、中、无名指并拢，用指腹在其整个面部皮肤上施行指摩揉，操作时按前额、两侧面颊、脸部正面，口唇四周的顺序逐一按摩，力量轻柔，耗时5分钟。

（6）俯卧，用八字推法沿其背腰部的脊柱两缘，从上往下推5～10遍，力量适度，推动稍慢，注意勿擦伤皮肤。

（7）俯卧，先用两拇指分别按揉其两肾腧穴，保持酸胀感半分钟。然后用一手掌在其腰部肾区做横向的往返摩擦，以有热感深透为度。

2. 用于消除眼睛周围皱纹的方法：

（1）用两指指端按在其两侧内眼角的睛明穴处，然后每秒做一次强力按压，要求有强烈的酸胀感，共点按10次。

（2）用两拇指端点按其两外眼角，操作要求同上。

3. 预防和消除雀斑：

雀斑是黑色或茶褐色的色素沉着污点，可能是肝脏功能退化或肾脏功能失调所致，如果不做根本治疗，雀斑是永远不会去掉的。此套手法可以由别人操作，也可由自己操作。

（1）和妊娠有关的雀斑，在妊娠中或产后易出现，尤其是堕胎后更为显著。雀斑为茶褐色，轮廓清楚，多数是左右对称。可用按摩法治疗。

第一，按擦膀胱经足跟外侧，由上而下刺激 5 次。

第二，用拇指按压足小趾甲处束骨穴，每秒按 1 次，共按 5 次。

第三，在背腰中线部位，由上而下做经线刺激 5 次，再以脊柱为中线，左右分别向外，用手掌或毛刷刺激 10 次以上。

（2）因肝功能减退产生的雀斑，以肥胖的人较多，是轮廓分界非常清楚的一种茶褐色雀斑，多数左右对称出现。可用按摩疗法治疗。

第一，沿着足部肝经线，由下而上按擦，用手掌或毛刷柔和地做局部刺激 5 次以上。

第二，用拇指刺激双膝内侧的血海穴。每秒按压一次，共按压 5 次以上。

第三，左右肩胛骨之间由上而下作经线刺激 5 次。然后，从经线向外侧做局部刺激 10 次以上。

第四，用第二、三、四指的指腹部，沿面部先从下颏开始→双口角→双鼻侧→双眼球→额部→脸侧，周而复始地沿经线按擦 5 次以上。

第五，右手做甩手运动，首先放松肩部，然后做甩手运动。甩手反弹向上时，右腕内侧经下颏弹向左肩上部，然后再甩手向后，这样周而复始反复做 10 次。

第六，弯曲右手，肘在腰胁侧，手向肩摸作为基本动作，平衡地向后弯退，做 10 次运动。

（3）痒感引起的雀斑，以瘦人较多，这种雀斑无明显界限，茶褐色，由口周向外侧生长或者由外轮廓向脸内侧生长，还有些人由整个面部扩展至颈部，这是一种顽固的皮肤病。主要由于副肾代谢功能失调所致。可用按摩法治疗。

第一，沾足肾经，用手掌或毛刷由上而下做轻微的局部刺激 10 次。

第二，用拇指指腹按压三阴交穴 10 次。

第三，由肩胛骨之间起至腰部之间的脊背中线由上而下做经线刺激 5

次。然后，左右双侧向外侧做局部刺激 10 次以上。

（4）在青春期前后发生的雀斑，多见于未完全发育成熟的女青年。可用按摩法治疗。

第一，刺激膀胱经，与妊娠有关的雀斑按摩法相同。

第二，由双大腿内侧向双脚跟部，用毛刷刺激 10 次。无毛刷时可用硬布代替。

◆**足底按摩疗法**

可重点按摩肾上腺、甲状旁腺、脾、胃肠及淋巴腺等反射区。

六、眼睛布满血丝怎么办

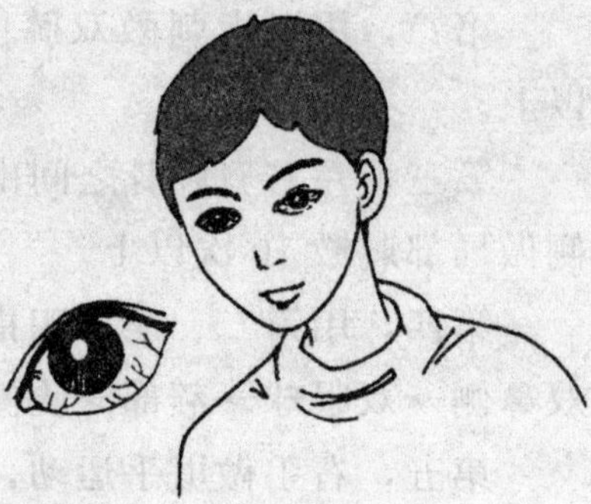

整个眼睛充血变红是睡眠不足的证据，眼内充血变红是过度精神紧张的佐证。

此时应注意睡眠，尽量睡足，同时采用穴位疗法，消除眼睛充血。消除充血的最好穴位是眼穴。眼穴在拇指第一关节掌侧，它与眼球表面的角膜有密切关系。此外，还有治疗颈以上疾患的特效穴合谷，对消除眼充血也很有效。如果是轻度充血，轻轻按压和揉搓这两个穴位即可。如果充血还不消失，在刺激眼穴与合谷穴的同时，加鱼际、大陵、商阳、二间、少冲、少泽六个穴位。有的人稍感疲劳，眼睛立即充血，应从感到疲劳之日开始，按压这些穴位，可以预防眼充血发生。这些穴位对结膜炎引起的眼充血也有治疗效果。

七、不必服药祛除“青春痘”

“青春痘”，又名“痤疮”。痤疮多发生于油脂性皮肤的人，是一种皮肤疾病。正常人皮脂通过皮脂腺孔被排出体外，一旦孔道被堵塞，就阻碍了皮脂代谢，这样细菌便十分活跃，从而产生炎症。如果排泄作用正常，即使皮脂分泌旺盛，也不易产生痤疮。青年人多为内分泌障碍功能失调所致。

◆**按摩疗法**

1. 因肠胃功能失调而致的痤疮，可用按摩法治疗。

（1）沿足部胃经由上而下做经线刺激 10 次。

（2）用手指从腕至指端手大肠经、三焦经和小肠经做经线刺激 5 次。用毛刷垂直地刷腕外侧 5 次。

（3）由上而下在背部、腰部经线刺激 5 次，再由经线左右向外侧局部刺激 10 次。

（4）在肩部肩髎穴及肘部曲池穴用指按压 5 次。

2. 青春期痤疮，这些患者多是肤色暗黑粗糙、身材瘦而声带粗的男性型女性。这些患者在雌激素分泌亢进的青春期内，也会产生上述情况。另外，还有因情绪受刺激而引起副肾功能分泌激素异常而产生过多雄激素，也会出现上述现象。可用按摩法治疗。

（1）在足肾经由下而上柔和地做局部刺激 10 次以上。

（2）在膀胱经由上而下用手掌或毛刷做经线刺激 5 次。

◆**自我按摩**

1. 指压、按摩合谷穴、神门穴、大陵穴：患者自己的一侧手拇指指尖压迫另一侧手的合谷穴约 1 分钟左右，改用指腹沿顺时针方向旋转按摩 36 次，逆时针方向旋转按摩 36 次，再以同样的手法指压、按摩神门穴与大陵穴。也可用尖锐物（如牙签、大头针）刺激合谷穴、神门穴及大陵穴，直到局部穴位发红就可以，注意以不损伤皮肤为准则。必须坚持下去，可收奇效。

2. 按摩、搓揉颜面皮肤：患者自已用食、中、无名指三指并拢，先按摩额部，从左往右，再从右往左，反复数十次，再由上而下、由下而上的按摩两侧面颊部数十次，再按摩颧部周围皮肤。边按摩边搓揉，按摩是上下、左右推拿皮肤，搓揉是在按摩时三指边划圈或弧形搓揉，用力要由轻而重，要均匀柔和。能促进局部血液循环，促进新陈代谢，从而增强皮肤的弹性，减少皮肤松弛，促进皮肤活力。

◆应注意的问题

1. 应少吃脂肪、糖类和刺激性食物。

2. 保持面部清洁。

3. 避免用油类化妆品和服用碘化物，溴化物和皮质类固醇激素。

4. 避免用手挤压痤疮。

5. 应多吃含锌食物，如牡蛎、鲱鱼、肉、肝、蛋、粗粮、萝卜、马铃薯、燕麦，也可长期服食紫苏麻仁粥。

八、少白头的按摩疗法

研究证明，人的白头发是因为肾上腺功能减退引起的，所以防止生白发，使黑发常在，必须提高肾上腺的功能。手掌按摩有很好的疗效。

手掌上的穴位，与肾上腺关系最密切的是小指第一关节掌侧的肾穴和第二关节掌侧的命门穴。这两个穴位反映左右肾的功能，与头发有密切关系。很好地刺激这两个穴位，可提高肾上腺功能，滋润头发，使黑发常在。还有中指指甲边的中冲和无名指指甲边的关冲穴，甚至手背的阳池穴对于防止白发都有作用，如果与肾门和命门穴同时刺激，其效果更佳。

刺激手法不可太强，刺激强度大了，反而会生白发，最好是轻而柔地按压或揉搓。具体做法为先轻搓或压穴位，离开，再轻搓或压，每天做5～10分钟。

九、保有一头秀发的美容按摩法

本功法的原理是纠正神经功能失调，促进头皮血液循环及毛发的营养吸收，以使头发乌黑发亮、免于脱落。

◆按摩疗法

1. 仰卧，用拇指用力按揉其两小腿的三阴交穴，以较强的酸胀感为

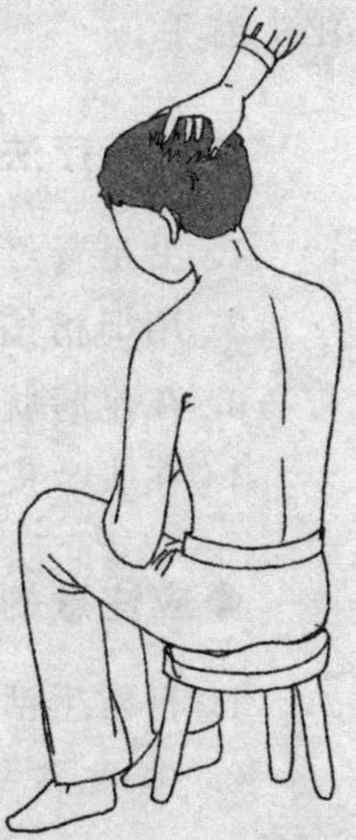

宜，每穴半分钟。

2. 仰卧，用手掌推其双下肢振奋大腿内侧和小腿内侧。推时由下往上，先从内踝推至内膝，反复若干次，以有热感为宜；再从内膝推至大腿根部，仍反复多次直至发热为止。

3. 正坐，术者站其前外侧，一手扶住其头后，另一手用四个指头在其头顶及两侧由前往后做梳头动作，梳时四个指头的指甲最好刮着头皮，但不宜太重，时间约 1 分钟。

4. 正坐，术者一手扶住其头部，另一手用手掌搓揉其头发，着重搓揉脱发部位，力量适度，以局部发热为佳。

5. 正坐，用拿风池法，操作 1 分钟，力度以轻快柔和为宜。

6. 正坐，在脱发部位的周围做轻快的五指抓拿约 1 分钟。

7. 擦涌泉穴，即用一侧小鱼际摩擦其两足底的涌泉穴，以有热感透入为宜。

◆应注意的问题

1. 保持心情舒畅，精神乐观，少烦恼、忧虑。

2. 在局部用生姜或生发药水之类涂搽。

3. 选用调节神经系统药物、维生素类以及补益肝肾、养血生发的药物，如谷维素、安定、维生素 B_2、首乌片等，或服用中药汤剂。

4. 若因某些疾病而致脱发者，应积极治疗原发疾病并以其为着重点。

十、头发早脱的按摩疗法

早脱是脱发症中比较常见的类型。一般儿童不患此病，患者都是成年人，而且主要是男性，很少是女性，因此也称之为男性脱发。

脱发是渐进发生的，毛囊萎缩破坏后是不可逆的，故治疗效果不能像斑秃那样毛发可以再生，因此一定要早治疗，从根本治疗，即从调节内分泌上着手。

◆按摩疗法

1. 沿足肾经由下而上做局部轻刺激 5 次。

2. 用拇指按压三阴交穴 5 次。

3. 在足膀胱经由上而下做局部刺激 5 次。

4. 在头、皮质部涂上生发营养膏，用指尖反复揉按。

◆应注意的问题

1. 日常生活中应限制食用过多糖及多脂和辛辣刺激性食物。

2. 多食含维生素 B_6 和泛酸的食物，如豌豆、蚕豆、鱼、芝麻、蛋等。

3. 梳头时用力应均匀，不宜用过尖、过硬、过密的梳子。

4. 洗发和烫发不宜过勤，干性头发 10～15 天洗一次，油性头发 5～7 天洗一次。烫发以半年一次为宜。

十一、牙齿的保健按摩法

本套手法的原理是坚固牙齿，预防齿患。主要以预防为主，也可用于牙齿松动、牙龈萎缩、牙龈出血、牙痛等症。

1. 叩齿，每晚睡前及晨起时，自己将上牙与下牙连续叩击 30 次。先轻轻叩击，以后随着时间的推移可逐渐加大力量并增加叩击次数，每天的操作也不局限于早晚，其余时间亦可适当进行。

2. 术者用两拇指分别按揉其两侧的颊车、下关穴，力量适度，以有轻微的酸胀感为宜，每穴 1 分钟。

3. 指摩揉口唇，即用食、中、无名指并拢，缓慢摩揉其嘴上下左右四周（相当于牙龈的位置），力量不宜太重，围绕四周摩揉 5～10 遍。

4. 用一手握住其手腕，另一手在其合谷穴处施行拿法，以轻微酸胀为度，时间约 1 分钟。一侧完毕再进行另一侧。

5. 俯卧，用手掌用力横擦其腰部肾区，以发热并感热量深透为佳，擦毕及时用衣物遮盖局部以保温。

十二、头面部健美的自我按摩

◆如何防止面部皱纹

1. 额部：

两手食、中指并拢，按于两眉之间，手指向上，向上推摩额部 10 次。然后，两手食、中指按于额部中央，向两边做小圆形的按揉，至太阳穴时轻轻按压一下，再还原至额部中央，来回作为 1 次，共做 5 次。

2. 眼部：

（1）两手食指按揉攒竹穴 10 次后，食指仍按住攒竹穴，向上、向下各按压 10 次。

（2）两手食指按在丝竹空穴，中指按于瞳子髎穴，闭上眼睛，同时按揉两穴 10 次。仍按住此两穴，向外上方按压，直至眼睛倾斜，随后放松，作为 1 次，重复 10 次。

（3）两手食指按揉太阳穴 10 次，在揉到外上方时，向外上方轻轻地按压。

（4）两手食指按揉四白穴 10 次。

（5）两手握拳，以食指第一指间关节的骨突面分刮上下眼眶各 10 次。

3. 面部：

摩面。

4. 鼻部：

两手食指从同侧内眦开始，沿鼻旁向下做小圆形按揉至迎香穴，共做 5 次。

5. 唇周：

两唇紧闭成一直线，两手食指在嘴唇周围做小圆形按揉 5 次。

6. 下巴：

两手食、中指并拢，置于下巴尖部，然后向两边分抹 10 次。

7. 颈部：

牙齿微闭，头向后仰，两手四指并拢，交叉置于对侧颈部，从颈部下端向外上方（耳后部）做圆形按揉10次，左右交替进行。

最后，两手四指并拢，按照额部、眼周、鼻旁、面部、颈部的顺序，依次拍打整个面部和颈部皮肤2～3分钟。

◆如何消除面部皮肤的皱纹

1. 前额皱纹，先做额部皮肤防皱法，接着按下列顺序操作。

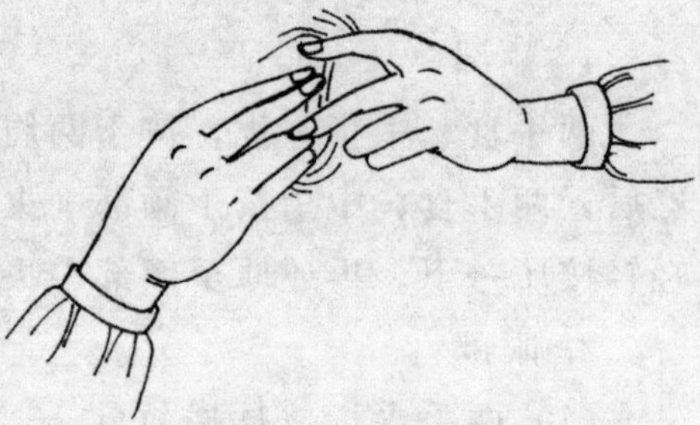

（1）两手食、中指并拢，按于前额中央，一手在上，一手在下，同时两手向上、向下对抗按压额部皮肤，直至整个额部按压遍。

（2）一手的食指和中指将前额皮肤撑开，另手的食、中指并拢，在皱纹上轻轻地纵向按压，直至整个额部。

（3）一手四指并拢，拍打额部皮肤1分钟。

2. 眼周皱纹：先做眼部皮肤防皱法，然后：

（1）两手食、中指并拢，置于目内眦，沿眼眶周围向外做小圆形按揉，经目外眦回到目内眦，共做5次。

（2）一手食、中指将眼周皮肤撑开，另一手食、中指并拢，在皱纹上轻轻按压（如图所示）。

（3）拍打眼周皮肤1分钟。

◆眼部健美的自我按摩

1. 闭目，两手掌心相互摩擦至发热，然后双手掌心轻摩上下眼眶部位，以微热感为宜。如此反复操作3～5次。

2. 用双手食指中节沿上下眼眶分推20～30次。

3. 指揉双侧外眼角及下眼睑各1分钟。

4. 用中指指面轻擦上下眼睑各1分钟。

5. 点按睛明、攒竹、承泣、四白穴各1分钟。

6. 做“怒目”（即使劲瞪眼）动作片刻。

7. 双眼球做环绕动作，上视、下视、左视、右视各10～20次。

◆怎样消除“双下巴”

1. 闭齿、抬头，两手食指和中指从下巴尖部开始，向两边做圆形按揉，直至耳后部，然后再按揉回到下巴尖部，来回作为1次，共做5次。

2. 保持上述姿势，用一手的拇指和食、中两指揉捏下巴的肥大部分，同时转动下巴和颈部，共揉捏10次。

3. 仍保持上述姿势，两手大鱼际置于同侧颊车穴，同时向耳后方向按压10次。

4. 一手大鱼际置于下巴的肥大部分，向上推按10次。

◆如何保护一头秀发

1. 按揉头皮：两手指从额前发际开始，沿头部正中按揉头皮至枕后发际，然后按上法按揉头顶两侧头皮，至整个头部，时间以2～3分钟为宜，按揉头皮时要有重胀感。

2. 按揉百会穴、风池穴、天柱穴各10次。

3. 提拉头发：两手抓满头发，不使滑脱，轻轻用力向上提拉，直至全部头发都提拉遍。

4. 干洗头：两手手指擦揉头皮，如洗头状，直至整个头部，时间约以2～3分钟为宜。

5. 双手四指并拢，拍打整个头皮1～2分钟。

按揉头皮时力量要均匀柔和，提拉头发时切忌过度用力，以免头发大量脱落。平时还应注意营养，多吃新鲜水果和蔬菜，防止曝晒和风吹，保持乐观的情绪。

头部保健按摩法

一、健脑常用手法

头部按摩对大脑有健脑安神、聪耳明目的作用，并可改善脑部血液循环，提高大脑的摄氧量，有益于大脑皮质的功能调节，对益智健脑，增强记忆，减轻疲劳有独特作用，同时还可治疗头痛、感冒、神经衰弱、耳鸣、眩晕等病症，适用范围很广。

其主要手法可用点、按、摩、推、拿、捏、揉、啄等。

具体操作步骤如下：

1. 按摩法。

（1）患者坐位，术者立其后，两拇指按脑空穴，揉 10～15 圈，然后向上推至百会穴两侧，同时提腕，其余四指自然按在耳尖发际线上，双手同步按摩。

（2）双手提腕，按在脑空穴上的拇指向上直推，与率谷穴并列，随后按在率谷穴上的四个手指，向太阳穴缓慢地做环状摩擦运动。

（3）四指推摩至太阳穴，小指指腹按在太阳穴不动，其余三指继续前移做顺时针环状摩擦，当三指推摩到头维穴，无名指即按住不动，其余两指继续做顺时针运行，中指止于上星穴，食指按住百会穴，按住不动，此时四指均按于穴位上。

（4）四指在穴位上稍用力点、按，停留片刻，食、中指缓慢推向头维穴，与无名指并拢后，再与小指按太阳穴，中指揉太阳穴 3～5 下，四指一起按摩退回率谷穴，如此反复 3～5 遍。

整套手法要轻柔，切忌用蛮力。

2. 点按法。

中指按住太阳穴，拇指按在风池穴，双手同时按、摩、点、揉，顺时针原位揉 15 下后，按点太阳穴和风池穴，其后将重心放于拇指，坠腕轻提，如此垂直 2～3 次。

3. 点按风府穴。

术者一手放额前扶住头，另一手拇指在风府穴揉 10～15 圈，其后由轻到重点按风府穴，其后点的中心转移再点，立腕，向上点提，此手法做

2～3 次。

4. 连环按摩法。

从患者头的右侧开始，用左手拇指，从头顺时针做环行摩擦运行，拇指不要离开头皮。与此同时，右手拇指与左手拇指相对进行顺时针环形摩擦动作，两拇指一上一下来回摩擦，向风池穴缓慢移动，至风池穴后，右手稳住患者头，右手拇指指腹点按风池穴，稍停抬起。

其后再按摩右侧，方法同左侧。

5. 点压挤法。

食指点正营穴，中指点目窗穴，无名指点头临泣穴，拇指点脑空穴，两手同时用指腹点压，并向内轻轻用力挤压。

6. 双手按法。

手前后错开，左手在前，右手在后，以左手中指点按上星穴，右手中指点按囟会穴。稍加用力，先点后按，停片刻放松，再下按。如此重复2～3 遍。

7. 梅花啄法。

两手五指自然收拢，五指尖形成梅花状，以腕为轴，用五指尖在被按摩者头顶周围，包括头的两侧施用啄法，此时应用双手同时进行。用腕力不可太重，有高血压、心脏病者，不宜啄百会穴。

8. 拿捏法。

（1）单手拿捏：一手扶前额，一手五指张开，用指腹在后脑部做一拿一捏动作，重复 3～5 次。

（2）双手拿捏：用双手运动性地、大面积拿捏头部。

两种方法可单独用，也可配合用，最后理顺头发，结束按摩。

全部手法需用 15～20 分钟。

二、使人神清目爽的保健按摩法

眼睛疲劳，很多人都不在意。其实，眼睛一旦过度疲劳，会引起头痛、肩痛、焦躁等一系列全身症状，称为目系疲劳综合征。此症会大大地影响正常的工作、情绪及生活。为了确保健康，绝不能忽视眼疲劳症。应用保健按摩可以防止眼睛疲劳、视力下降，达到神清目爽的目的。

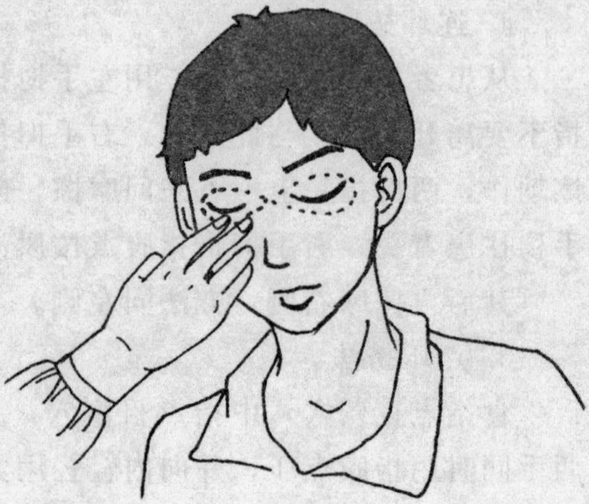

1. 用两拇指或中指分别同时按揉其两眼的攒竹、四白穴，有轻微的酸胀感即可，每穴约半分钟。

2. 仰卧或正坐，用轻柔的“8”字揉法在其两眼眶操作约2分钟。

3. 仰卧，术者坐其头顶上方，将两拇指并放在其前额正中，然后分别向两边推去，推至两太阳穴为止，如此反复操作30次。力量宜重滞但不影响拇指的推动。

4. 仰卧，术者坐其头顶上方，用两手的大鱼际分别贴在其两侧太阳穴，然后做轻柔的揉动，时间约1分钟。

5. 坐位，术者站立其后，用五指抓拿在头顶操作1分钟，动作宜快而连贯，抓拿时要有力。

6. 坐位，用拿风池颈项、拿肩井法，各操作1分钟，力量适中，不宜太重。

三、催眠按摩法

1. 正坐，开天门，即术者两手扶住其头部两侧，然后用两拇指从印堂穴交替向上推入发际，力量适中，动作连贯，时间约1分钟。

2. 正坐，用一侧大鱼际在其两眼眶施行“8”字揉法，揉动可稍快，但移动宜慢，力量重滞而柔和，揉时手腕尽量放松，沿“8”字操作10遍。

3. 正坐，用两侧大鱼际分别贴在其两太阳穴处，然后做轻快的揉法1分钟，动作力求柔和连贯，以患者有舒适感为佳。

4. 正坐，用两手掌根紧按其两耳孔，然后同时一松一紧做快速有节律的鼓动50次，此法亦可自行操作。

5. 正坐，术者站其前外侧，一手扶住其头后，另一手用四个指头在其头顶及两侧由前往后做梳头运作（即梳法）。梳时四个指头的指甲最好刮着头皮，但不宜太重，时间约1分钟。

6. 擦涌泉穴，即用一侧小鱼际摩擦其两足底的涌泉穴，以有热感深透入内为宜。

四、消除疲劳的按摩手法

疲劳，分精神性疲劳和肉体性疲劳两大类，每一类疲劳又分生理性疲劳和病理性疲劳两种。疲劳时，常常是精神性疲劳和肉体性疲劳互相联系着出现，即精神疲劳时往往有肉体疲劳出现，反之亦然。

精神性疲劳多数因过度用脑，长时间的会议、学习、写作、编稿、讲课、争辩、谈判、答辩、思考难题等均可导致精神疲劳，在受到精神刺激之后，或者对某一问题思虑太久也可发生精神性疲劳。有些疾病，可使人在精神上脆弱起来，于是稍一用脑便觉疲劳，精神性疲劳的表现多种多样，但下述症状更为多见：头昏、思维迟钝、计算缓慢，记忆力减退、头痛、眼花、多梦、看书的理解力下降、写作的速度减慢、动作欠灵活、感觉变得过分敏感，如害怕异常声响的刺激、畏光、怕吵闹、不能耐受突然出现的刺激、为琐事暴怒不已。

对于精神性疲劳的人，首先应让其休息。在休息时积极对其进行按摩治疗，可有效地消除上述疲劳的征象。消除精神性疲劳的按摩手法特点有二：其一是轻轻安抚，让患者的精神和肉体彻底放松下来；其二，是避免各种强刺激，这里主要指的是避免过度刺激机体的敏感点、敏感穴位和性感带，对于容易产生痒感的区域亦应少刺激。对精神极度疲乏的人，一些不适当的刺激便会使人紧张、情绪不稳，这就不利于患者的休息和精力的恢复。

具体手法是用手轻轻抚摸额头，然后让患者取最利于休息的体位，如半卧或仰卧位，再以手轻轻抚摸胸腹、肩背，同时辅以类似摇篮式的轻轻摇动，努力使患者感到安稳、舒适，最好能让其入睡。无论怎样严重的精神疲劳之人，只要稍微入睡几分钟，其精力立即获得明显的恢复。因此，对这种人按摩不要过多变换其体位，但可使用摇晃装置，如置于摇床、吊床之内使其入睡。对于入睡有困难者，可用手掌鱼际部轻轻压迫患者的眼球。根据上述原则和手法，可对精神疲倦之人实行较之于一般按摩更为持久一些的抚摸。最好按摩 40 分钟以上，女性患者入睡，还应抚摸一个较长的时间。

肉体性疲劳是由于过度劳动，长时间剧烈的体育运动引起的，肉体性疲劳的主要表现是酸软、乏力、灵敏度减退、麻木、甚至痉挛、困倦。在消除肉体性疲劳方面，应当酌情休息，在休息时进行旨在消除体力疲劳的按摩。各种按摩手法都对消除肉体性疲劳有所裨益，但为了有效而迅速地消除体力疲劳，如下手法最妙。

1. 循经按摩：可参照传统按摩术的经络理论，按经络的走向“循经按摩”，这样有疏通经络，消除疲劳的作用。

2. 循静脉回流方向按摩：人体静脉表浅，血管壁较薄，如顺着静脉回流方向按摩，不仅能有效地促进血液循环，而且可以通过促进静脉血液回流迅速减少堆积在肌肉组织内的代谢产物，这些代谢产物是造成肉体疲劳的主要原因。因此，这种手法的意义不可低估。

3. 顺肌肉纤维走向按摩：在极度的体力疲劳之时，肌纤维有的处于收缩状态，有的却舒张或不缩不张，整块肌肉处于舒缩不协调的状态，此时，如果对身体的大型肌肉群，如肩肌群、胸大肌群、背阔肌群、腰及腹部肌肉群、大腿及小腿肌群，顺其肌肉纤维的走向（即纵经）以中等力度的手法按摩，就有调整肌纤维一致舒缩的作用，这对于消除局部肌群乃至整个体力的疲劳均有良好的效果。

在进行上述手法按摩之后，旋转有关的关节，做被动的肢腿屈伸运动（即按摩者用力使肢腿屈伸，被按摩者不用力），并辅以全身和局部的肌肉群抖动，轻轻拍击，其恢复体力的功效将更为明显。

需要注意的是，极度的体力疲劳者，常常有肌肉、关节的轻度或中度损伤，有的有轻度的充血或肿胀。这些损伤常因疲倦、乏力、酸软而被疏忽，所以，按摩者应善于发现这些潜在性的损伤，并加以按摩治疗，否则会不利于体力的恢复。凡是按摩时压痛明显或感觉过敏的地方，都要提防有潜在损伤的存在，对这些地方应加强循经络、静脉、肌肉纤维走向按摩的次数，以便活血化瘀，消除潜在的病变。

五、消除大脑疲劳、增强记忆力的手法

中年人由于工作劳累、精神紧张，常容易出现失眠、记忆力减退、全身疲乏、精神不振等神经衰弱的症状。怎样才能使知识分子精力充沛、头脑清醒地进行工作呢？下面介绍自我保健按摩的手法。

1. 用双手指自前向后做梳理头发的动作 36 次。

2. 将双手掌相对搓热，然后由前额处经鼻两侧向下摩擦至脸颊部再向上，至前额处，做上下方向的搓脸动作 36 次。

3. 用双手揉搓耳部 36 次。

4. 用双手交叉抱住后头部，做颈部后伸动作 3～9 次。

5. 用双手掌捂住两耳，手指放于枕骨上，食指压在中指上，食指快速下滑，弹击耳后枕骨处 24 次。此为“鸣天鼓”。

上述手法不仅能吸引注意力，而且有改善头面部的血液循环，使面色红润、头脑清醒、增强记忆力的作用。

六、耳聪目明的自我按摩

1. 两手掌根分别按揉太阳穴，顺逆时针转揉各半分钟。

2. 两手食指端，分别点按睛明穴 1 分钟。然后向鼻根方向逐渐挤压约 1 分钟。

3. 两目微闭，略露一丝光线。两手食指端置于眼内角，沿目眶的下缘，慢慢向眼外角分推；再沿眼眶的上缘慢慢推回眼内角，如此反复推摩约 1 分钟。

4. 两手拇、食指分别捏拿提扯耳垂、耳尖，反复缓慢施术约 1 分钟。

5. 两手掌稍用力，分别按压左右耳孔，中指放在枕骨上，食指向下弹叩风池穴约 1 分钟。然后，两手掌心按双耳孔，紧压、急放 5 次。

6. 两手食、中指分别置于两耳前后，做上下反复摩擦约 1 分钟。

应注意用力轻柔，动作和缓，每日早晚各做 1 次。

七、头面部的日常自我按摩法

头面部自我保健按摩，若能长期坚持下去可以起到健脑，延缓功能退化，耳聪目明，保护牙齿，防治目疾、耳疾、口腔疾患。

其具体手法如下：

1. 头面部保健。

两手掩面，由额面部向下经眉、目、鼻、颧、口角等掌摩面部（似浴面状）10～20 次。后以十指微屈，以指腹接触头皮，由前发际向后梳理 10～20 次，再由头顶向两侧梳理 10～20 次，再用两手拇指或中指置于同侧颈部胸锁乳突肌部位，前后弹拨数十次，力量以可耐受为度，再由上往下梳理数十次，力量缓和。

2. 耳部保健。

两手掌心压于两耳孔，手指置于脑后枕骨部，食指压于中指背上，并由上滑下，叩击头皮 30～50 次。后以两手掌于耳门处一紧一松地按压，借助空气震动耳膜，可感到有“嗡嗡”声响，操作 30～50 次，再以两手食指插入耳孔内，堵耳片刻，然后松开，顿觉轻松感，操作 30～50 次。

3. 眼部保健。

用左右两手拇指指面分别按在左右眉内侧凹陷的攒竹穴，轻轻揉动 30～50 次，以略有酸胀感为宜。然后，用左手或右手的拇、食指分别按压目内眦上方 0.1 寸凹陷处的睛明穴，先向下按，然后向上挤，一挤一按 30～50 次。再以左右手食指面分别按在目下 1.1 寸处的四白穴，感到酸胀时，持续揉动 30～50 次。以左右手食指屈曲似弓状，用第二指节的挠侧面紧压眼眶，做自内向外的刮动。先刮上眼眶，再刮下眼眶，重复 20～30 次，以出现酸胀感为宜。以上各势均要闭目。最后，用两手食指压在中指甲下方，以中指面分别按在两侧太阳穴，当有酸胀感时，再持续揉动 30～50 次。

4. 口腔保健。

口微闭，用舌头在口腔内上下翻动摩擦唇、颊、腭、齿等，待口腔内唾液分泌增加较多时，慢慢咽下。然后上下牙齿相互叩击 50～100 次。后含半口水于嘴内，做漱口动作反复数十次，清洁口腔后将水吐出。最后，用一只手的拇、食两指捏拿喉结两侧，做上下前后方向的揉推 1 分钟，口内出现唾液徐徐咽下。

第二篇 手 部

人手、可感受三维空间的眼睛、能处理手眼传来信息的大脑是人能具有高度智慧的三大重要器官。中医认为手部经络穴位丰富，既有手三阳经、手三阴经及其穴位循环与分布，又有十四经的沟通联系，众多经外奇穴的分布，通过对手部穴位的按摩可以很好地治疗一些常见疾病。

掌纹的意义及对应病症

每个人手的色泽、形态、掌纹各异。伸开你的手，掌纹纵横交错，细密纷杂，像一部打开的书。它悄悄告诉了你：与生俱来的素质、目前的身体状况和将来的患病倾向。

掌纹只在胎生的灵长类动物和人类中存在，而人类的手纹较灵长类动物更丰富和多变，掌纹是同人的大脑共同进化的结果。皮纹在胚胎第 13 周开始发育，大约在 19 周左右形成，真皮乳头向表皮突出，形成许多较整齐的乳头线（也称脊纹），在脊纹之间形成许多凹陷的沟，脊和沟构成了指纹和掌纹。指纹在初生时已定型，一般终生不变，而掌纹则随着年龄、经历、生活环境、饮食习惯和疾病状态而发生变化。

掌纹具有遗传性，包括生理和病理纹的遗传，例“通贯掌”是一种较特殊的纹型，这种纹多有遗传性，其人的体质、智力、寿命、疾病的发展状况均与父母情况接近。

手与智力的发育有着最密切的关系，不怎么用脑的人，手上的纹少而粗；用脑过度、神经衰弱的人，手上的纹则繁乱细杂。智力存在着遗传因素，但同时与后天培养有关，手和脑及外界的信息交流，逐渐形成一种模式，而成为一种特定的手纹留在手上，所以开朗或忧郁的性格，可以通过手纹不同程度地表现出来。国外有人将手型分为七种，即劳动型、方正型、艺术型、活动型、哲理型、精神型和混合型。各型具有不同的心理特征。国内有人观察一般智慧线平短粗的人，易固执己见，而细长弧形的人，则多愁善感，感情丰富。

传统的中医理论认为人体是一个统一的整体，人的每一个局部都与全身脏腑、经络、气血有密切关联，所以诊治疾病时，可以通过五官、形体、色脉等外在变化，了解人的内脏健康状况。在明代，小儿食指指纹诊法已被广泛应用。另外流传于民间的“手相术”中也包括了许多有价值的掌纹资料。现代信息论认为，人体是一个完善高级的自控系统，各组成部分相互联系，信息互往，手部由于血管神经分布密集，与大脑联系密切，所以手是人体信息相对集中的部位。

手纹诊病学说，正是在传统中医理论的指导下，结合现代信息论的观点，挖掘整理手相术中大量有价值的手纹资料，经过许多临床医师长期艰苦的临床观察整理，而逐渐形成的一种诊病方法。由于手纹诊病具有无创、简单、易行、易于普及等特点，所以可以作为一种辅助诊断的方法，在保健、预防疾病的过程中发挥作用，但不能把手纹诊病绝对化、神化，更不能单纯依靠手纹来诊断疾病。本章向您介绍一些手纹诊病的基本知识，希望能在家庭保健中发挥作用。

一、手掌基本纹线和对应病症

纹线以数字表示。手部定位手尖为上，手腕为下，拇指为左，小指为右。

◆1线（图1）

别称：远端横曲线，小指根下横曲线，天线，感情线。

部位：从手掌的尺侧向食指与中指之间下方走行。呈弧形上翘。

生理形态：深长，明晰，颜色红润，向下的分支少为正常，有向上分支或辅助线。

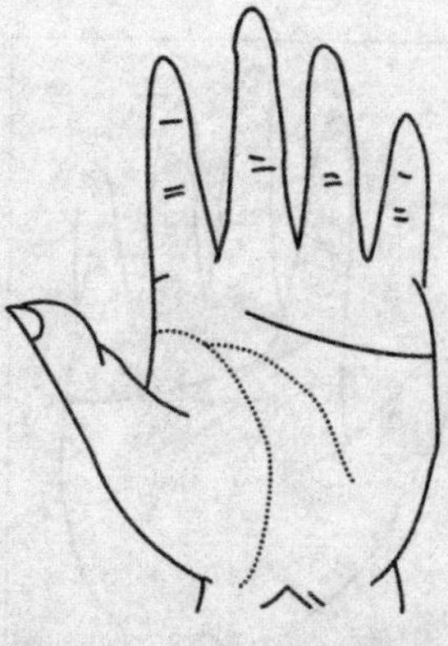

图 1

对应内脏：长度和走向反映消化系统的功

能状况；无名指到中指一段，反映呼吸功能的强弱；无名指到小指，反映泌尿生殖乳腺情况。

病理形态：过于长而且直，止于食指第三指关节腔下缘的人，常患胃肠自主神经功能紊乱（图 2)；止于食指与中指缝内，多有多年胃病史（图 3)；同时具有（图 4）两种纹线，常提示消化吸收功能不良。从无名指至中指一段（图 5）分枝多而乱或有数条细竖纹横切，多提示患慢性支气管炎或支气管扩张。无名指下有岛纹，多见于眼及视神经方面异常（图 6)。

始端大岛纹，多见于听神经异常（图 7)。1 线发生畸断，提示肝的能力较差，或早年患过严重疾病，引起肝脏的免疫功能改变（图 8)；若 1 线在无名指下部被 2 条竖线切断者，提示血压不稳定；在竖线两旁有脂肪隆

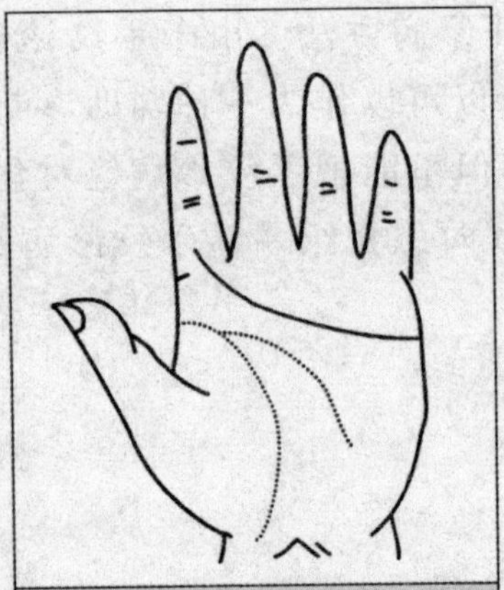

图 2

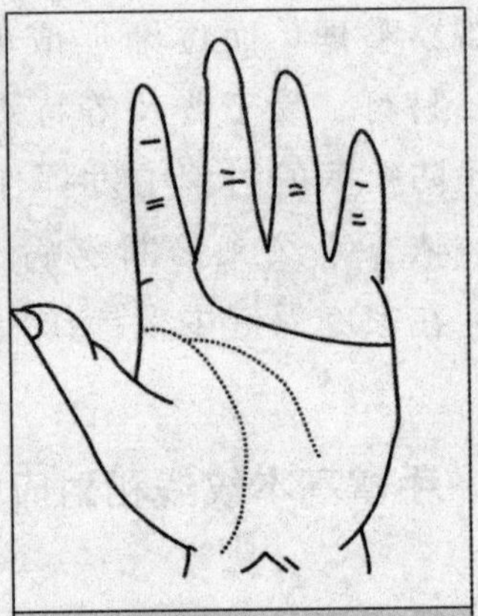

图 3

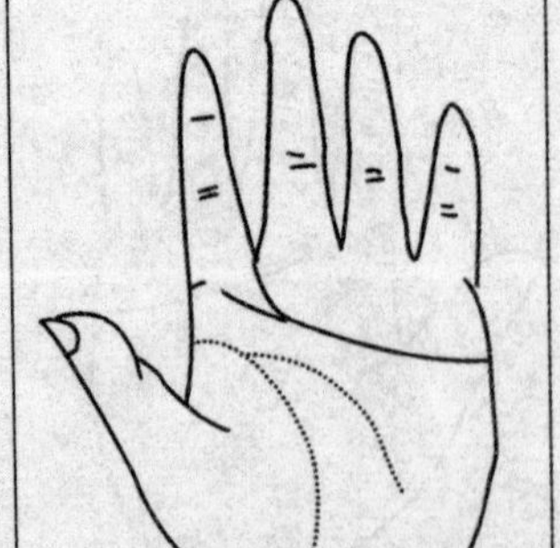

图 4

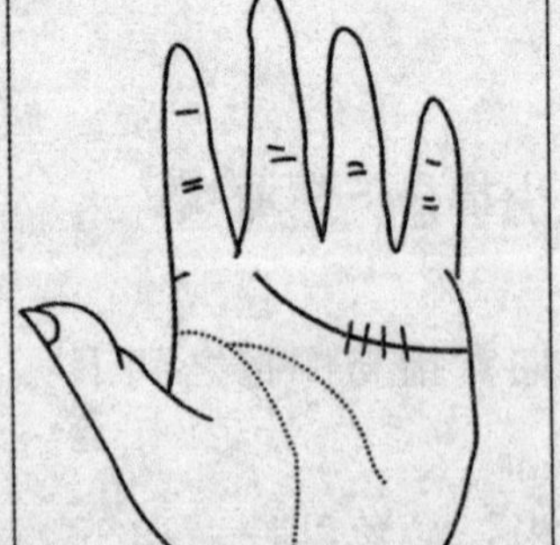

图 5

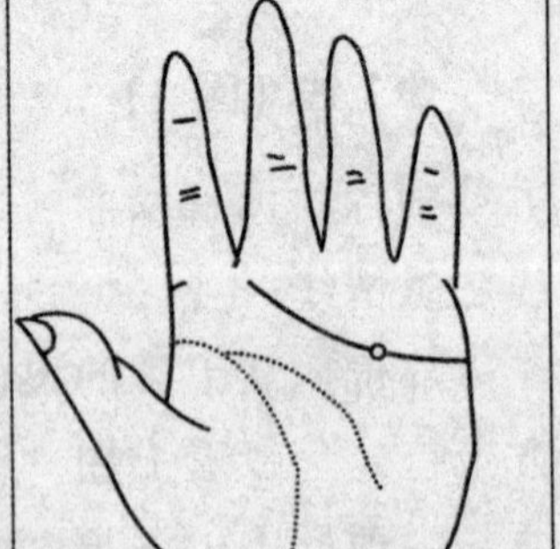

图 6

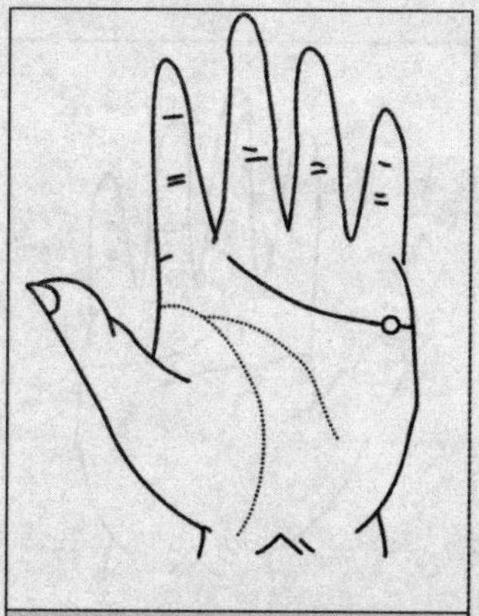
图 7

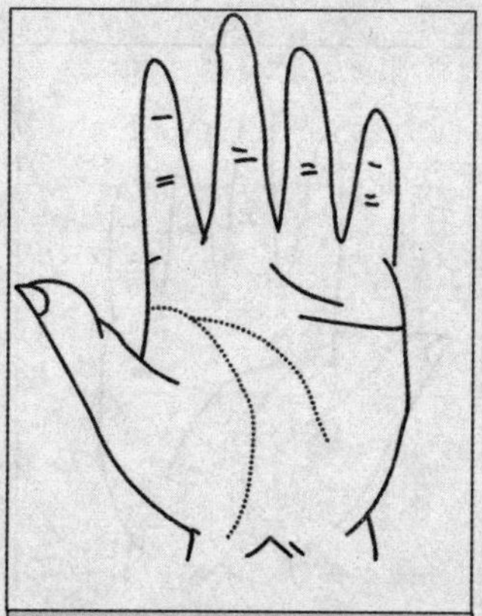
图 8

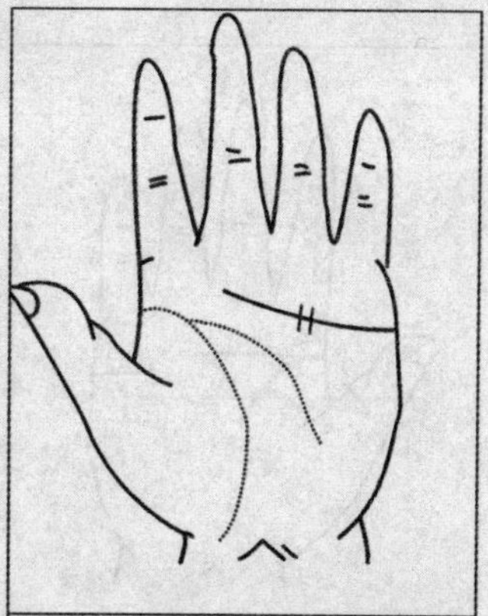
图 9

起，多患高脂血症（图 9）。

◆2 线（图 10）

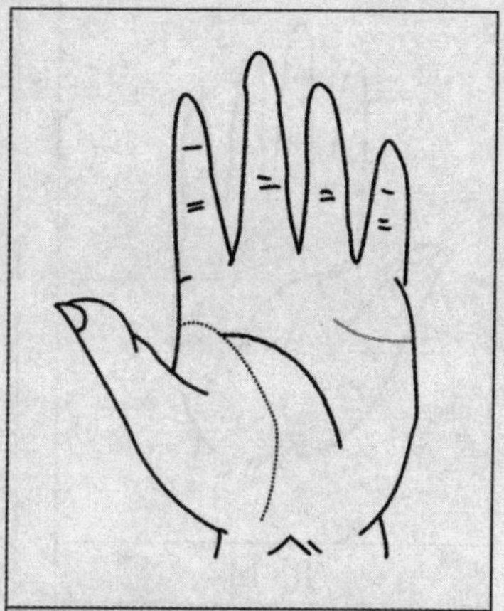
图 10

别称：近端横曲线，小鱼际抛物线，人线。

部位：位于手掌中央，起于食指第三指关节腔的边缘，向小鱼际抛行，止于无名指中线。

生理形态：粗而长，明晰不断。颜色红润略下垂，近掌心末端可有分枝。

对应内脏：与大脑及神经系统功能密切相关。所揭示疾病，偏重于神经、精神方面及心血管系统。

病理形态：2 线过于平直，提示此人头脑固执、急躁（图 11）。2 线中有大岛连接，多提示患眩晕症或美尼尔综合征（图 12）。2 线中断，或分成 2～3 支，多患心脏病（图 13），常见于先天性风湿心脏病。2 线与 3 线相交处出现数个较明显的小岛纹时，提示幼年时营养不良（图 14）。2 线过长，纹理乱，提示有神经官能症（图 15）。2 线上出现正方形，位于劳宫穴附近，多有脑震荡史（图 16），或有过全麻手术史、腰椎骨折等。在无名指下方出现方格，多见于肠粘连和腹部外伤患者（图 17）。2 线上有明显十字纹，可能患冠心病（图 18）；若发展成米状线时，多提示有血管

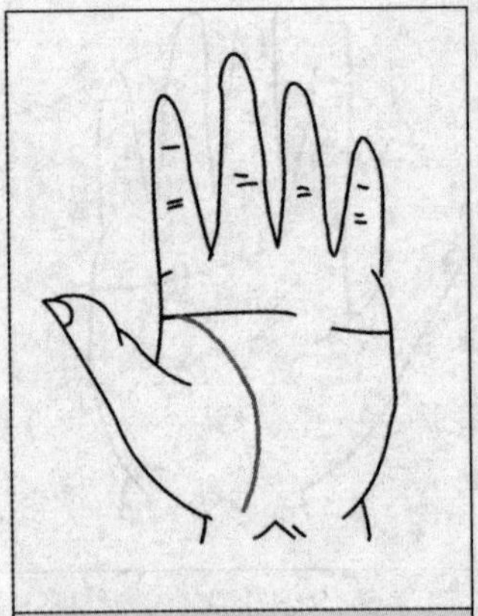

图 11

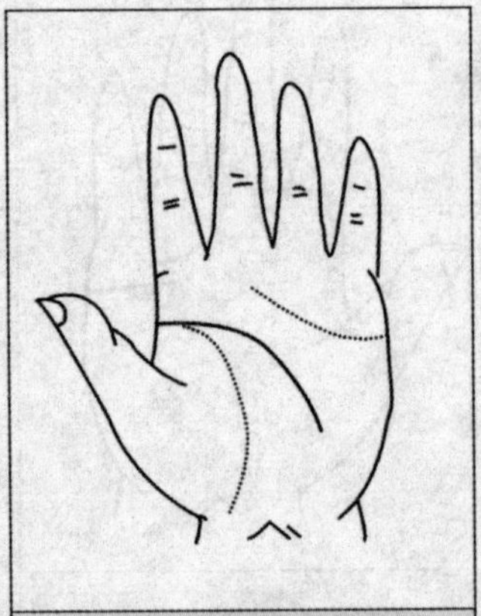

图 12

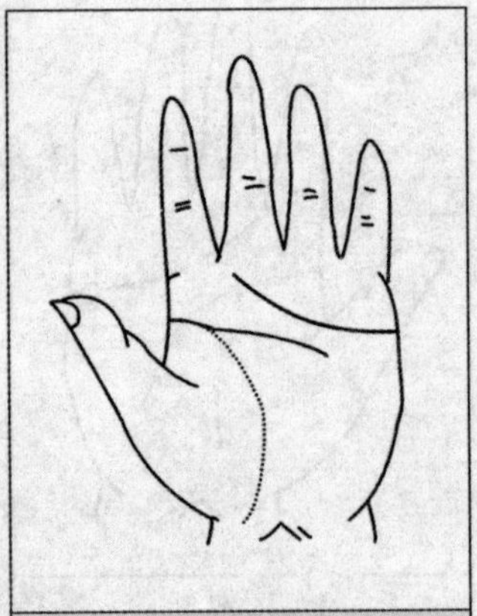

图 13

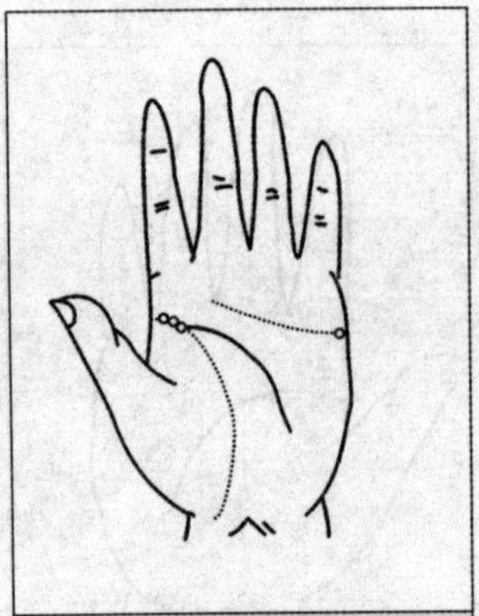

图 14

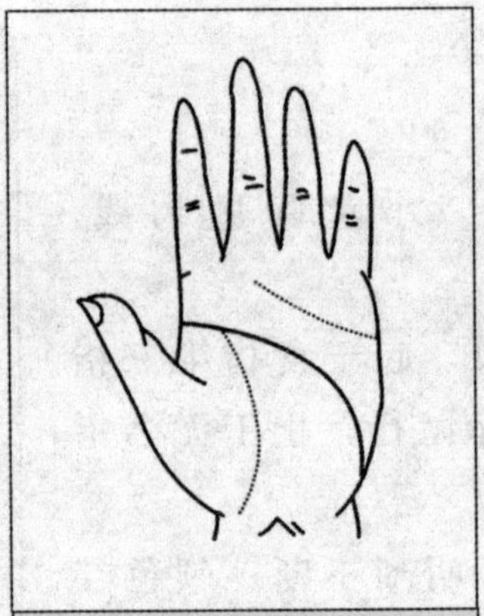

图 15

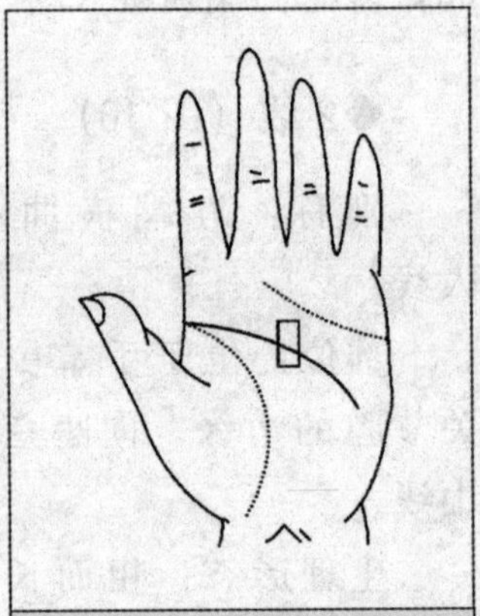

图 16

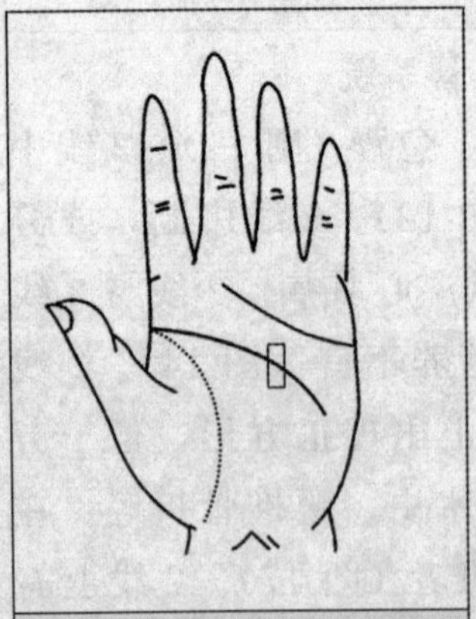

图 17

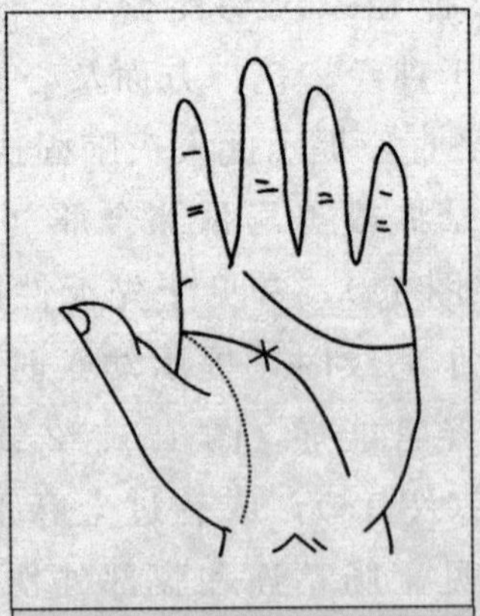

图 18

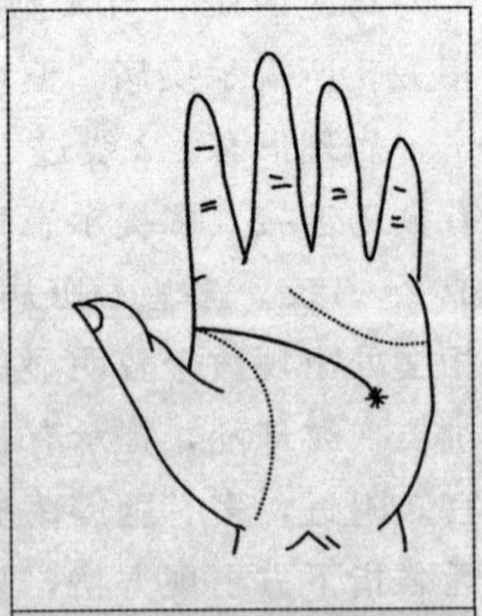

图 19

性头痛或心绞痛（图 19）。

◆3 线（图 20）

别称：大鱼际曲线，大鱼际抛物线，生命线，地线。

部位：起于拇指指根线与食指指根线中点，环绕拇指及大鱼际。

生理形态：大鱼际圆弧切线至中指中线者（图 21），多为身体健康。起点偏高，身体基本健康，但肝气偏旺，性情易急躁；起点偏低者，脾土虚弱，易精力不足（图 22）。

对应内脏：多与肝、脾等功能相关，可提示人的体质、精力、能力、健康状况及疾病情况。

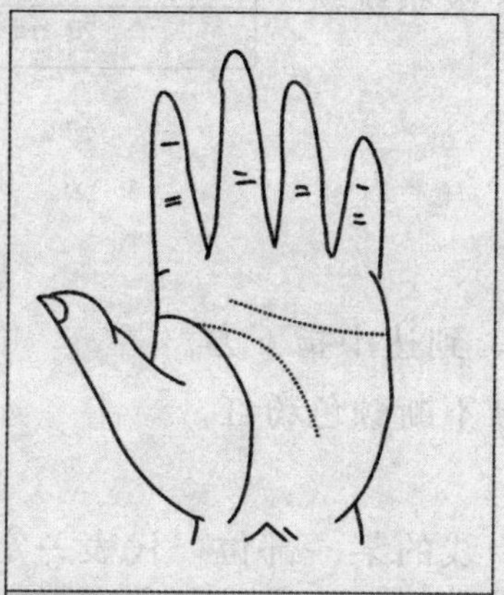

图 20

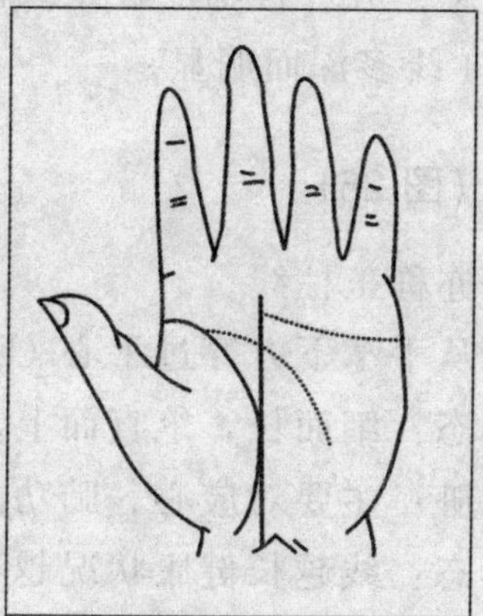

图 21

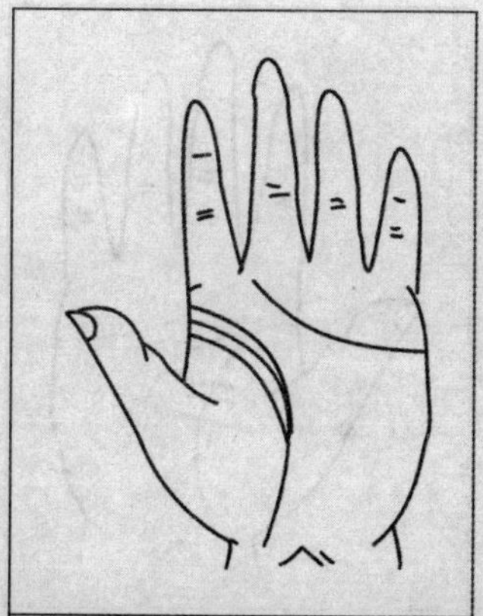

图 22

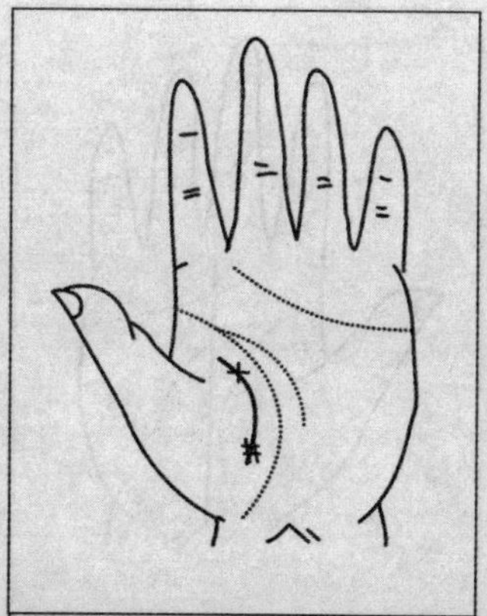

图 23

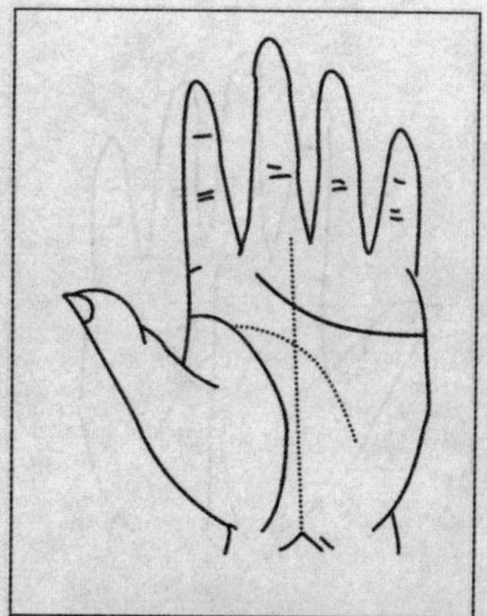

图 24

病理形态：3 线内侧有一条附加线，多见肠道功能失调，便秘或腹泻。若在此线上出现米状或井状纹时，提示肠炎（图 23）。3 线包围的面积小，提示体质弱，易患消化系统疾患，或不孕（育）症（图 24）。

◆**4 线（图 25）**

别称：健康线。

部位：起于大鱼际，斜行向小指方向，一直可到小指根部 1 线上。

生理形态：健康人很少出现此线。

对应内脏：与身体的免疫系统相关。

病理形态：肝、肾功能较差或慢性呼吸系统疾病的患者，4 线多深而明显。

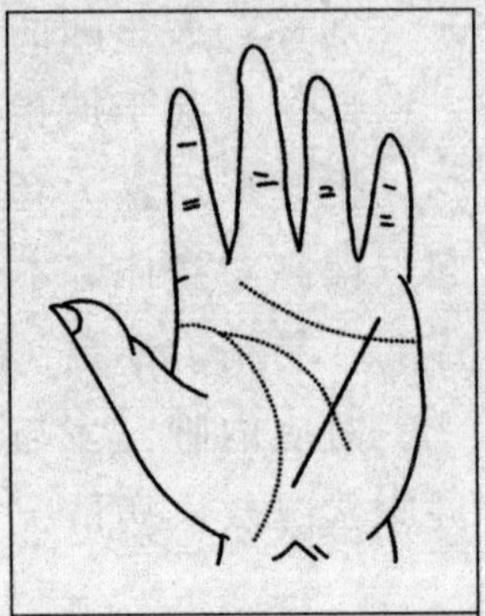

图 25

◆**5 线（图 26）**

别称：亦称玉柱线。

部位：从手掌下方穿过手心（明堂），到达中指下方。

生理形态：细而长，笔直而上，明晰不断颜色粉红。

对应内脏：主要对应心、肺功能。

病理形态：线越长健康状况越不好，线的某一部位，代表一定年龄段（图 27）。线短者，提示在出现线所代表的时期有过患病史，现已痊愈。

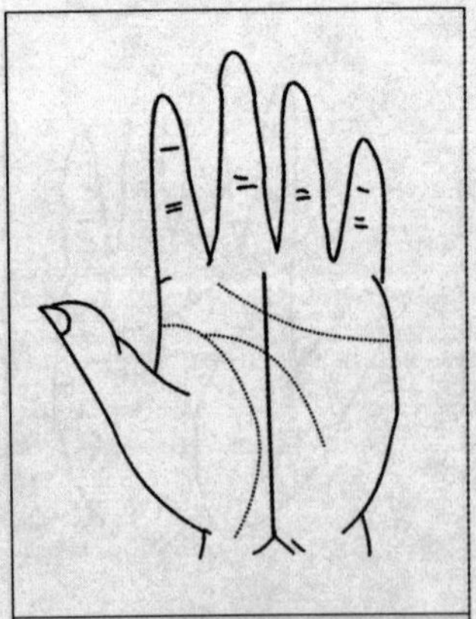

图 26

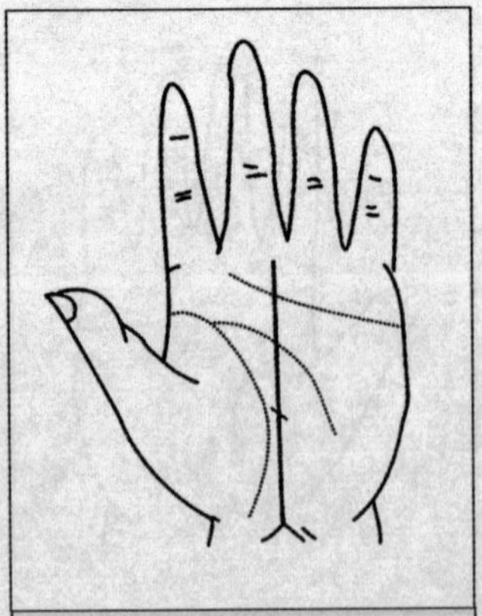

图 27

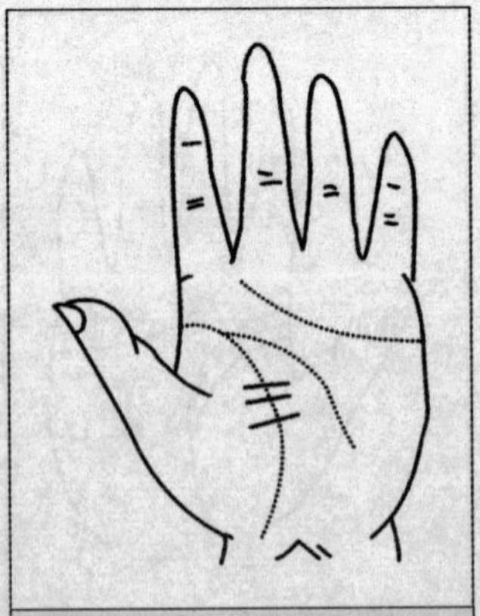

图 28

◆6 线（图 28）

别称：干扰线。

部位：横切各主线或某辅线的不正常纹线，故位置不固定。

病理形态：纹理较深，长度超过 1 厘米，病理意义大。3 线上干扰线的位置可判断发病年龄，四指在 3 线上的投影区，各代表一个年龄段（图 29）。3 线上端为少年，末端为老年。

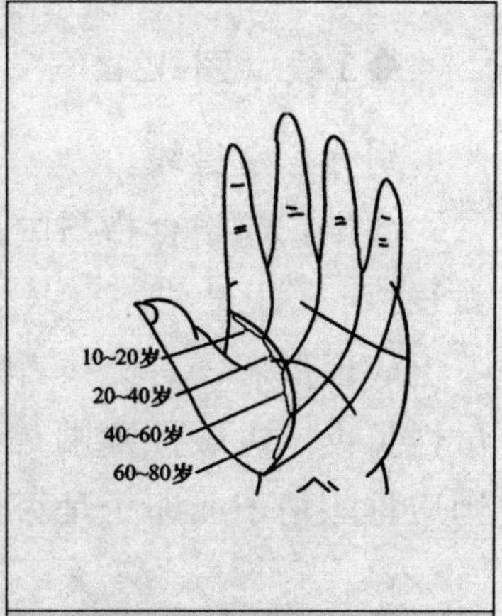

图 29

◆7 线（图 30）

别称：太阳线。

部位：位于无名指下，比 5 线短。临床较少见。

◆8 线（图 31）

别称：放纵线。

部位：在月丘下方稍低部。一般人少见。

病理形态：纹线丑长，向 3 线延伸，提示生活不规律，如长期熬夜，性生活放纵，嗜烟嗜酒，长期服用安眠药、麻醉品。

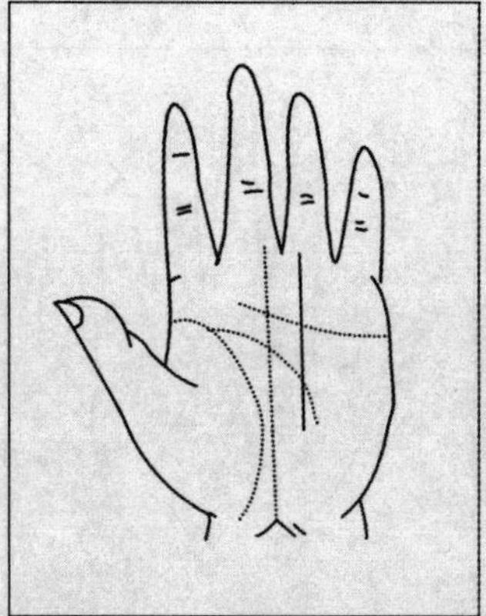
图 30

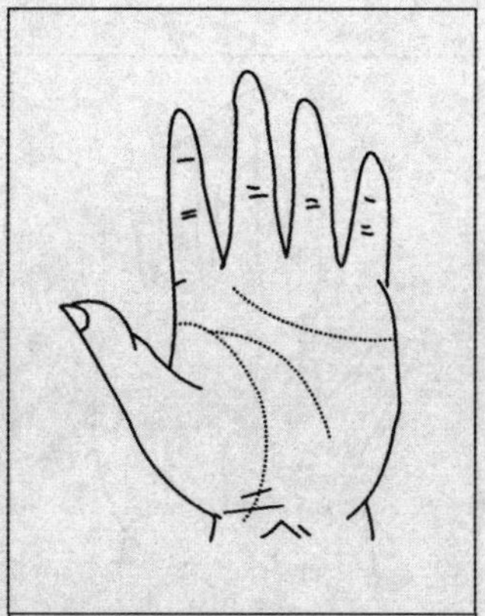
图 31

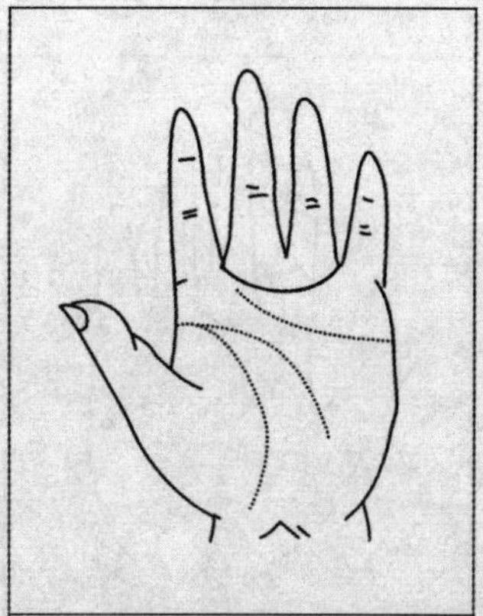
图 32

◆9 线（图 32）

别称：金星线。

部位：起于食指与中指的指缝下缘，止于无名指与小指的指缝下缘的弧线。

病理形态：有此线者多为过敏体质，如易对食物、药物过敏，或患过敏性鼻炎、过敏性哮喘等。若患不孕（育）症，夫妻双方手上均有 9 线，则应排除精子或卵子是否具有抗体而引起的不孕症。

◆10 线（图 33）

部位：在中指基底部，为一弧形半月圆，为一病理线。

病理形态：提示肝气郁结，情志不畅。多表现为性格孤僻。有近视眼家族史者易出现此线。

◆11 线（图 34）

别称：性线。

部位：位于小指根丘部下，1 线之上的短线，长度约至小指中心线。一般人可有 2～3 条。

生理形态：深平练直，明晰不断，颜色浅红。

对应内脏：泌尿生殖功能。

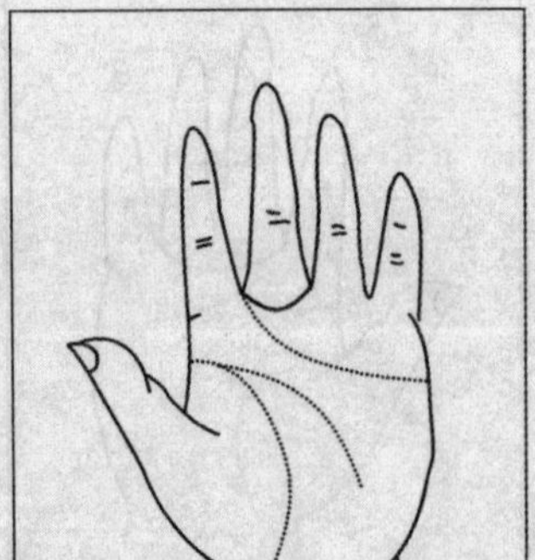

图 33

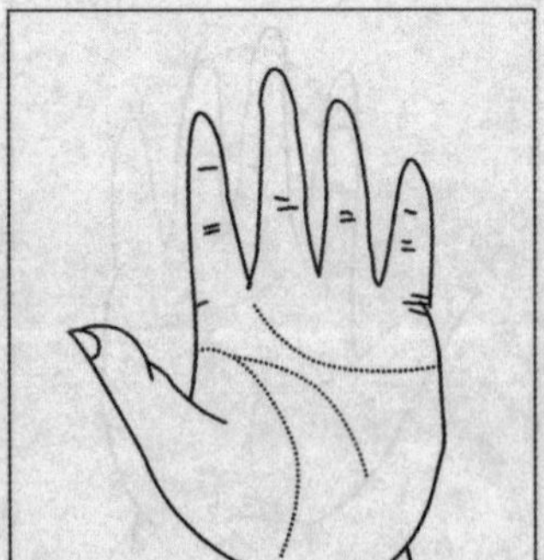

图 34

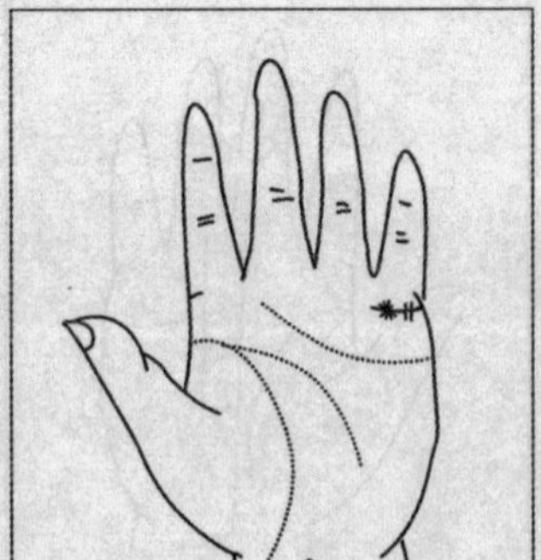

图 35

病理形态：短或缺少者，女性多见不孕症、月经失调、子宫发育不良；男性则多见少精症、无精症、阳痿症等。若此线过长或向无名指延伸，提示患胃炎或前列腺炎。若有米状纹或干扰线出现，则更支持此诊断（图 35）。

◆12 线（图 36）

别称：肝病线，酒线。

部位：起于 1 线与小指根线间连线中点，大致与 1 线平行延伸，为一病理线。

病理形态：肝脏对酒精的解毒能力差，多见于酒精过量者，或嗜酒者，易患酒精中毒性肝硬化，或见于慢性肝炎患者。

◆13 线（图 37）

别称：悉尼线。

部位：是一种 2 线的变异掌纹，2 线一直延伸到掌端。为一病理掌纹。

病理形态：多见于先天风疹、白血病、唐氏综合征、智力低下。肝癌、血液病、牛皮癣的患者亦可见此掌纹。

◆14 线（图 38）

别称：通贯掌。

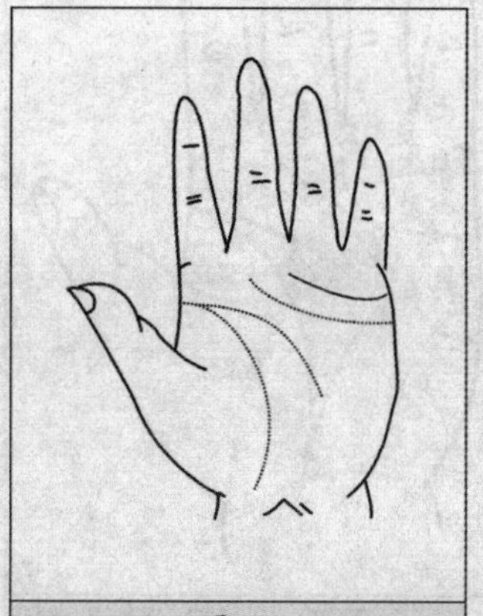

图 36

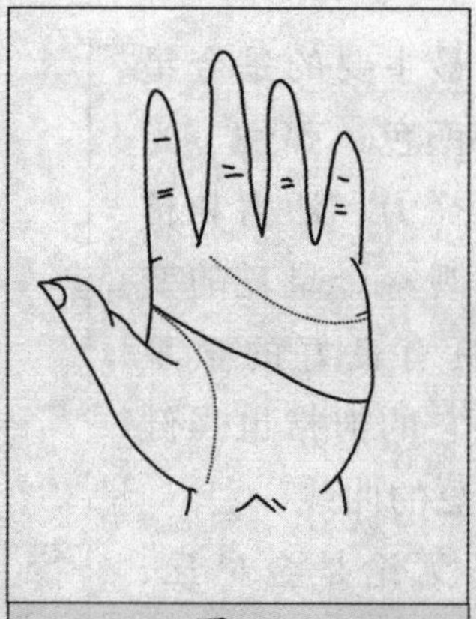

图 37

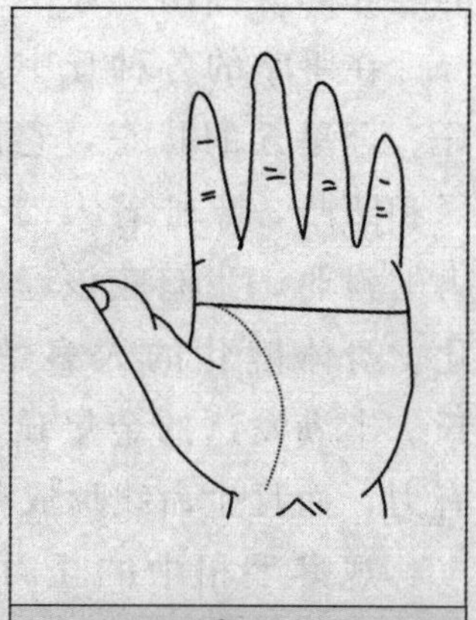

图 38

部位：1 线缺如，2 线横贯掌心。

提示具有此种掌纹者体质、智力、寿命、疾病的发展状况，均与父母状况接近。

二、手掌上的丘

"丘"，即手掌上的凸凹部分。

手掌上的每一个丘都拥有一个可爱的名字，如木星丘、金星丘、太阳丘、月丘……这些命名，并没有迷信色彩，只是一种命名方法，一种符号，就像人的姓名一样。

这些名称的取法一方面渊源于"五行"学说——万物万象可分类的金、木、水、火、土这五大元素。另一是归因于古老的观念——把太阳、月亮当作宇宙的代表，这样，一个无边无际的庞大宇宙就会浓缩于一掌之中。

手掌上"丘"的分野"木星丘"在食指的下方，"土星丘"在中指的下方，"太阳丘"在无名指下方，"水星丘"在小指的下方。手掌中央的部分，不是丘，称作"火星平原"，其右侧近拇指处的隆起部分是"第一火星丘"，而左侧近小指处的隆起部分则为"第二火星丘"。拇指根部的隆起部分称作"金星丘"，在第二火星丘下，直到手腕线的隆起部分称作"月丘"。

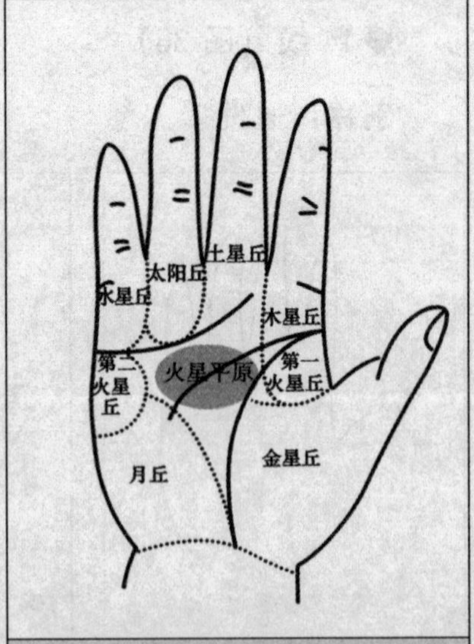

图 39　手掌上"丘"的分野

在手掌的各种丘中，最主要的是金星丘。金星丘的状态，它的颜色、弹性、光泽和凹凸，象征着人的生命力、活力和精力的强弱，我们应该经常观察金星丘的变化。身体健壮的人多数具有良好的金星丘。丰满发达的金星丘，它的拇指也强健有力，而且生命线形成丰盈的曲线。

观察手相中的丘时，无论是金星丘、火星丘或其他的丘，必须具备一个基本的常识，即丘的颜色和隆起形状是否发生异常，如果发生异常很可能意味着人体健康的变化。

就颜色而言，丘的全体带浅粉红色是理想的，若呈晦暗色、紫色或红痣般的颜色，且色枯无华，则是危险信号，而丘中斑点的出现，也不利于人体健康。

关于丘的隆起，无论是金星丘、月丘、太阳丘还是其他丘，决不能以一个丘的隆起状态来分析健康的变化。手相中的丘是互相关联的整体。金星丘与月丘，第一火星丘与第二火星丘，木星丘与水星丘，土星丘与太阳丘，彼此相互比较参照，才能根据隆起状态、颜色变化做出较正确的判断。

中国的传统手相把手掌与人体五脏六腑的关联分位，是用易经中的八卦方位学原理来划分的。按丘来划分手掌与五脏六腑的对应方法，是中西结合的现代划法。

中国传统的八卦九宫方位，所对应的五脏六腑，主要是偏重在该部的气色好坏，是否有青筋浮起，以及位置的隆起或低陷等来观察疾病的发生和预测。而现代手相的各丘分野，则偏重在该位是否出现特殊作用的纹线，主线强弱等，以线纹来判断身体的健康与否。所以两者在实际应用的时候，并不发生冲突。现在以丘作为手掌的分野，是比较流行的方法，因为“丘”比八卦要容易记。以下我们将重点介绍“丘”的分野情况。

1. 木星丘。

木星丘位于食指的根底位置，代表肝脏及消化系统功能的强弱。

木星丘水肿，纹线杂乱，预示着可能有肝及消化系统疾患。

2. 土星丘。

土星丘位于中指的根底位置，与金星丘一样代表循环系统及心脏功能的强弱。

土星丘水肿，纹线杂乱且呈现赤红斑点，预示有心脏疾病。

3. 太阳丘。

太阳丘位于无名指的根底底部，代表视觉系统及感觉器官。太阳丘水肿或纹线杂乱，预示有闹眼疾或耳疾等病。

4. 水星丘。

水星丘位于小指的根底位置，代表生殖器官及呼吸器官的功能。如果此处出现斑点或纹线混乱，预示可能患生殖器官疾病和呼吸器官疾病。

5. 第一火星丘。

第一火星丘，在木星丘的下方，代表着肝脏和胃肠的功能变化。此外如多皱或水肿，或颜色变异，可能是肝或胃肠有病变。

6. 第二火星丘。

第二火星丘在水星丘下方，代表肾功能强弱。如此处水肿，纹线混乱，颜色黄白，可能是肾功能出了问题。

7. 金星丘。

金星丘在大拇指的下端，生命线所包围的位置，代表心脏及消化系统功能的强弱及健康情形。若此处有紫色斑点或出现紫红颜色，预示心脏出了问题；若整个手掌均呈现紫红色，那就说明整个循环系统均出现了障碍。

8. 月丘。

月丘在第二火星丘下方，代表着循环器官系统的健康反映。若此处颜色反常，出现杂乱纹线，那就是循环器官有病变。

9. 火星平原。

火星平原在金星丘与月丘之间的一段狭长的掌心地带，代表着血压及神经系统的功能强弱。

三、手部的异常意味着什么

1. 心脏病在手相上有什么征兆？

如果一个人的心脏有了病变，可以从几个方面得到信息。一是切脉，一般正常人的脉搏每秒钟是60～70次，除此外，或缓慢，或急速，都说明心脏有了问题，当然，人刚做完运动或长期锻炼身体的运动员除外。从一个人的面部和舌质上进行检查，也能发现心脏的健康状况，即所谓心“在体合脉，其华在面，开窍于舌”是也。心脏功能的盛衰是可以从脉博、面部和舌质三个方面进行观察的，如脉搏跳动不快不慢、柔和有力，而色润泽、舌质红润，心脏功能绝对正常无疑。

那么，如何从手上检验一个人的心脏有了毛病呢？

一般来说，凡是心脏有了毛病的人，手上一定也会有反映，而且迹象非常明显，其显著特点是：

(1) 金星丘和中指下的土星丘上均有紫色的成片的淤血斑痕。

(2) 整个手掌的颜色也都偏向于紫红色。

(3) 在掌上的纹路不论是生命线，还是感情线均出现深紫色，并在线纹中有紫色淤血斑痕。

(4) 手掌水肿，手指麻木。

2. 胃病在手相上有什么征兆？

在现实生活中，有胃病的人不在少数。胃病亦有多种，胃炎、胃溃疡等，胃病在初患时轻来轻去，虽不危及生命，但每日三餐，消化不良，倒也够遭罪的；严重者，积劳成疾，演化成胃癌，可就到了麻烦的地步了。

那么，我们从手上如何能发现得了胃病呢？一般来说，金星丘不发达，而且生命线出现链状的人，大都有胃病的历史。此外，在食指靠近中指的下方及木星丘和第一火星平原处，出现暗黑色，也是胃病的征兆。

生命线起点一带、金星丘上部是和胃相对应的，如果这部分变为浅黑灰色，也表示胃部可能有了毛病。

3. 指甲呈现黄色和浅黑色时，是消化系统有毛病了吗？

我们知道，指甲的形状和颜色都能显示人体的健康情况，健康的指甲呈浅粉红色，而且富有光泽。如果指甲发暗，或黄色或浅黑色，那就说明消化系统有了问题，尤其是大拇指和食指的指甲，如果有发黄或发黑的征兆，那就更要提高警惕，因为这两个手指于肝脾、消化器官的联系最为密切。

如果指甲变为黄色或黑色，而且生命线又出现锁链状，那就说明消化系统功能有病变。

应该说明的是，经过治疗，疾病痊愈后，指甲仍可恢复健康的颜色。

4. 指甲向下钩曲是否内分泌失调？

指甲稍长即向手心方向钩曲，如鸟爪状，甲板多数肥厚、变形，呈褐色，甲面凸凹不平、无光泽。

出现钩甲的人，很大可能是内分泌失调或循环系统功能障碍，如气滞、淤血、风痹、痉挛等。如果出现了钩甲，应去医院检查一下内分泌是否失调？循环系统功能是否已生障碍？以便及时发现病情，尽快得到治疗。

5. 指甲短而小是循环系统有问题的征兆吗？

指甲的长度与宽度均小，看上去会给人一种小巧而雅致的感觉。

指甲短而小的人，是循环系统有问题的征兆，特别是 50 岁以上的人，若有这类指甲，平日要注意颜色的变化，当指甲略带红色时，表示血压升高；若这类指甲已呈红色，问题就比较严重，要是不予诊治，任其发展，有患心脏病、脑血栓、脑溢血、动脉硬化等致命疾病的可能。一旦出现这一症状，应即时去医院检查就诊。

6. 指甲长而窄是由钙不足造成的吗？

甲身长而狭小，其长度超过指头第一节的一半以上，而宽度不及甲身的 1/2，通常这种指甲较为柔软、脆弱。

此种指甲是由钙不足等营养失调所造成的，多半表示脊椎骨方面的疾病，也很容易患脊髓病，有的还可能导致脊椎骨疽等恶性脊椎骨疾病，所以，有此种指甲的人，一定要谨慎防范。

7. 指甲向外翻是脊髓疾病征兆吗？

其特征为：指甲向着手背方面翘起，甲中央凹陷，形状如汤匙。

指甲向外翻的人，多见于脊髓疾病、酒精中毒或风湿性疾病。近年来人们发现此种现象与体内缺铁有重要关系。如果身体内缺铁不十分严重时，甲板可能无明显改变，但甲板一旦变形，有形成反甲倾向时，即使无贫血症状，也应想到体内缺铁，要注意摄取蛋黄、动物肝脏、豆类以及绿叶蔬菜等含铁量多的食物。

8. 指甲有黄斑是身体欠佳的征兆吗？

健康人的指甲呈浅粉红色，如果指甲的颜色与此不同，那就应考虑到健康状况是否已经变差。

如果指甲出现黄色，特别是有黄色的斑点出现时，很可能发生消化系统的病变，也可能是十二指肠溃疡已经恶化。出现这种情况，应及时去医院就诊。

9. 指甲苍白是贫血现象吗？

整个指甲呈苍白色，当你用手指下压时，压下和抬起几乎没有什么变化，甚至没有一点儿血色。

具有这种指甲的人大都有贫血现象，或容易出现热性病、心脏病、血压异常等现象，要提高警惕。

10. 甲床下有白斑是体内缺钙、缺硅吗？

透过指甲，可以看到甲床下有一个或数个白色的小斑点。

出现这种现象，多提示体内缺钙、缺硅、有寄生虫病。另一方面，这种人较神经质，易疲劳，或劳累过度后容易患有慢性习惯性便秘。此外药物或尼古丁中毒亦容易出现这种症状。

11. 甲床表层变白可能患有营养障碍吗？

指甲甲床的表层出现一个或多个点状或线状变白现象，手压时消失，抬手时很快恢复原状。

具有这种指甲的人，如果不是外伤，便可能是营养障碍，或患有肝硬化、慢性肾病等疾病，应去医院彻底查清楚。

12. 指甲变黑为什么要引起警惕？

甲板黑色素沉积，呈带状或线状或纵形带状黑甲。

出现这种现象，可能是抗癌药物和某些金属引起的，也有可能患有黑色素毒瘤、阿狄森氏病、库欣综合征、血黄素病等疾病。

13. 指甲黄绿是什么原因？

指甲呈黄或黄绿色，甲板增厚，甲弧消失，甲弯曲度增加。

出现这种现象，有可能患有淋巴水肿、胸膜炎、慢性支气管炎、低蛋白血症、黄疸性肝炎等病症。

14. 指甲出现松离是何种原因？

甲板和甲床从游离缘处向甲根部分离，其分离部分有的呈半圆状，有的则是全部。

出现此症状，如果不是长期接触碱性物质，就有可能是真菌感染，或患有甲沟炎、甲下角质增生、硬皮症、银屑症、雷诺病、湿疹、梅毒等疾病。

15. 从手腕线能看出女人不孕症的迹象吗？

在手掌的下部，即手腕亦包括月丘部分，是检验女性疾病的重要部分，同时也是用它来判断一个女人财富、名誉以及运气的重要组成部分，手腕线最为重要。

对女性来说，最理想的手腕线应该是三条以上，而且直而不断。如果有这样的手腕线，不仅运气颇佳，也不必担心有重要疾病。

如果女性的手腕线均朝手心方向弯曲，这种手相就是易患不孕症的征兆，即使怀孕，也有可能流产或难产，尤其是在受孕后，仍有这种手相，就更要引起注意，这说明孕妇的保胎功能已经减弱。

16. 神经衰弱的人掌纹有什么征兆?

神经衰弱病者的掌纹是有征兆的。如果生命线呈现不规则的编绳之状，而智慧线上有数条横线切过，甚至一直切过生命线，那么，这个人就有可能患了神经衰弱症。假如在生命线的末端有多条支线重叠交错，这就说明此人的神经衰弱较重，而且夜晚失眠睡不好觉，一旦睡着，也多做噩梦。

此外，还可以看到这个人神情倦怠，尤其是两眼无神，而失眠症患者多为面色灰白少血色，有时眼球充血。此病并不可怕，加强锻炼身体可以治愈。

17. 酗酒伤肝的人掌纹有什么反应?

肝是五脏之一，肝脏不仅有储藏血液的功能，而且有调节血量的作用，它能使血液随人身的需要而流行全身。

因饮酒过量而伤肝的人，食指下出现青紫色的小小瘀点，若健康线又是蛇形状的话，那么，肝脏有了病变的可能性就更大。

18. 手指呈梭状是患类风湿性关节炎吗?

其特征为：手指的第二指关节肿大变形，指关节两端则较细，形成了中间大、两头小的梭状。

手指呈此种形状者，有可能患类风湿性关节炎。

19. 无名指苍白细小是肾脏和生殖系统功能较差吗?

无名指的强弱与人体健康，主要与泌尿生殖系统及筋骨强弱关系密切。一般以指型圆秀健状、指节长短均匀、指直而不偏、指节褶纹清爽不乱者为佳。

如果一个人无名指苍白细小，则提示其人肾脏与生殖系统功能较差，如不警惕，极易患某种肾脏及生殖系统疾病。如果你的无名指苍白细小，就要格外当心。

20. 膀胱炎病在手相上的征兆是什么？

膀胱炎患者一般在手相上呈现的状态是：

（1）智慧线沿着月丘往下延伸，中途被切，并生出许多纤细的线条。

（2）在小指的根部生出许多纹线。

21. 胃溃疡在手相上有什么征兆？

检查一个人是否得了胃溃疡，首先应看手背的正中央，因为这一部位称为“胸膜区”，是预知胃溃疡的重要部位。如果此部位呈现淤血的紫色，或呈硬块状，挤压有痛感，就表示这个人很可能患了胃溃疡病，应立即去医院检查。

22. 糖尿病在手相上有什么征兆？

糖尿病是由于体内胰岛素绝对或相对不足，胰高血糖素分泌增多引起糖、脂肪、蛋白质和继发性的维生素、水、电解质代谢紊乱的内分泌疾病。按病情可分为轻、中、重型，也可分为胰岛素依赖型及非胰岛素依赖型两种。

胰岛素依赖型多发生于青少年，起病急、病情重，出现烦渴、多饮、多尿、多食、消瘦，可有昏迷，血中呈现酮体阳性等酮症酸中毒的表现。

非胰岛素依赖型多发生于40岁以上者，患者多肥胖，起病慢、病情轻，一般不发生酮症酸中毒，轻度的多饮、多尿、多食、消瘦。糖尿病在手相上的显示是：

（1）月丘上有多条弧型短线。

（2）糖尿病长期患者，生命线不成弧形，而以直线或波形纹往下延伸。

（3）出现匙状指甲。

23. 风湿病在手相上有什么征兆？

风湿病包括风湿性关节炎、风湿性心脏病。

风湿病是一种很痛苦的疾病，在手相上的显示为：

（1）一般手上的肌肉很光滑。

（2）手指关节鼓起，感到疼痛。

(3) 痛风病患者的感情线起点有副线。

(4) 金星丘、月丘均不饱满、缺乏臂力。

(5) 生命线末端一分为二，开口较阔。

(6) 小指、环指弯曲是风湿病的麻痹症。

(7) 从手腕到月丘出现黑色或暗紫色，可视为风湿已扩散到了腰部。

24. 患有肺结核的人掌纹有什么征兆?

结核病是结核杆菌引起的慢性传染病，可累及全身多个脏器，但以肺结核最为多见。

患肺结核的人，一般午后均发低烧、乏力、食欲减退、体重减轻、盗汗咳嗽，而且以干咳为多，大约有 1/3 的患者咯血，此外还表现为胸痛、呼吸困难等。

肺结构病在手相上的显示是:

(1) 指甲很薄，且表面弯曲，说明呼吸器官比较弱。

(2) 指甲有横沟出现，多半是结核病。

(3) 生命线起点被一些细小横线切断。

(4) 感情线末端多有分支。

(5) 生命线和智慧线上有成串的小岛。

(6) 小指弯曲，表现胸部有炎症。

(7) 小指、环指的关节处有青筋暴出，表明患了胸闷症。

25. 神经系统的疾病在掌纹上的征兆?

神经系统的疾病表现是多方面的，而神经炎、面肌痉挛、三叉神经痛、枕大神经痛、坐骨神经痛、脑血栓、偏头痛、神经衰弱等均为神经系统疾病范畴。

神经系统疾病在掌纹上的显示是:

(1) 智慧线成阶段性断折。

(2) 智慧线出现若干小岛。

(3) 智慧线过于细小而下垂。

这三种症状有其一，就有神经系统疾病的可能。

26. 十二指肠溃疡病在掌纹上有什么征兆?

十二指肠溃疡状是空腹时胸有灼烧感，上腹阵阵钝痛，如果吃点东西，能缓和疼痛。

十二指肠溃疡在掌纹上的征兆是：

(1) 指甲近方形，短而阔，弯月形部分小。

(2) 生命线欠紧凑，松弛而幅宽。

(3) 智慧线短而欠圆曲。

(4) 感情线短而缺乏变化，近于直线。

(5) 健康线断口及波状增多。

肥短手指、粗糙手指者易患此病。

27. 支气管哮喘在掌纹上有什么征兆？

支气管哮喘可分为多源性哮喘、内源性哮喘、混合性哮喘三种。

混合性哮喘具有内、外源哮的症状，哮喘可常年发作，无明显的缓解季节。

支气管哮喘在掌纹上的显示是：

(1) 生命线始端有纵横小线，皱纹向拇指散开。

(2) 智慧线上也布满不规则细小横线，生命线向下倾斜，并在延伸过程中有断口。

(3) 水星丘感情线下有无数小纵线并列。

此外，支气管哮喘症还显示在手掌整体肌肉缺乏血气感，肉瘦薄而易生皱纹，皱纹多朝尾指斜倾。

28. 生命线有姐妹线意味着什么？

姐妹线也叫某线之副线，亦称保护线。

如果在生命线旁有姐妹线，那就说明此人的生命力特别旺盛，而且不会在中途出现什么凶险，一般情况下，均不会得什么大病或重病。即使出现一点小小的人生障碍，也会迎刃而解。

29. 智慧线短而折是脑力不足的征兆吗？

智慧线过短而起端向上弯，或折成两段，多因脑髓不足，易患眩晕。

智慧线如果是断断续续组成的，则提示其人因心理过度紧张而导致衰弱，此类人容易罹患失眠头痛等症，或为脑震荡后遗症。特别是有多条障碍线横切智慧线者，更要注意消除紧张情绪。

30. 无名指指头偏曲多是泌尿系统有问题吗?

医学专家认为，无名指指头偏曲，指节漏缝，多发生于患泌尿系统疾病或七情伤感、神经衰弱之人的指上。有这类手指的人，必须注意加强思想修养，培养谦虚随和的美德，这样才有利于健康。

手部疗法的操作手法

专业的穴位疗法，是指用手按摩、推拿、针、灸等方法进行治疗。而本书所介绍的则是，任何人都能够随时随地独自进行的穴位疗法。只要懂得一点方法、要领，任何人都可以做指压、推擦等。

简单地说，所有手法都要持久、有力、均匀、柔和，从而达到深透和渗透的目的。

所谓“持久”，是指手法要按要求作用一段时间。所谓“有力”，是指手法要有一定的力度，达到一定的深度。有力并不是指用力越大越好，在用力时应根据体质选择适当的力量，力量是可大可小的，大时力量可达肌肉、骨骼，小时仅达皮肤和皮下。所谓“均匀”，是指手法的力量、速度及操作幅度要均匀，力量不可时轻时重，速度不可时快时慢，幅度不可时大时小。在改变力量、速度、幅度时，要逐渐地、均匀地变化。所谓“柔和”，是指手法要轻柔缓和，不使用蛮力、暴力，做到“轻而不浮，重而不滞，松而不懈，紧而不僵”。所谓“深透”，是指一些手法产生的效果从浅层组织渗透到深层组织，如应使摩法产生的热逐渐渗透到深层组织，这称为“透热”。

本书中所用的手法比较简单，有按、点、压、揉、推、搓、捏、擦等。

一、按法

按法，即是以拇指或食指、中指指腹着力于手的一定部位，垂直向下按压（图 40）。

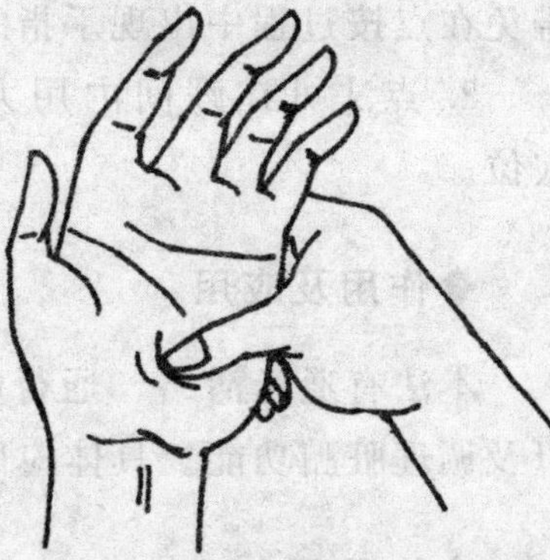

图 40

◆动作要领

1. 按压时应逐渐用力。

2. 根据患者体质、病症特点用力。

◆作用及应用

本法常与其他手法配合应用，如按压、按揉。

用于穴位、反应区。

◆注意事项

运用本法进行按摩时，应根据治疗部位，选择着力点，运用适当的力度。

二、点压法

点压法，以指端着力按压手部穴位（图 41）。

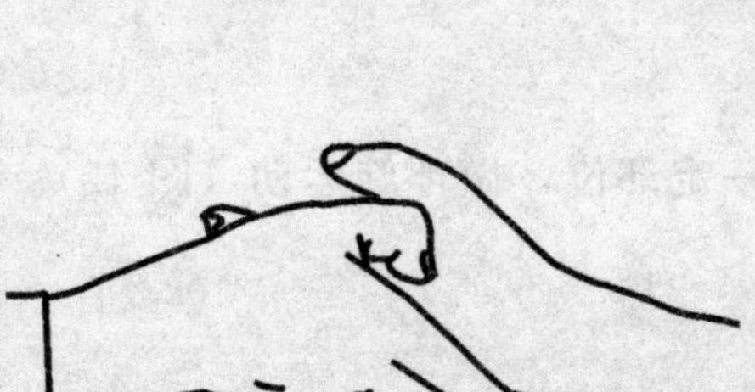

a. 压合谷图

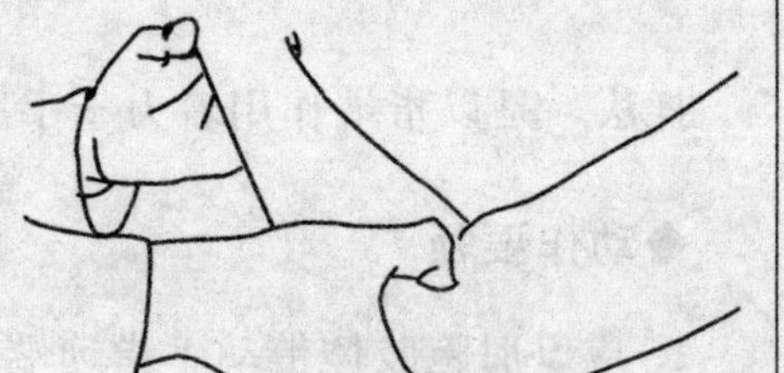

b. 点压曲池

图 41

◆动作要领

1. 无论用拇指点，还是用食、中指点，手指都应用力保持一定姿势，避免在点按过程中出现手指的过伸或过屈而造成损伤。

2. 点法可在瞬间内用力点某一穴位；也可逐渐用力点按人体某些穴位。

◆**作用及应用**

本法有通经活络、通行脏腑、调理气机的作用，多用于止痛、急救，以及调理脏腑功能。具体应用时应根据具体情况，通过辨证选穴并配穴。

◆**作用层次**

本法作用层次较深。

◆**本法特点**

本法刺激力大，见效快。

◆**注意事项**

施用点压法时，应注意保护自己手指的同时，也应注意保护穴位处皮肤。

三、揉法

揉法，是以指端作用着力于手肘部一定部位，做环旋运动（图 42）。

◆**动作要领**

1. 应以肘腕肢体带动手指远端做小幅度的环旋揉动。

2. 着力部位要吸定于治疗部位，并带动深层组织。

3. 压力要均匀，动作要协调有节律。

4. 揉动的幅度应适中，不宜过大或过小。

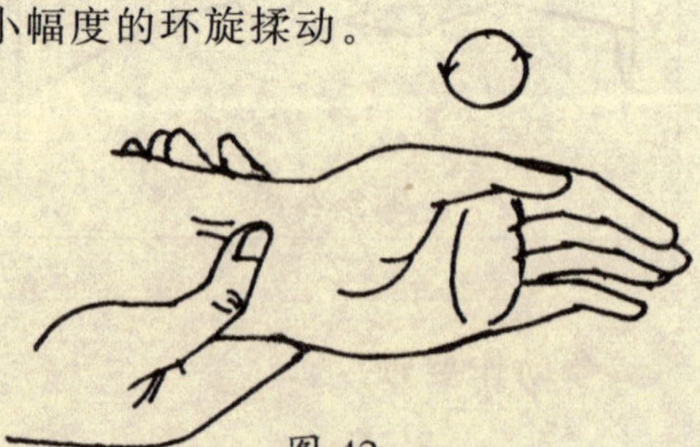

图 42

◆作用及应用

多应用于穴位处或身体内脏反射区。

◆本法特点

作用于局部，轻柔缓和，刺激性中等，可用于手部任何部位。

四、推法

推法，是用手掌大小鱼际或指腹对手肘的一些部位着力，进行单方向的直线推动（图 43）。

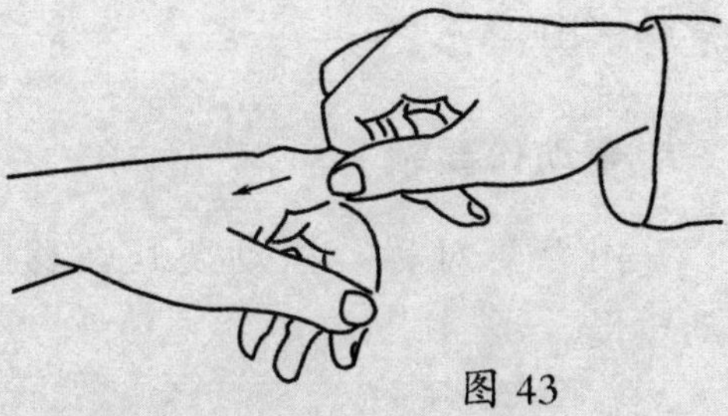

图 43

◆动作要领

1. 着力部位要紧密接触，压力中等，做到轻而不浮，重而不滞。
2. 推时手指在前，手掌在后。
3. 应沿经络走行方向推动。

◆作用及应用

本法可通经活络、理气调气，治疗气机紊乱的症状，如呃逆、恶心、呕吐等。应用推法时应注意推动的方向，应循气血流动的方向推动。如胃气上逆的呕吐或肝气郁结，生气后引起的腹胀，应从上向下推。

◆作用层次

推法作用的层次可深可浅，应据具体情况而定。

◆本法特点

本法有明显的方向性。

◆注意事项

推法的压力要适中，方向要正确。

五、搓法

搓法，是用两手指夹住另一手指，相对用力，做相反方向的快速搓动，同时上下左右的往返移动（图 44）。

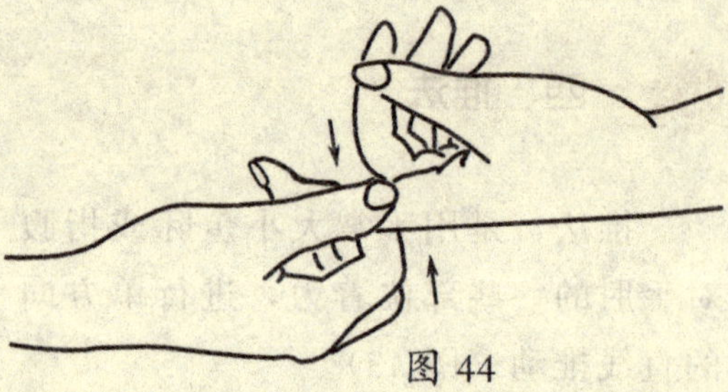

图 44

◆动作要领

用力要对称，搓动要快，移动要慢。

◆作用及应用

本法可舒筋、调和气血，用于手指为主。

◆作用层次

可从深层至浅层，即从肌肉层至皮肤、皮下。

◆本法特点

刺激性柔和，老少男女皆可应用。

◆注意事项

用力沉稳，移动速度要缓慢。

六、捏法

捏法，是以拇指指腹和中指或食指指腹夹起手部皮肤、肌肉，可边捏边交替前进（图 45）。

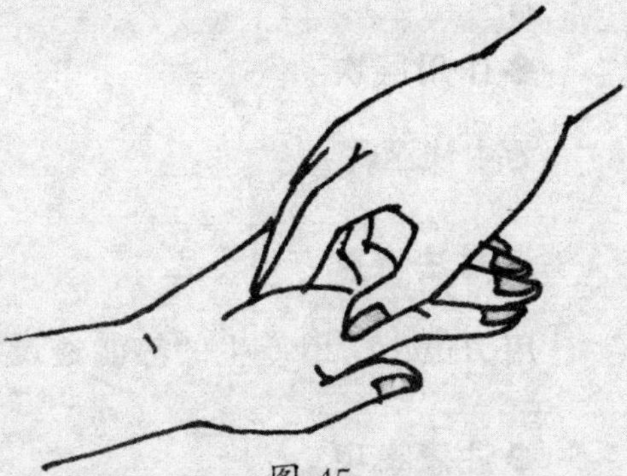

图 45

◆动作要领

捏拿肌肤松紧要适宜。

◆作用及应用

本法有很好地调节脏腑生理功能，特别是对胃肠功能有很好的调理作用。如捏胸腹区、胃、脾、大肠区等可调节内分泌及调理脾胃的功能。

◆作用层次

在皮下。

◆注意事项

捏拿肌肤要松紧适宜，应避免肌肤从手指间滑脱。

七、擦法

擦法，以指腹着力于手的某部位，往返直线快速擦动（图 46）。

◆动作要领

1. 无论上下擦、左右擦，都应沿直线往返，不可歪斜。
2. 着力部位要紧贴皮肤，压力适中。
3. 动作连续，速度均匀且快，要有一定往返距离。

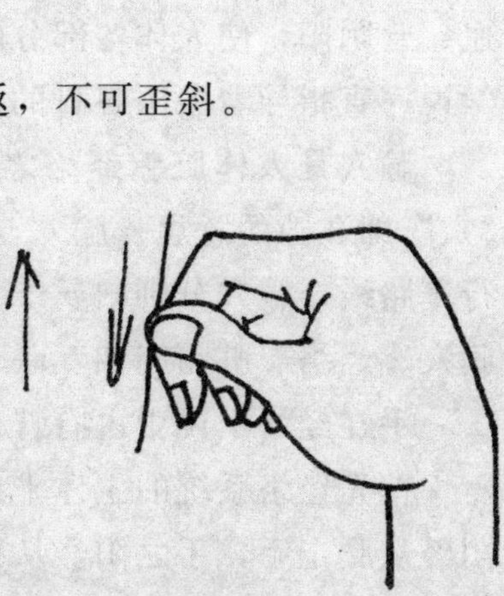

图 46

◆作用及应用

本法用于温通经络，培补气血，治疗寒性、虚性疾病。

◆作用层次

为由浅至深。

◆本法特点

用力虽小，但产生的热能透过深层组织。

◆注意事项

治疗部位可涂适量润滑剂，如按摩乳、擦手霜、甘油等。本法多在最后，多用于反射区域。

手部的经络腧穴

经络学说是中医学理论体系的重要组成部分，是研究人体经络系统的循行分布、生理功能、病理变化及其与脏腑相互关系的一种理论学说。经络是经脉和络脉的总称。经，有路径的含义，经脉贯通上下，沟通内外，是经络系统的主干。络，有网络的含义，络脉是经脉别出的分支，较经脉细小，纵横交错，遍布全身。经络内属于脏腑，外络于肢节，沟通于脏腑与体表之间，将人体脏腑组织器官联系成为一个有机的整体。并借以行气血、营阴阳，使人体各部分的功能活动得以保持协调和相对的平衡。经络学说一直指导着中医各科的诊断和治疗。

腧穴是人体脏腑经络之气输注于体表的部位。“腧”有转输的含义，“穴”即孔隙的意思。腧穴与经络，就像我们城市条条马路的车站和各条行车路线，腧穴分别归属于各经络，而经络又隶属于一定脏腑，这样就使腧穴、经络、脏腑间相互联系成为不可分割的整体。

手在经络学说中占有特殊的地位和作用。

首先经络系统的主体十二经脉中有六条经脉经过手，循行方向是手之阴经从胸走手，手之阳经从手走头。

手阴经与阳经在手部衔接。手太阴肺经在食指与手阳明大肠经交接；

- 经络
  - 经脉
    - 十二经脉
      - 手三阴经
        - 手太阴肺经
        - 手厥阴心包经
        - 手少阴心经
      - 手三阳经
        - 手阳明大肠经
        - 手少阳三焦经
        - 手太阳小肠经
      - 足三阳经
        - 足阳明胃经
        - 足少阳胆经
        - 足太阳膀胱经
      - 足三阴经
        - 足太阴脾经
        - 足厥阴肝经
        - 足少阴肾经
      - 十二经别
      - 十二经筋
      - 十二皮部
    - 奇经八脉
      - 任脉
      - 督脉
      - 冲脉
      - 带脉
      - 阳维脉
      - 阴维脉
      - 阴跷脉
      - 阳跷脉
  - 络脉
    - 十五络
    - 孙络
    - 浮络

手少阴心经在小指与手太阳小肠经交接；手厥阴心包经在无名指与手少阳三焦经交接。另外手阳经与足阳经在头面相接。如手阳明大肠经和足阳明胃经都通过鼻旁；手太阳小肠经与足太阳膀胱经均通过目内眦；手少阳三焦经和足少阳胆经均通过目外眦。其次手阴经与足阴经在胸部交接，如足太阴脾经与手少阴心经交接于心中；足少阴肾经与手厥阴心包经交接于胸中；足厥阴肝经与手太阴肺经多接于肺中（表 1）。

手像我们城市的交通枢纽地带，很多车辆的首发或终点站都在“手上”，即使有的线路不经过手，从“手”出发去转乘车辆，只转乘最多两次便可顺利抵达。

其次，十二经筋是十二经脉之气结聚于筋内关节的体系；是十二经脉的外周连属部分。

其中六条经筋经过手。手之阳经筋起于手指，沿眦外上行结于头部，手之阴经筋起于手指，沿眦内上行结于胸部、腕、肘等关节或骨骼处有经筋结聚。经筋约束骨骼，利于关节屈伸活动，以保持人体的正常运动功能。

表1　十二经脉流注概况表

（←⋯⋯→示络属、表里→示传注）

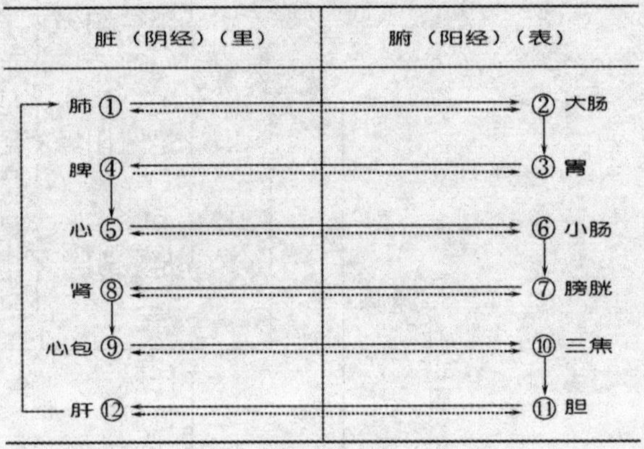

再次，十二经脉中的六条经脉的“本”在手或手的附近。“本”即根，意指部位在下，是经气始发之地。十二经脉逐经循环传注，使气血环流不息，营养全身，而“根”“本”理论强调了手与头身的密切联系，强调手为经气的源泉之一。刺激手部的腧穴，易于激发经气，调节脏腑经络的功能。所以手及手附近（多指肘以下）的腧穴主治病症的范围较远、较广，不仅能治局部疾病，而且能治远离腧穴的脏腑病、头面五官病等，从而奠定了手部诊病治病的理论基础（表2）。

表2　十二经标本部位表

经　　脉		本　　部	标　　部
手三阳	手太阳小肠经	外踝之后	命门之上一寸
	手少阳三焦经	小指次指之间上二寸	耳后上角下外眦
	手阳明大肠经	肘骨中上至别阳	颜下合钳上
手三阴	手太阴肺经	寸口之中	腋内动脉
	手少阴心经	锐骨之端	背腧
	手厥阴心包经	掌后两筋之间二寸中	腋下三寸

手的腧穴同样具有特殊的地位和作用。古代医家把经气在经脉中运行的情况，比作自然界的水流，以形容经气的出入和经过部位的深浅及其不同作用。如经气所出，像水的源头，称为“井”；经气所溜，像刚出的泉水微流，称为“荥”；经气所注，像水流由浅入深，称为“腧”；经气所

行，像水在通畅的河中流过，称为“经”；最后经气充盛，由此深入，进而汇合于脏腑，恰像百川入海，称为“合”。井荥腧经合穴总称为“五腧穴”，手六条经脉的五腧穴都分布在手部及肘关节以下。详见具体穴位介绍。另外脏腑原气经过和留止的部位称为原穴。手之阳经的原穴排在腧穴之后，手之阴经则以腧为原。

手的腧穴的治疗作用可归纳为：

1. 近治作用：可治疗该穴位所在部位及邻近组织器官的病症。

2. 远治作用：治疗本经循行所及的远隔部位的脏腑、组织、器官的病症，甚至具有影响全身的作用。例如合谷穴，不仅能治疗手腕部病症，而且还能治疗颈部和头面部病症，同时，还能治疗外感病的发热。

3. 特殊作用：手部腧穴，对机体的不同状态，可起到双向的良性调整作用。手六经腧穴主治异同列（表3）。

表3　十四经腧穴主治异同表

手三阴经

主治 经名	本经特点	二经相同	三经相同
手太阴肺经	肺、喉病		
手厥阴心包经	心、胃病	神志病	胸部病
手少阴心经	心病		
手阳明大肠经	前头、鼻、口、齿病		
手少阳三焦经	侧头、胁肋病	目病、耳病	咽喉病，热病
手太阳小肠经	后头、肩胛病，神志病		

手的经络腧穴分述如下（包括肘腕关节间的腧穴）。

一、手太阴肺经

【经脉循行】起于中焦，向下联络大肠，回绕过来沿胃上口，通过横膈，属于肺脏，从肺与喉咙相联系的部位横行出来，向下沿上臂内侧，行于手少阴心经和手厥阴心包经的前面，下行到肘窝中，沿着前臂内侧前缘，进入寸口，经过鱼际，沿着鱼际的边缘，出拇指内侧端（少商）。

【手腕后方的支脉】从列缺处分出，走向食指内侧端（商阳），与手阳明大肠经相接。

【主要病候】咳嗽、气喘、少气不足以息、咯血、伤风、胸部胀满、咽喉肿痛、缺盆部及手臂内侧前缘痛、肩背部寒冷、疼痛等症。

【主治概要】本经腧穴主治喉、胸、肺病，以及经脉循行部位的其他病症。

◆尺泽

【定位】肘横纹中，肱二头肌腱桡侧缘。

肱桡肌起始部；有桡侧返动、静脉分支及头静脉；布有前臂外侧皮神经，直下为桡神经（图47）。

【主治】咳嗽，气喘，咯血，潮热，胸部胀满，咽喉肿痛，小儿惊风，吐泻，肘臂挛痛。

【附注】为手太阴肺经的“合”穴。

◆孔最

【定位】尺泽穴与太渊穴连线上，腕横纹上7寸处（图48）。

【主治】咳嗽，气喘，咯血，咽喉肿痛，肘臂挛痛，疟疾。

【附注】手太阴经之“郄”穴。

◆列缺

【定位】桡骨茎突上方，腕横纹上1.5寸处（图49）。

【取穴】两手虎口自然平直交叉，一手食指按在另一手桡骨

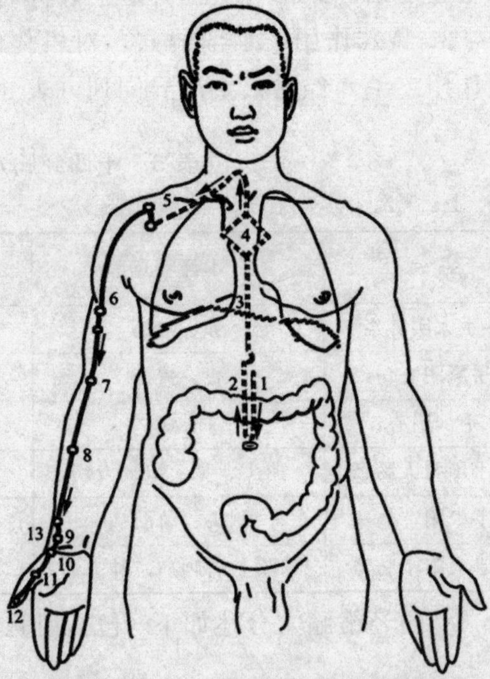

图47 手太阴肺经脉循行示意图

1.起于中焦，下络大肠；2.还循胃口；3.上膈；4.属肺；5.从肺系横出腋下；6.下循臑内，行少阴、心主之前；7.下肘中；8.循臂内上骨下廉；9.入寸口；10.上鱼；11.循鱼际；12.出大指之端；13.其支者，从腕后直出交指内廉，出其端

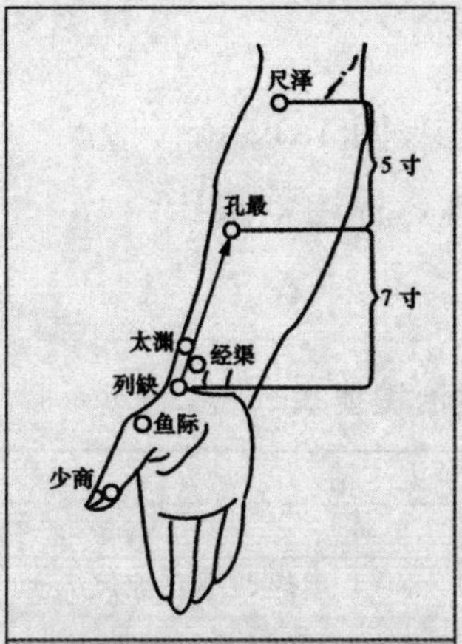

图 48

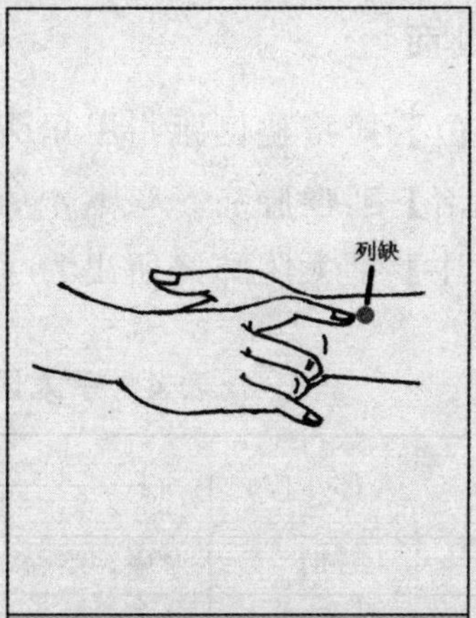

图 49

茎突上，指尖下凹陷中即是穴位。

【主治】伤风，头痛，项强，咳嗽，气喘，咽喉肿痛，口眼㖞斜，牙痛。

【附注】为手太阴肺经络穴；八脉交会穴之一，通于任脉。

◆经渠

【定位】桡骨茎突内侧，腕横纹上 1 寸，桡动脉桡侧凹陷处（图 48）。

【主治】咳嗽，气喘，胸痛，咽喉肿痛，手腕痛。

【附注】手太阴肺经所行为“经”。

◆太渊

【定位】掌后腕指纹桡侧端，桡动脉的桡侧凹陷处（图 48）。

【主治】咳嗽，气喘，咯血，胸痛，咽喉肿痛，腕臂痛，无脉症。

【附注】手太阴肺经所注为“输”，肺经原穴，脉会太渊。

◆鱼际

【定位】第一掌骨桡侧中点，赤白肉际处（图 48）。

【主治】咳嗽，咯血，咽喉肿痛，失音，发热。

【附注】手太阴肺经所溜为“荥”。

◆少商

【定位】拇指桡侧距指甲角旁约0.1寸处（图48）。

【主治】咽喉肿痛，咳嗽，鼻出血，发热，昏迷，癫狂。

【附注】手太阴肺经所出为“井”。

表4　手太阴肺经输穴主治提要表

穴　名	部　位	主　治	
		1	2
尺泽 *	肘	咳嗽，咯血，气喘，胸满	潮热，小儿惊风
孔最 *	前臂	咳嗽，咯血，胸痛	
列缺 *	前臂	咳嗽，咽喉肿痛	头痛，口㖞
经渠	前臂	咳嗽，咽喉肿痛	
太渊 *	腕关节	咳嗽，咽喉肿痛	无脉症
鱼际 *	掌	咯血，咽喉肿痛	发热，失音
少商 *	拇指端	咽喉肿痛，咳嗽	发热，昏迷，癫狂
手臂部：喉、胸、肺疾患			

表5　手阳明大肠经输穴主治提要表

穴　名	部　位	主　治	
		1	2
商阳 *	食指端	耳聋，齿聋，颌肿，咽喉肿痛	昏迷，热病
二间	指	目昏，鼻出血，齿痛，口㖞	
三间 *	指	下齿痛，咽喉肿痛	
合谷 *	手背	头痛，鼻出血，耳聋，牙痛，口㖞，咽喉肿痛	热病，多汗
阳溪 *	腕关节	头痛，目赤，耳聋，牙痛	
偏历 *	前臂	鼻出血	水肿
温溜	前臂	头痛，面肿，咽喉肿痛	肠鸣，腹痛
下廉	前臂	肘臂痛	腹痛
上廉	前臂	上肢不遂	肠鸣、腹痛
手三里 *	前臂	齿痛，颊肿，上肢不遂	腹痛，腹泻
曲池 *	肘	咽喉肿痛，上肢不遂	热病，瘾疹，腹痛，吐泻

说明：穴后有“*”者为常用穴。主治栏中“1”为腧穴主治的本经及脏腑重点病症；“2”为腧穴所兼治的其他特殊病症。

二、手阳明大肠经

【经脉循行】起于食指末端（商阳），沿食指内（桡）侧向上。通过第一、二掌骨之间（合谷），向上进入两筋（拇长伸肌腱与拇短伸肌腱）之间的凹陷处，沿前臂前方，至肘部外侧，再沿上臂外侧前缘，上走肩端，沿肩峰前缘，向上出于颈椎，再向下进入缺盆部，联络肺脏，通过横膈，属于大肠。

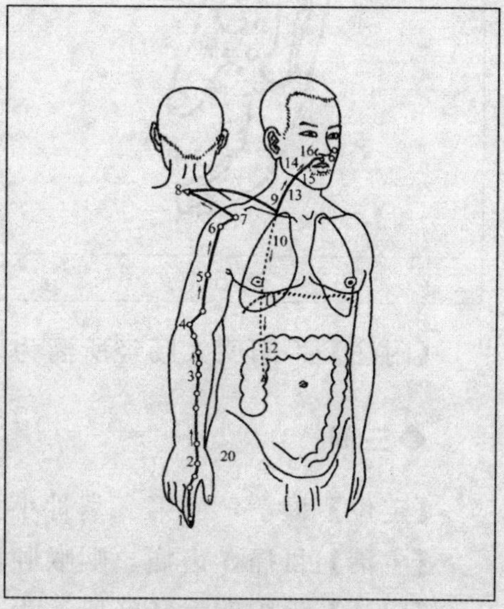

图 50　手阳明大肠经脉循行示意图

1. 起于食指之端；2. 循指上廉出合谷两骨间，上入两筋之中；3. 循臂上廉；4. 入肘外廉；5. 上臑外前廉；6. 上肩；7. 出髃骨之前廉；8. 上出于柱骨之会上；9. 下入缺盆；10. 络肺；11. 下膈；12. 属大肠；13. 其支者，从缺盆上颈；14. 贯颊；15. 入下齿中；16. 还出挟口，交人中，左之右，右之左，上挟鼻孔

【主要病候】腹痛，肠鸣，泄泻，便秘，痢疾，咽喉肿痛，齿痛，鼻流清涕或出血，本经循行部位疼痛、热肿或寒冷等症。

【主治概要】本经腧穴主治头、面、五官、咽喉病，热病及经脉循行部位的其他病症。

◆商阳

【定位】食指桡侧距指甲角旁约 0.1 寸处（图 51）。

【主治】卒中昏迷，耳聋，齿痛，颌肿，咽喉肿痛、青盲，喉痹，疟疾，手指麻木。

【附注】手阳明大肠经的“井”穴。

◆二间

【定位】握拳，当食指桡侧掌指关节前凹陷处（图 51）。

【主治】目昏，鼻衄，齿痛，口，咽喉肿痛，热痛。

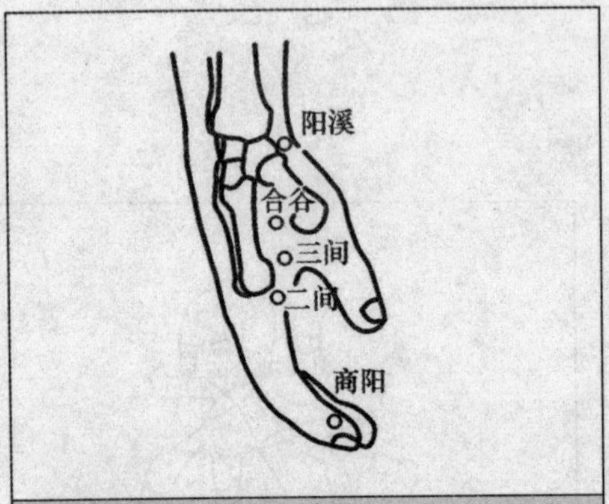

图 51

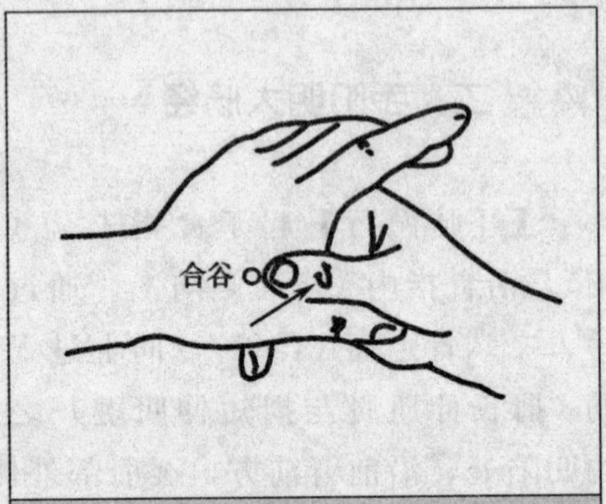

图 52

【附注】手阳明大肠经所溜为“荥”。

◆三间

【定位】握拳，当第二掌骨小头桡侧后凹陷处（图 51）。
【主治】目痛，齿痛，咽喉肿痛，身热，腹满，肠鸣。
【附注】手阳明大肠经所注为“输”。

◆合谷

【定位】手背第一、二掌骨间，约平第二掌骨中点处（图 51）。
【取穴】以一手的拇指指骨关节横纹，放在另一手拇、食指之间的指蹼缘上，拇指尖下即是（图 52）。
【主治】头痛，目赤肿痛，鼻出血，齿痛，牙关紧闭，口㖞眼斜，耳聋，痄腮，咽喉肿痛，热病无汗、多汗，腹痛，便秘，经闭，滞产。
【附注】手阳明大肠经所过为“原”。
别名：虎口。

◆阳溪

【定位】腕背横纹桡侧端，拇短伸肌腱与拇长伸肌腱之间的凹陷处（图 51）。
【主治】头痛，目赤肿痛，耳聋，耳鸣，齿痛，咽喉肿痛，手腕痛。
【附注】手阳明大肠经所行为“经”。

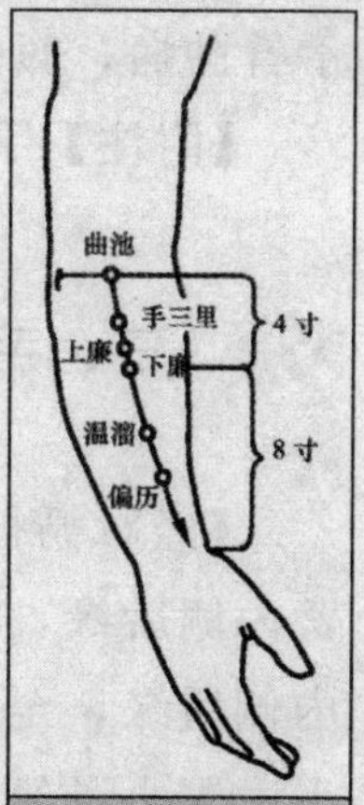

图 53

◆偏历

【定位】在阳溪穴与曲池穴的连线上，阳溪穴上 3 寸处（图 53）。桡神经浅支，背侧为前臂背侧皮神经和前臂骨间背侧神经。

【主治】目赤，耳鸣，鼻出血，喉痛，手臂酸痛，水肿。

【附注】手阳明大肠经“络”穴。

◆温溜

【定位】在阳溪穴与曲池穴连线上，阳溪穴上 5 寸处（图 53）。

【主治】头痛，面肿，咽喉肿痛，疔疮，肩背酸痛，肠鸣腹痛。

【附注】手阳明大肠经“郄”穴。

◆下廉

【定位】在阳溪穴与曲池穴连线上，曲池穴下 4 寸处（图 53）。

【主治】头痛，眩晕，目痛，肘臂病，腹胀腹痛。

◆上廉

【定位】在阳溪穴与曲池穴连线上，曲池穴下 3 寸处（图 53）。

【主治】头痛，肩肘酸痛，半身不遂，手臂麻木，肠鸣腹痛。

◆手三里

【定位】在阳溪穴与曲池穴连线上，曲池穴下 2 寸处（图 53）。

【主治】齿痛，颊肿，上肢不遂，腹痛，腹泻。

◆曲池

【定位】屈肘，成直角，当肘横纹外端与肱骨外上髁连线的中心处（图 53）。

【主治】咽喉肿痛，齿痛，目赤痛，瘰疬，瘾疹，热病，上肢不遂，手臂肿痛，腹痛吐泻，高血压，癫狂。

【附注】手阳明大肠经所入为“合”。

三、手少阴心经

【经脉循行】起手心中，向上直行于肺部，再向下出于腋窝部，沿上臂内侧后缘，行于手太阴肺经和手厥阴心包经的后面，到达肘窝，沿前臂内侧后缘，至掌后豌豆骨部，进入掌内，沿小指内侧至末端（少冲），与手太阳小肠经相接。

【主要病候】心痛、咽干、口渴、目黄、胁痛、上臂内侧痛、手心发热等症。

【主治概要】本经腧穴主治心、胸、神志病以及经脉循行部位的其他病症。

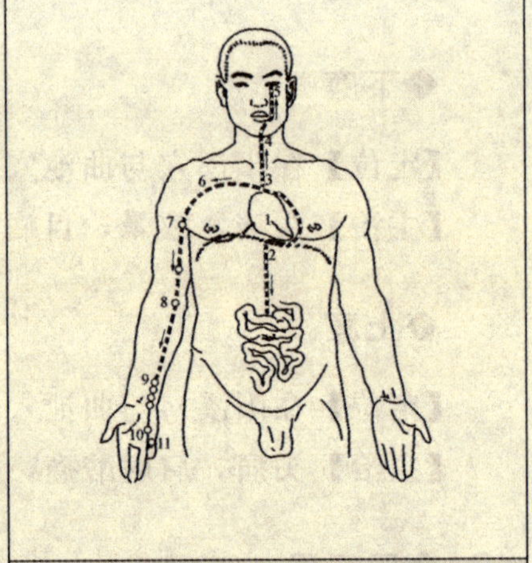

图 54

1. 起于心中，出属心系；2. 下膈，络小肠；3. 其支者，从心系；4. 上挟咽；5. 系目系；6. 其直者，复从心系却上肺，下出腋下；7. 下循臑内后廉，行太阴、心主之后；8. 下肘内，循臂内后廉；9. 抵掌后锐骨之端；10. 入掌内后廉；11. 循小指之内，出其端

◆少海

【定位】屈肘，当肘横纹内端与肱骨内上髁连线之中点（图 55）。

【主治】心痛，肘臂挛痛，瘰痈，头项痛，腋肋痛。

【附注】手少阴心经所入为“合”。

◆灵道

【定位】腕横纹上 1.5 寸，尺侧腕屈肌腱的桡侧缘（图 55）。

【主治】心痛，暴喑，肘臂挛痛。

【附注】手少阴心经所行为“经”。

◆通里

【定位】腕横纹上 1 寸，尺侧腕屈肌腱的桡侧缘（图 55）。

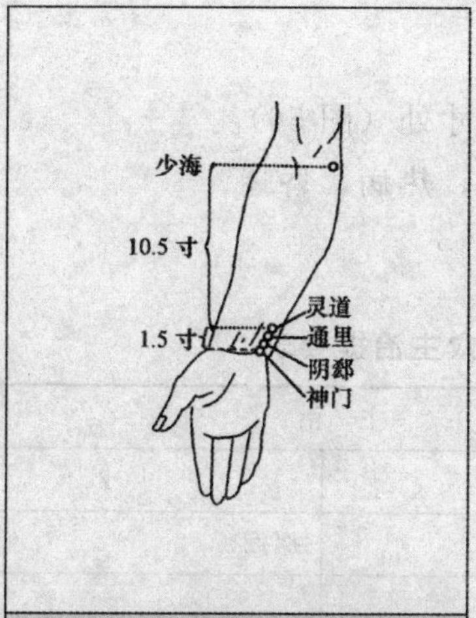

图 55

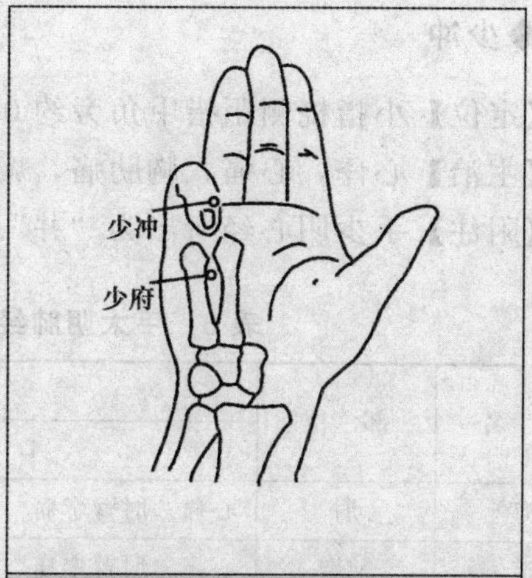

图 56

【主治】心悸，怔忡，暴喑，舌强不语，腕臂痛。

【附注】手少阴心经“络”穴。

◆阴郄

【定位】腕横纹上 0.5 寸，尺侧腕屈肌腱的桡侧缘（图 55）。

【主治】心痛，惊悸，骨蒸盗汗，吐血，衄血，暴喑。

【附注】手少阴心经“郄”穴。

◆神门

【定位】腕横纹尺侧端，尺侧腕屈肌腱的桡侧凹陷处（图 55）。

【主治】心痛，心烦，惊悸，怔忡，健忘，失眠，癫痫，胸胁痛。

【附注】手少阴心经所注为“输”，

◆少府

【定位】第四、五掌骨之间，握拳，当小指端与无名指端之间（图 56）。

【主治】心悸，胸痛，小便不利，遗尿，阴痒痛，小指挛痛。

【附注】手少阴心经所溜为“荥”。

◆少冲

【定位】小指桡侧距指甲角旁约 0.1 寸处（图 56）。

【主治】心悸，心痛，胸肋痛，癫狂，热病，昏迷。

【附注】手少阴心经所出为“井”。

表 6　手太阴肺经腧穴主治提要表

穴　名	部　位	主　治	
		1	2
少海 *	肘	心痛，肘臂挛痛	瘰疬
灵道 *	前臂	心痛，肘臂挛痛	
通里 *	前臂	心悸，怔忡	舌强不强，暴喑
阴郄	前臂	心痛，惊悸	盗汗
神门 *	腕关节	心痛，心烦，怔忡，健忘，失眠，癫狂痫，胸胁痛	
少府 *	掌	心悸，胸痛	不便不利，阴痒痛
少冲 *	拇指端	心悸，心痛，胸胁痛，癫狂	昏迷，热病
上肢部：心，胸，神志病			

表 7　手太阳小肠经腧穴主治提要表

穴　名	部　位	主　治	
		1	2
少泽 *	指端	头痛，目翳，咽喉肿痛	乳汁少，昏迷，热病
前谷	指	头痛，目痛，咽喉肿痛	热病
后溪 *	掌侧	头项强痛，目赤，耳聋，手指、肘臂挛痛	癫狂痫
腕骨 *	腕前	头项强痛，耳鸣，目翳，指挛，腕痛	黄疸，热病
养老	前臂	目视不明	
支正 *	前臂	项强，肘挛	癫狂热病
小海	肘	肘臂疼痛	癫狂

四、手太阳小肠经

【经脉循行】起于手小指外侧端（少泽），沿手背外侧至腕部，出于尺骨茎突，直上沿前臂外侧后缘，经尺骨鹰嘴与肱骨外上髁之间，沿上臂外侧外缘，出于肩关节，绕行肩胛部，交会于椎，向下进入缺盆部，联络心脏，沿食管，通过横膈，到达胃部，属于小肠。

【主要病候】小腹痛、腰脊痛、引睾丸、耳聋、目黄、颊肿、咽喉肿痛、肩臂外侧后缘痛等症。

【主治概要】本经腧穴主治头、项、耳、目、咽喉病，热病，神志病以及经脉循行部位的其他病症。

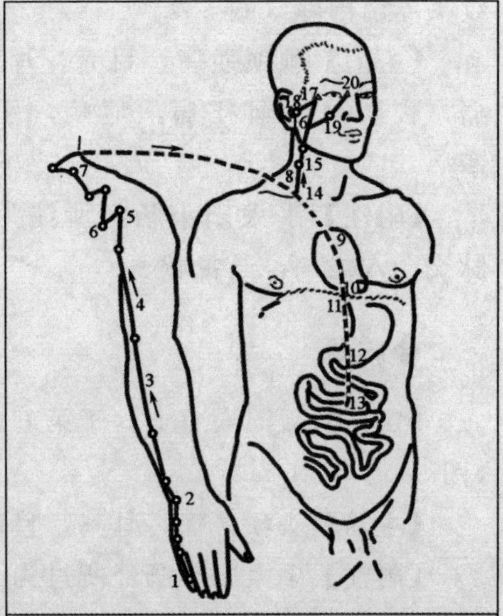

图 57

1. 起于小指之端；2. 循手外侧上腕，出髁中；3. 直上循臂骨下廉，出肘内侧两筋之间；4. 上循臑外后廉；5. 出肩解；6. 绕肩胛；7. 交肩上；8. 入缺盆；9. 络心；10. 循咽；11. 下膈；12. 抵胃；13. 属小肠；14. 其支者，从缺盆；15. 循颈；16. 上颊；17. 至目锐眦；18. 却入耳中；19. 其支者，别颊上顴，抵鼻；20. 至目内眦，斜络于顴

◆少泽

【定位】小指尺侧指甲旁约 0.1 寸（图 58）。

【主治】头痛，目翳，咽喉肿痛，乳痛，乳汁少，昏迷，热病。

【附注】手太阳小肠经所出为“井”。

◆前谷

【定位】握拳，第五指掌关节前尺侧，横纹头赤白肉际（图 58）。

【主治】头痛，目痛，耳鸣，咽喉肿痛，乳少，热病。

【附注】手太阳小肠经所溜为“荥”。

◆后溪

【定位】握拳，第五指掌关节后尺侧，横纹头赤白肉际（图 58）。

【主治】颈项强痛，目赤，耳聋，咽喉肿痛，腰背痛，癫狂痫，疟疾，手指及肘臂挛痛。

【附注】手太阳小肠经所注为"输"；八脉交会穴之一，通督脉。

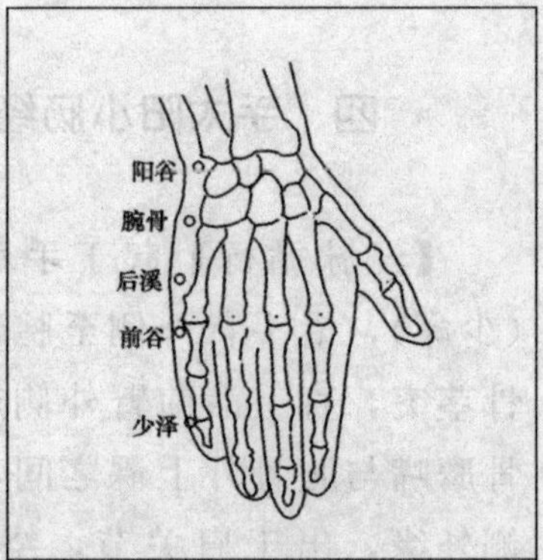

图 58

◆腕骨

【定位】后溪穴直上，于第五掌骨基底与三角骨之间赤白肉际凹陷处（图 58）。

【主治】头项强痛，耳鸣，目翳，黄疸，热病，疟疾，指挛，腕痛。

【附注】手太阳小肠经所过为"原"。

◆阳谷

【定位】腕背横纹尺侧端，尺骨茎突前凹陷中（图 58）。

【主治】头痛，目眩，耳鸣，耳聋，热病，癫狂痫，腕痛。

【附注】手太阳小肠经所行为"经"。

◆养老

【定位】以掌向胸，当尺骨茎突桡侧缘凹陷中（图 59）。

【主治】目视不明，肩、臂、肘、背酸痛。

【附注】手太阳小肠经"郄"穴。

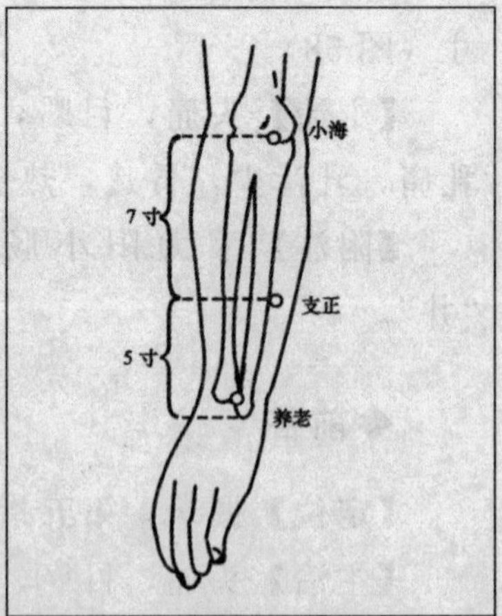

图 59

◆支正

【定位】阳谷穴与小海穴的连线上，阳谷

穴上 5 寸（图 59）。

【主治】头痛，目眩，热病，癫狂，项强，肘臂酸痛。

【附注】手太阳经“络”穴。

◆小海

【定位】屈肘，当尺骨鹰嘴与肱骨内上髁之间凹陷中（图 59）。

【主治】肘臂疼痛，癫痫。

【附注】手太阳小肠经所入为“合”。

五、手厥阴心包经

【经脉循行】起于胸中，出属心包络，向下通过横膈，从胸至腹依次联络上、中、下三焦。胸部支脉：沿着胸中，出于胁部，至腋下三寸处（天池），上行到腋窝中，沿上臂内侧，行于手太阴肺经和手少阴心经之间，进入肘窝中，向下行于前臂两筋（掌长肌腱与桡侧腕屈肌腱）的中间，进入掌中，沿着中指到指端（中冲）；掌中支脉从劳宫分出，沿着无名指到指端（关冲），与手少阳三焦经相接。（图 60）

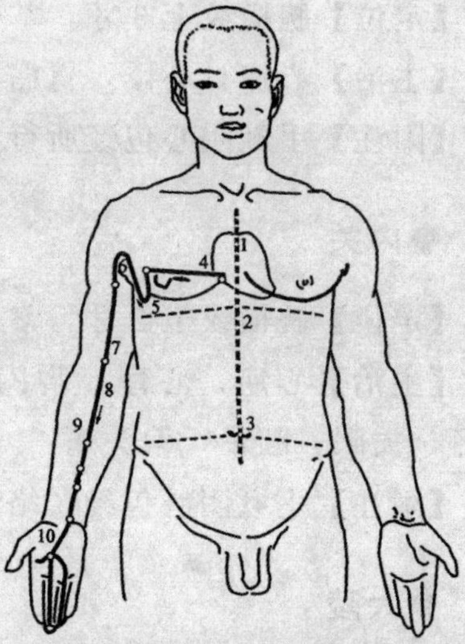

图 60　手厥阴心包经脉循行示意图

1. 起于胸中，出属心包络；2. 下膈；3. 历络三焦；4. 其支者，循胸；5. 出胁，下腋三寸；6. 上抵腋下；7. 循臑内，行太阴少阴之间；8. 入肘中；9. 下臂，行两筋之间；10. 入掌中；11. 循中指，出其端；12. 其支者，别掌中，循小指次指，出其端

【主要病候】心痛、胸闷、心悸、心烦、癫狂、腋肿、肘臂挛急、掌心发热等症。

◆曲泽

【定位】在肘横纹中，肱二头肌腱尺侧缘（图 61）。

【主治】心痛，心悸，胃痛，呕吐，泄泻，热病，肘臂挛痛。

【附注】手厥阴心包经所入为“合”。

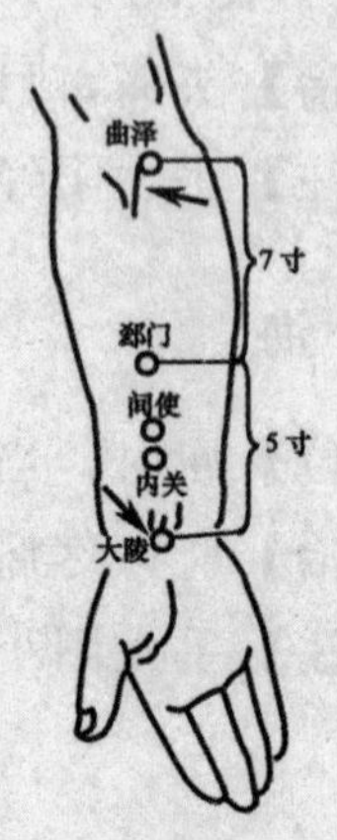

图 61

◆郄门

【定位】腕横纹上 5 寸，掌长肌腱与桡侧腕曲肌腱之间（图 61）。

【主治】心痛，心悸，呕血，咯血，疔疮，癫痫。

【附注】手厥阴心包经“郄”穴。

◆间使

【定位】腕横纹上 3 寸，掌长肌腱与桡侧腕屈肌腱之间（图 61）。

【主治】心痛，心悸，胃痛，呕吐，热病，疟疾，癫痫。

【附注】手厥阴心包经所行为“经”。

◆内关

【定位】腕横纹上 2 寸，掌长肌腱与桡侧腕屈肌腱之间（图 61）。

【主治】心痛，心悸，胸闷，胃痛，癫痫，热病，上肢痹痛，呕吐，偏瘫，失眠，眩晕，偏头痛。

【附注】手厥阴心包经“络”穴。

◆大陵

【定位】腕纹中央，掌长肌腱与桡侧腕屈肌腱之间（图 61）。

【主治】心痛，心悸，胃痛，呕吐，癫狂，疮疡，胸胁痛。

【附注】手厥阴心包经所注为“输”；心包经原穴。

◆劳宫

【定位】第二、三掌骨之间，握拳，中指尖下是穴（图 62）。第二蚓状肌及指浅深屈肌腱，深层为拇收肌横头的起端，有骨间肌；有指掌侧总动脉；布有正中神经。

【主治】心痛，呕吐，癫狂痫，口疮，口臭。

【附注】手厥阴心包经所溜为“荥”。

◆中冲

【定位】中指尖端的中央（图 62）。

【主治】心痛，昏迷，舌强肿痛，热病，小儿夜啼，中暑，昏厥。

【附注】手厥阴心包经所出为“井”。

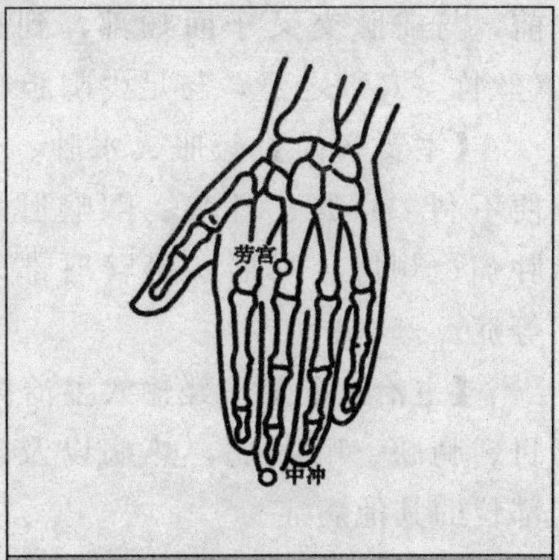

图 62

表 8　手厥阴心包经腧穴主治提要表

穴　名	部　位	主　治	
		1	2
曲泽 *	肘	心痛，胃痛，呕吐	热病
郄门 *	前臂	心痛，心悸，呕血	
间使 *	前臂	心痛，呕吐，癫狂痫	疟病
内关	前臂	心痛，心悸，胸闷，呕吐、癫痫	热病
大陵 *	腕关节	心痛，呕吐，癫狂	疮疡
劳宫 *	掌	心痛，癫狂痫	口疮
中冲 *	指端	心痛，昏迷	热病
手臂部：心、胸、胃、神志病、热病			

六、手少阳三焦经

【经脉循行】起于无名指末端（关冲穴），向上出于第四、第五掌骨间，沿着腕背，出于前臂外侧桡骨和尺骨之间，向上通过肘尖，沿上臂外侧，上达肩部，又从足少阳胆经的后面，向前进入缺盆部，分布于胸中，联络心包，向下通过横膈，从胸至腹，属于上、中、下三焦。胸中的支脉：从胸向上，出缺盆部，上走项部，沿耳后直上，出于耳部上行额角，再屈而下行至面颊部，到达眶下部。耳部支脉：从耳后进入耳中，出走耳前，与前脉交叉于面颊部，到达目外眦（丝竹空穴）之下，与足少阳胆经相接。

【主要病候】腹胀、水肿、遗尿、小便不利、耳聋、耳鸣、咽喉肿痛、目赤肿痛、颊肿、耳后、肩臂肘部外侧疼痛等症。

【主治概要】本经输穴主治侧头、耳、目、胸胁、咽喉病，热病以及经脉循行部位的其他病症。

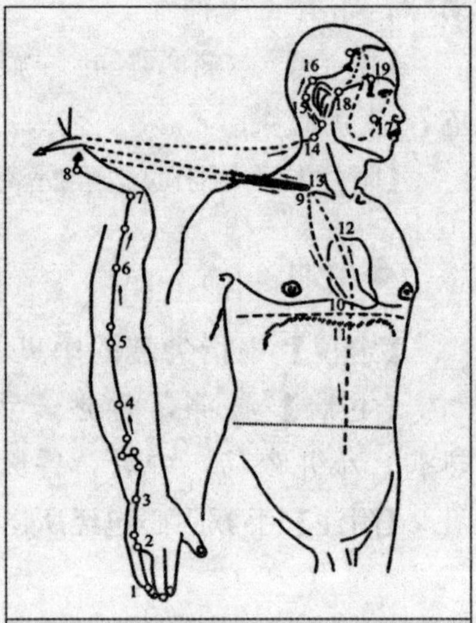

图 63

1.起于无名指末端；2.上出两指之间；3.循手表腕；4.出臂外两骨之间；5.上贯肘；6.循臑外；7.上肩；8.而又从足少阳胆经后；9.入缺盆；10.布膻中，散络心包；11.下膈，循属三焦；12.其支者，从膻中；13.上出缺盆；14.上项；15.系耳后直上；16.出耳上角；17.以屈下颊至颐；18.其支者，从耳后入耳中，出走耳前，过客主人前，交颊；19.至目锐眦

◆关冲

【定位】第四指尺侧指甲旁约 0.1 寸（图 64）。

【主治】头痛，目赤，耳聋，咽喉肿痛，热病，昏厥。

◆液门

【定位】握拳，第四、五掌骨之间，指掌关节前凹陷中（图 64）。

【主治】头痛，目赤，耳聋，咽喉肿痛，疟疾。

◆中渚

【定位】握拳，第四、五掌骨小头后缘之间凹陷中，液门穴后 1 寸处（图 64）。

【主治】头痛，目赤，耳鸣，耳聋，咽喉肿痛，热病，手指不能屈伸。

◆阳池

【定位】腕背横纹中，指总伸肌腱尺侧缘凹陷中（图 64）。

【主治】目赤肿痛，耳聋，咽喉肿痛，疟疾，腕痛，消渴。

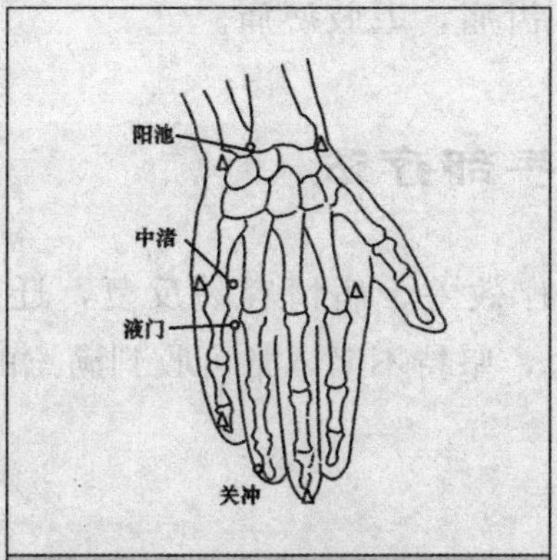

图 64

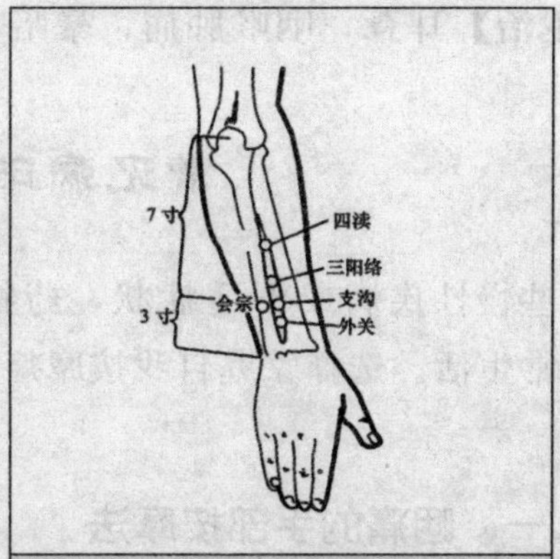

图 65

◆外关

【定位】腕背横纹上 2 寸，桡骨与尺骨之间（图 65）。

【主治】热病，头痛，目赤肿痛，耳鸣，耳聋，瘰疬，胁肋痛，上肢痹痛。

◆支沟

【定位】腕背横纹上 3 寸，桡骨与尺骨之间（图 65）。

【主治】耳鸣，耳聋，暴喑，瘰疬，胁肋痛，便秘，热病。

◆会宗

【定位】支沟穴尺侧约 1 寸，于尺骨的桡侧缘取之（图 65）。

【主治】耳聋，癫痫，上肢痹痛。

◆三阳络

【定位】支沟穴上 1 寸，桡骨与尺骨之间（图 65）。深层有前臂骨间背侧神经和骨间掌侧神经。

【主治】耳聋，暴喑，齿痛，上肢痹痛。

◆四渎

【定位】尺骨鹰嘴下 5 寸，桡骨与尺骨之间（图 65）。

【主治】耳聋，咽喉肿痛，暴喑，齿痛，上肢痹痛。

常见病的手部疗法

一些慢性疾病或不适症状，药物疗效差，病情容易反复，迁延不愈，影响正常生活。选择家庭自我按摩疗法，坚持不懈，常可收到满意的效果。

一、咽痛的手部按摩法

◆手诊所见

1. 手太阴肺经、手阳明大肠经所在的拇指、食指指腹潮红（图 66）。
2. 艮位潮红，时有青盘浮露（图 66）。
3. 手背中指根下方，可触及压痛点。

◆治疗方法

1. 取穴：大肠经的商阳穴和合谷穴。商阳穴，位于食指指甲生长之际，靠拇指侧稍下方；合谷穴，位于食指和拇指之间，离连接处约拇指的第一关节长度的距离（图 67）。
2. 以强刺激按压商阳、合谷穴 10～20 次，即可感到咽痛逐渐减轻。

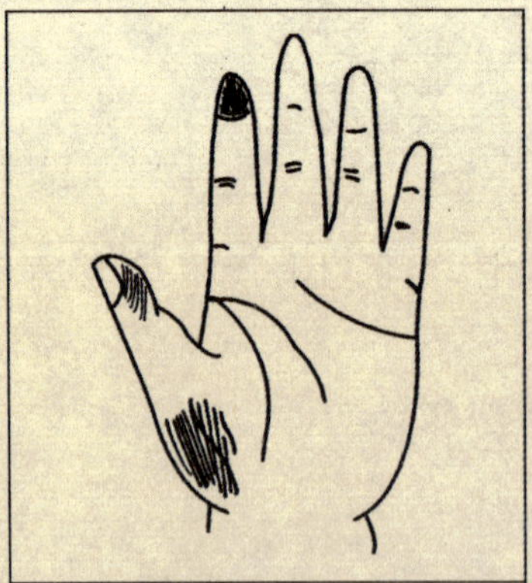

图 66

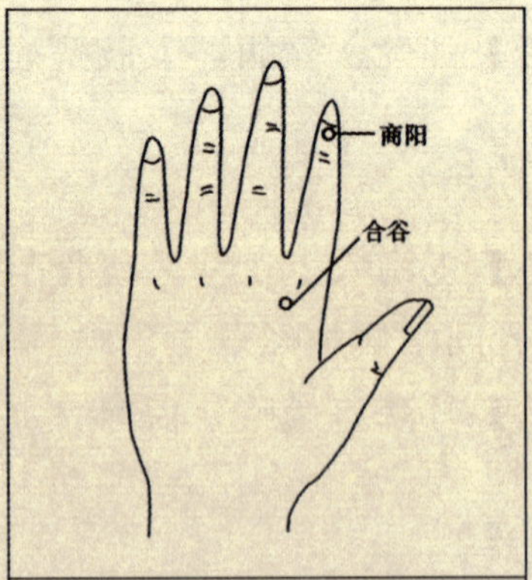

图 67

二、手部按摩治疗咳嗽

◆**手诊所见**

1. 拇指、食指指端红润。

2. 艮位潮红，说明为新病；色青暗，间有紫色淤斑者，多为病程较长，迁延难愈（图 68）。

3. 中指根部下方偶见青暗（图 69）。

4. 兑位纹乱（图 68）。

5. 1 线有纵纹（图 68）。

6. 伴有过敏体质者，可有 9 线出现（图 68）。

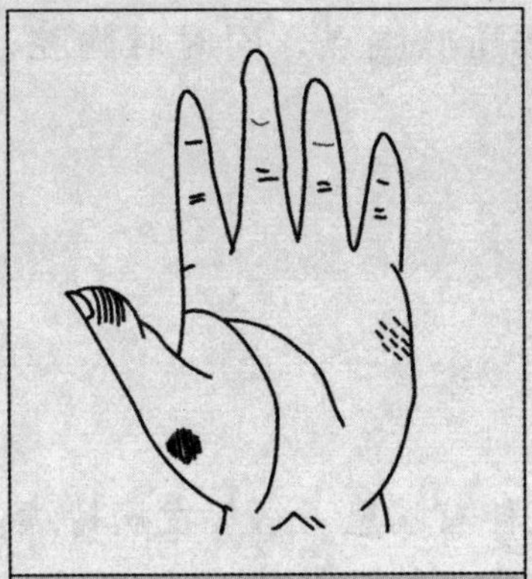

图 68

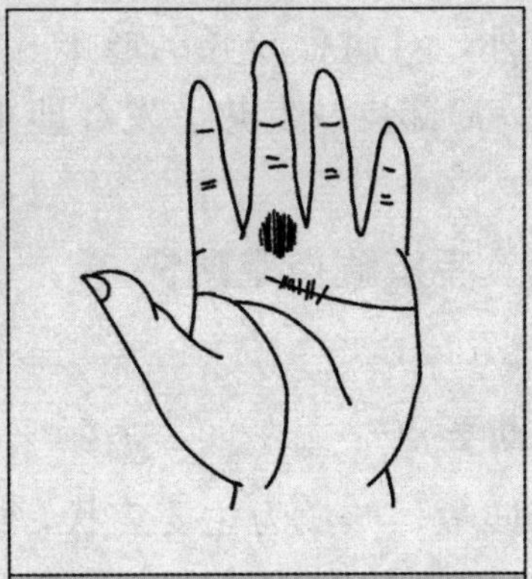

图 69

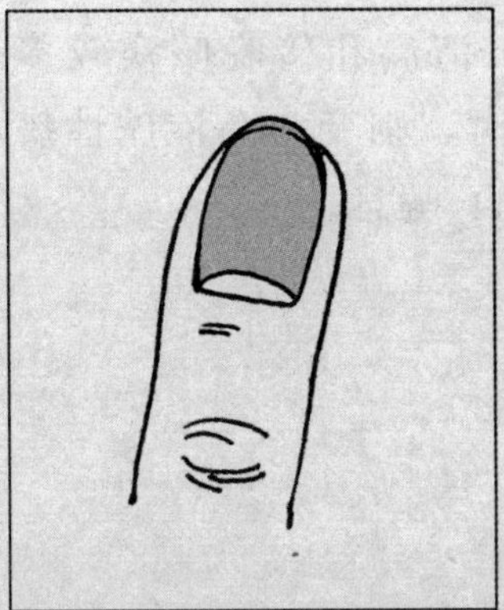

图 70

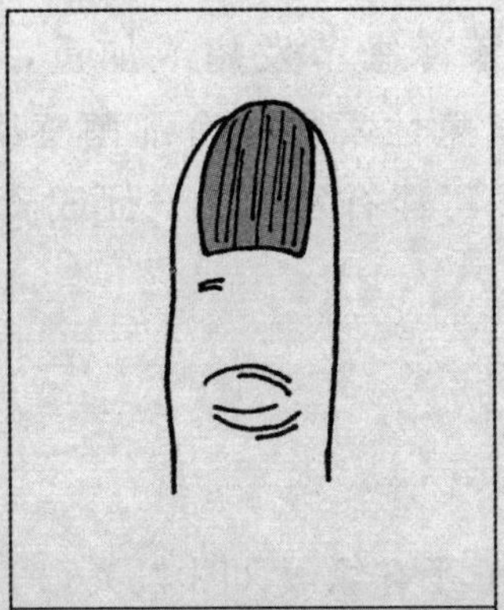

图 71

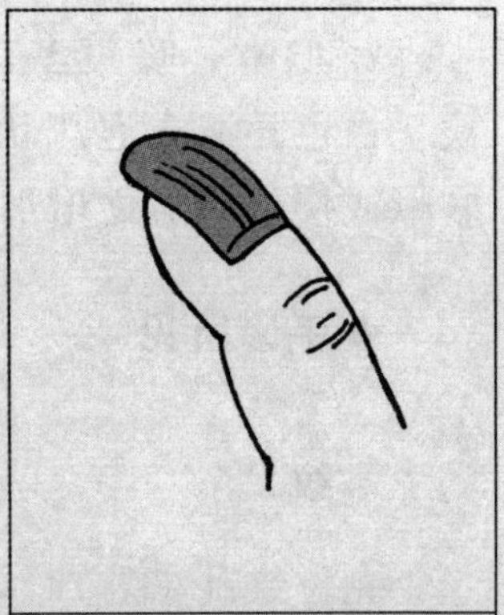

图 72

7. 多见长甲，甲上伴有纵沟，尤拇指、食指多见。病程久者，甲长而弯曲（图 70、图 71、图 72）。

◆**治疗方法**

1. 取穴：对于治疗咳嗽的有效穴位，多位于面与颈部。

位于腕部的太渊穴，也是十分有效的穴位。太渊穴，位于腕内侧横纹，临拇指侧的末端，可触及桡动脉搏动的位置。另外，咳喘点，位于手掌侧食指与中指之间，向腕关节移动 1 厘米处。胸腔、呼吸器区位于大鱼际外侧（图 73）。

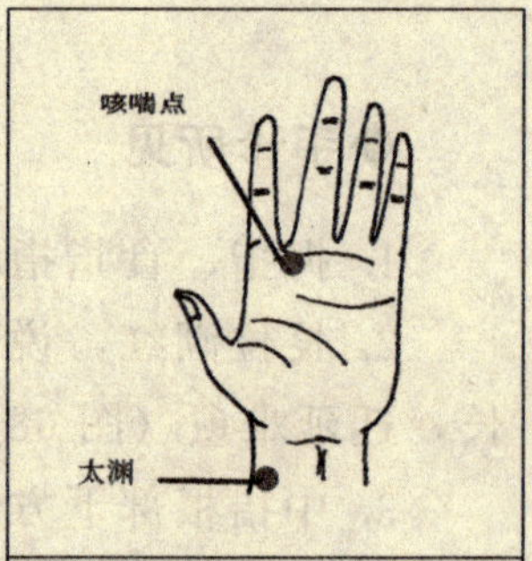

图 73

2. 指压法刺激，10～15 次，以穴道周围温暖潮热为宜。

3. 另外，对病程较长的咳嗽，按压咳喘点，同时对胸腔、呼吸器区推擦按揉，局部皮肤发热、发红即止。

三、手按喘点定喘快

◆**诊断要点**

1. 以咳嗽、咳痰为主要症状，或伴有喘息。每年发病持续 3 个月，连续两年或两年以上，并除外心、肺疾患（如肺结核、尘肺、支气管扩张、肺癌、心脏病、心功能不全等）引起的咳嗽、咳痰、喘息等。

2. 咳嗽、咳痰多在寒冷季节发病或加重，以清晨和傍晚咳痰较多。痰呈白色黏液或泡沫状，急性发作伴有细菌感染时，则变为黏液脓性痰，咳嗽或痰量亦随之增加，可伴有发热、气促或（和）喘息。

◆**手诊所见**

掌纹

兑位纹乱（图 74），1 线有纵纹（图 75）。

离位色泽青暗，有黄褐色发亮如老茧样的突起，伴有过敏体质者，可

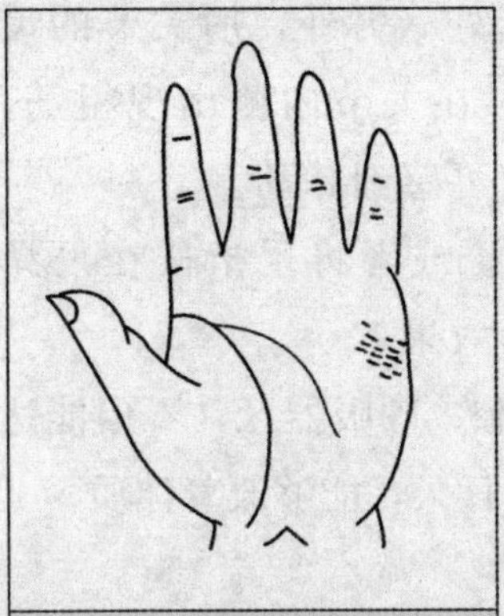
图 74

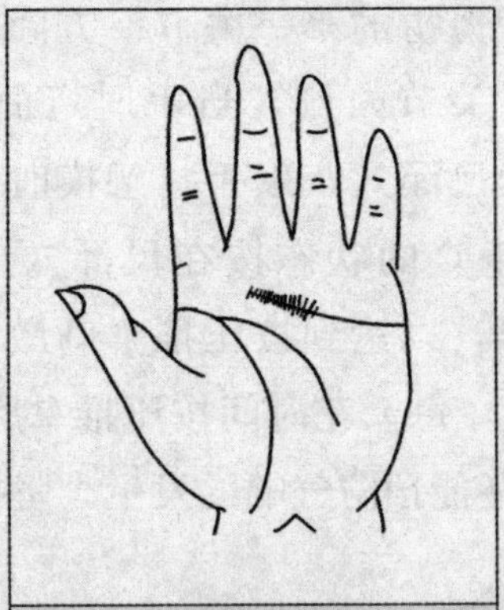
图 75

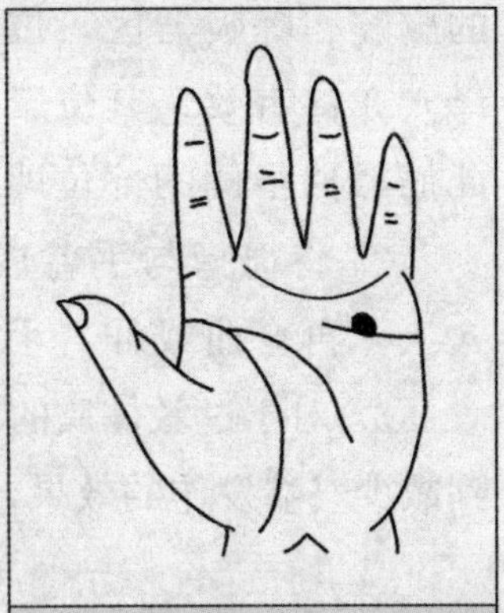
图 76

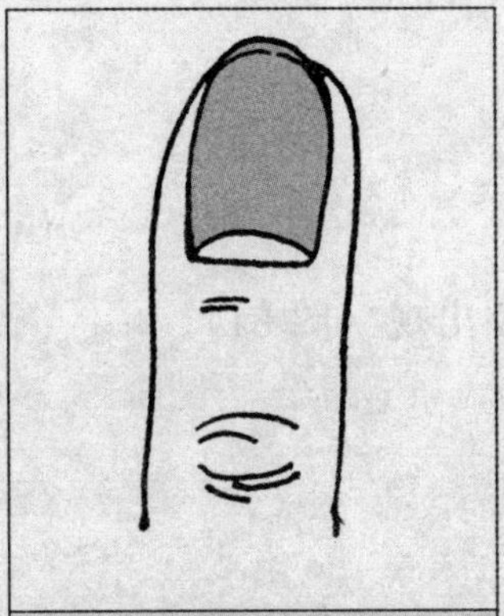
图 77

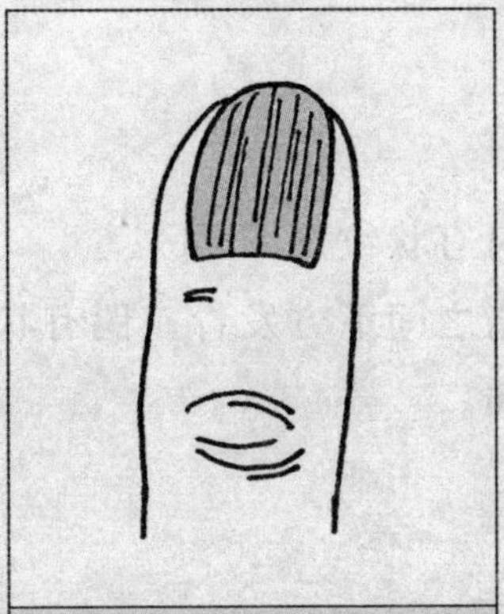
图 78

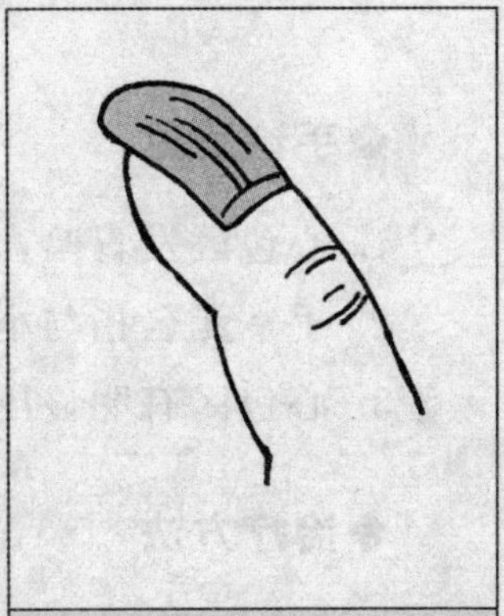
图 79

有 9 线出现（图 76）。

甲诊

多见长甲（图 77），甲上伴有纵沟（图 78），尤以拇指、食指多见。病程久者，甲长而弯曲（图 79），甲壁厚。

◆治疗方法

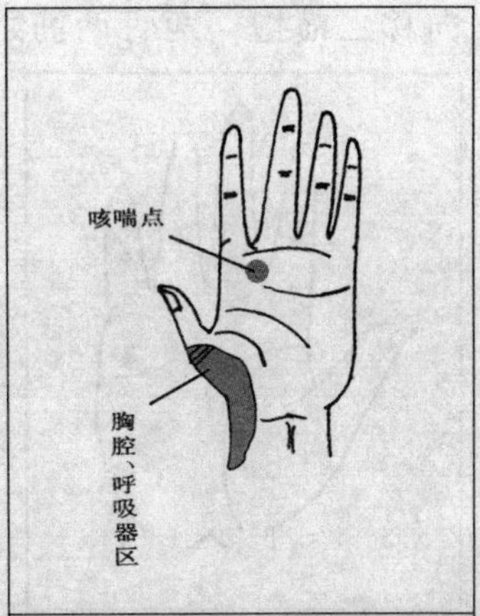

图 80

1. 取穴：咳喘点位于手掌侧，食指与中指指间，朝手腕方向下移约 1 厘米处（图 80）；三间穴位于当弯曲食指时，指根部横纹末端。

能够强化呼吸器官，预防气喘，改善体质

的胸腔、呼吸器区，位于拇指的第一关节下方隆起处。另外，肘关节的尺泽穴亦甚有效，其位于肘关节内侧，当手肘弯曲，在关节内侧出现粗筋，此筋靠拇指侧的部位即为尺泽穴，以手指触摸时，可感到脉动。

2. 将拇指与手臂成垂直的状态按在尺泽穴上，或者将手指按在尺泽穴上，再弯曲或伸直手臂，以达到按压推拿刺激的效果。

3. 对于过敏体质的人，每天花时间按压推拿胸腔、呼吸器区，不但能达到减少气喘发作的效果，还能预防气喘的发生。坚持日久，能够改善体质。

四、心悸按摩疗法

◆手诊所见

1. 心包区发青暗，时有状纹（图 81）。

2. 手掌无名指与小指之间下方发青，偶有状纹出现（图 81）。

3. 心包区有明显压痛。

◆治疗方法

1. 取穴：少冲穴，位于小指指甲生长之际，靠无名指侧下方；中冲穴，位于中指指甲生长之际，靠食指侧下方；心包区，位于手掌中央部；神门穴，位于腕横纹，靠小指侧的肌腱内侧；内关穴，位于腕横纹向肘方向移二横指，两骨两筋之间处（图 82、图 83）。

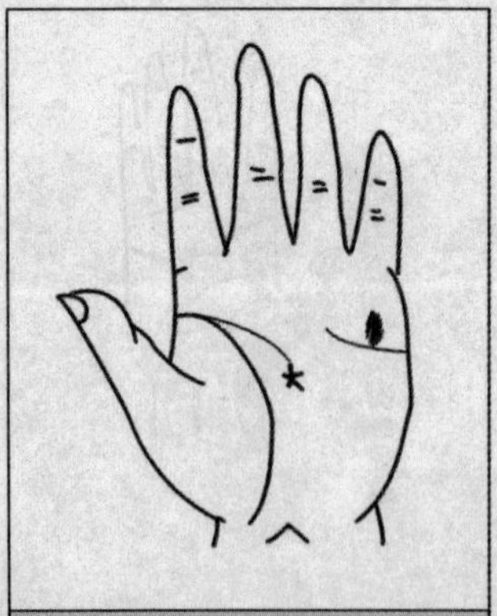

图 81

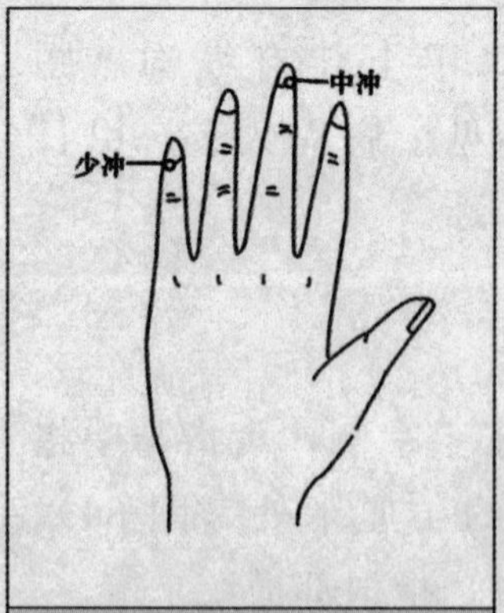

图 82

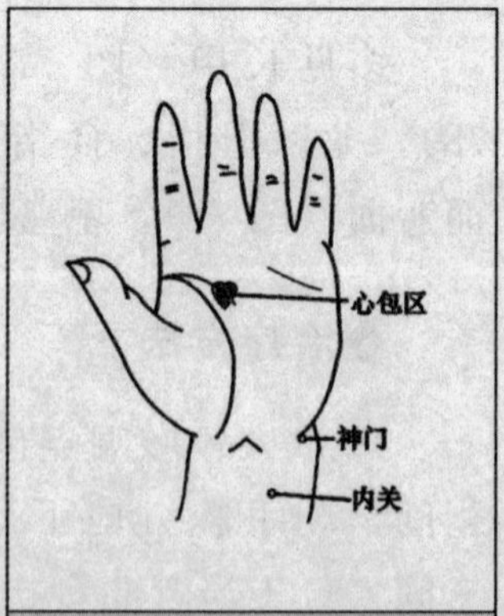

图 83

2. 首先，按压推揉心包区，至皮肤潮红发热。

3. 同时，刺激内关穴。当右侧伴有胸痛时，刺激右侧手腕的内关穴；当左侧的胸痛时，则刺激左侧手腕的内关穴。

4. 另外，辅以对神门、中冲、少冲穴等做强刺激的指压，更能达到效果。

五、睡不醒的按摩疗法

◆手诊所见

1. 手掌圆型，肉厚而柔软，掌色稍白。

2. 艮位饱满、少泽穴，常可见细碎纹理（图 84）。

3. 巽位有青筋隐现（图 84）。

◆治疗方法

1. 取穴：胃、脾、大肠区和健理三针区；内关穴，位于腕横纹中点向肘关节方向移两横指，在两骨两筋之间；中冲穴，位于中指指甲生长际，临食指侧的下方；肾穴，位于手掌侧，小指第一关节横纹中央（图 85、图 86）。

2. 对于脾胃虚弱的患者，首先按压胃、脾、大肠区及健理三针区，可健脾养胃、调节脾胃功能。每日按压推揉 20 次左右，手法稍重刺激。

3. 对于外感湿邪、痰湿内阻的患者，刺激脾经上的穴位，相当有效。揉捏按压中冲穴，以健脾化痰。如在开会、行车时，出现睡意，就稍事休

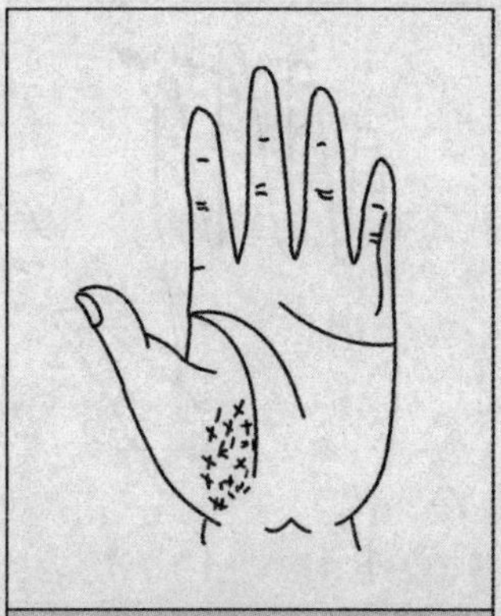

图 84

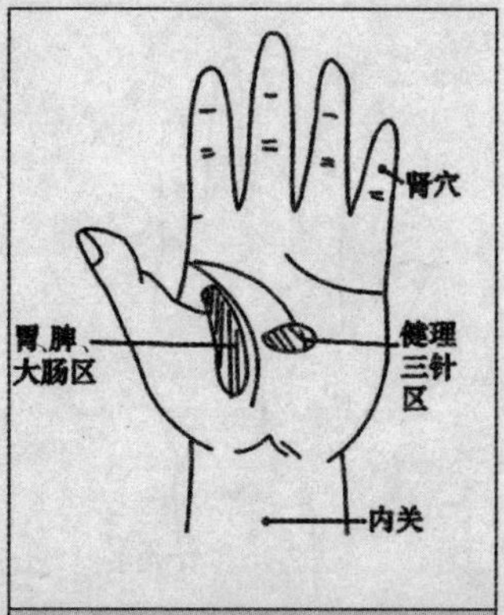

图 85

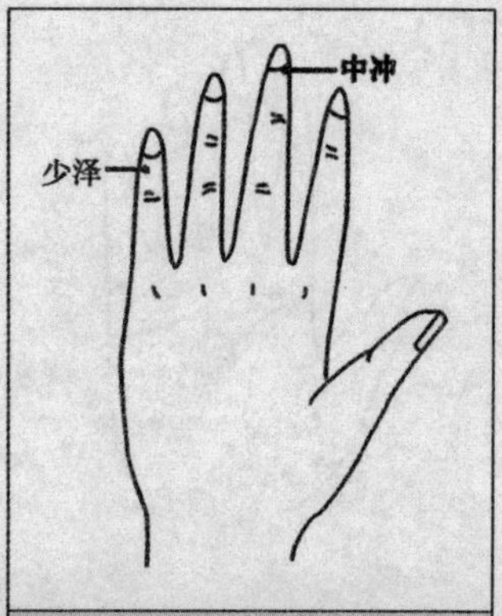

图 86

息，并对中冲穴仔细地揉捏，睡意会自然而然地消失。每次可做 20～30 次揉捏按压即见效。

4. 对肾阳不足的高龄人，在刺激中冲、内关穴的同时，指压肾穴，可见效。

六、手部按摩治疗失眠

◆手诊所见

1. 手掌色暗或苍白，大小鱼际凹陷，弹性差。

2. 艮位纹理紊乱（图 87）。

3. 掌心青紫触及有压痛（图 87）。

◆治疗方法

1. 取穴：中冲穴，位于中指指甲生长之际，临食指侧下方；内关穴，位于腕横纹向肘侧移两横指的两骨两筋间；手三里穴，位于肘旁曲所形成的横纹末端，与桡骨连接的线上，朝腕部移三横指的位置（图 88、图 89）。

2. 刺激中冲、内关穴是非常有效的。以指压揉捏法，每次刺激 10～20 次，或改为灸法效果更好。

3. 手三里穴，是非常有效的辅助穴位，以压揉弹拨为佳。

4. 上述方法，若经常于夜晚睡觉前施行，就会逐渐生效，但需要避免过强的刺激。

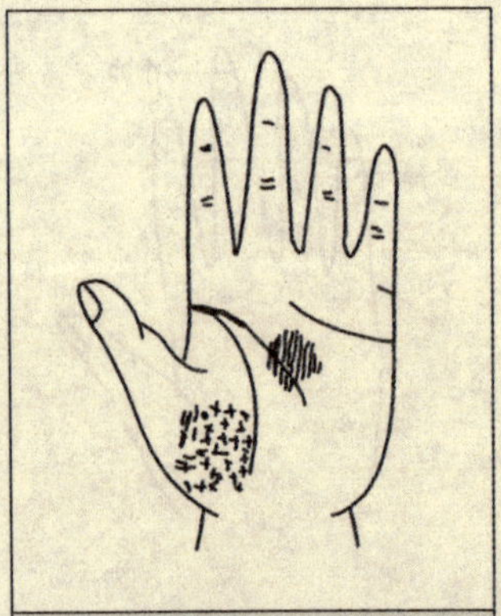

图 87

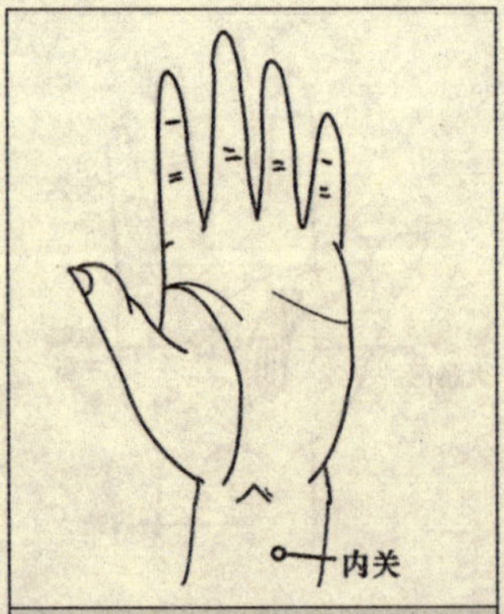

图 88

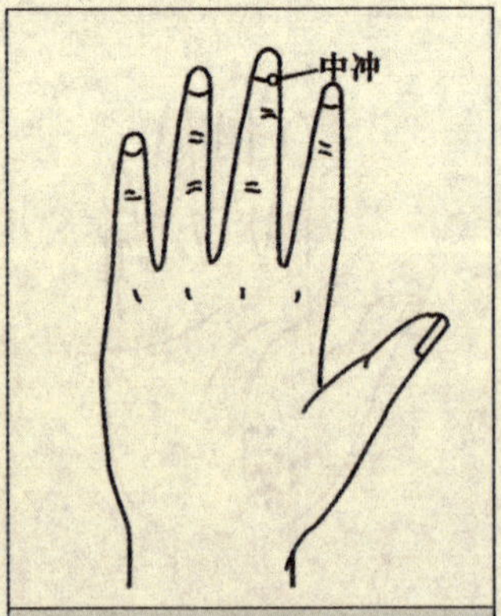

图 89

七、快速消除呃逆法

◆手诊所见

1. 掌色青黄相杂，震位明显淡黄色，亦松软下陷。艮位发青白色，肉松弛。

2. 震位有“♯”状纹或“＊”状纹（图 90）。

3. 艮位有杆状纹或“＊”状纹（图 90）。

4. 指甲黄白。

◆治疗方法

1. 取穴：胃、脾、大肠区，位于大鱼际和生命线之间；大肠，位于掌侧，食指第一节横纹中央；胸腹区，位于手背中央；肝穴，位于掌侧，无名指第二节横纹中央；合谷穴，位于食指和拇指之间，离连合处约第一节拇指的长度处（图 91、图 92）。

2. 一般以手指对合谷、内关穴做按压刺激就可停止呃逆。以酸胀疼痛为度。

3. 病程长的呃逆患者，可加以对胃、脾、大肠区、大肠、肝穴施行按压推揉，可以辅助并巩固疗效。

4. 按压手背的胸腹区，亦可对治疗起辅助作用。

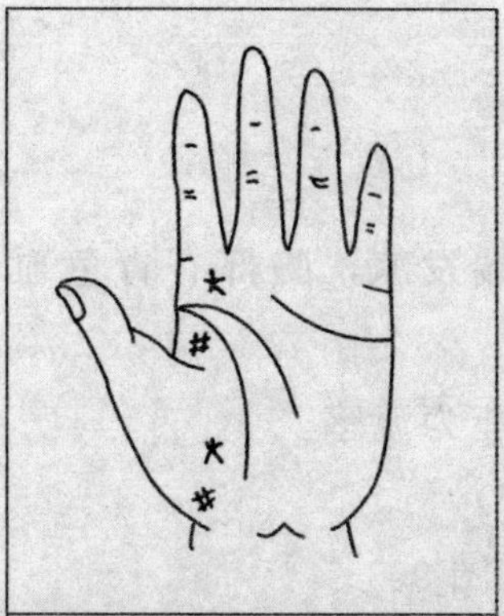

图 90

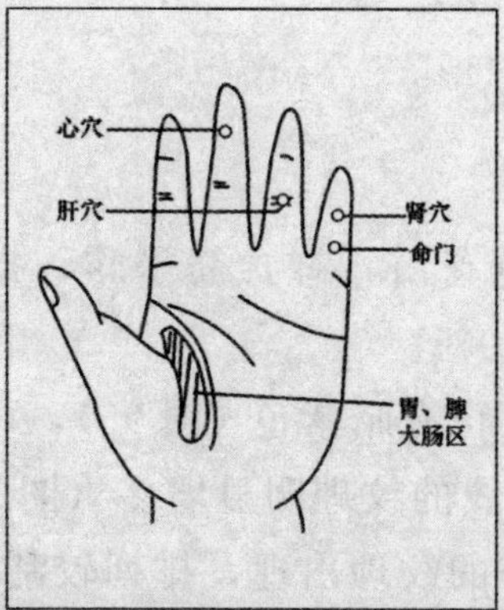

图 91

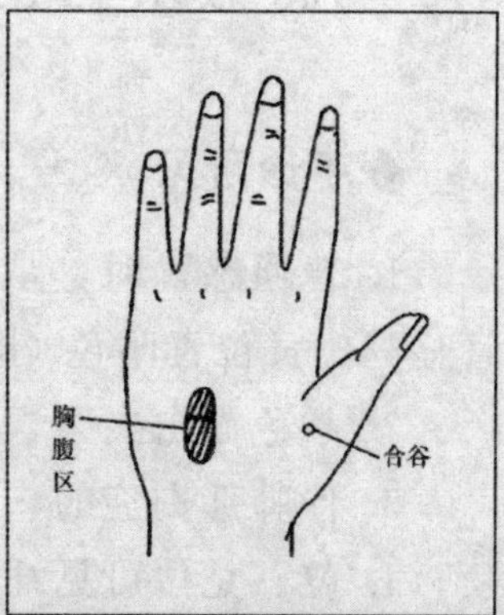

图 92

八、腹胀如鼓，按穴消胀

◆手诊所见

1. 艮位色苍白，扁平，弹性差。

2. 艮位可见岛纹（图 93）。

3. 食指掌面可触及压痛点。

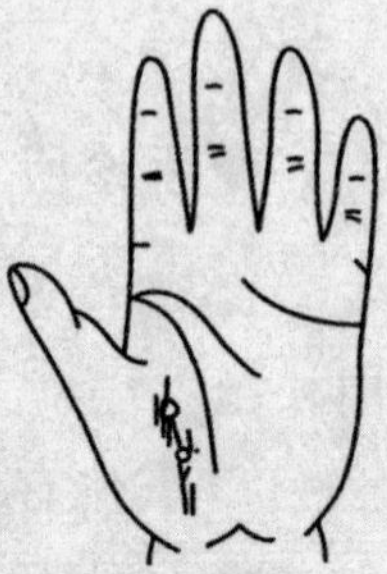

图 93

◆治疗方法

1. 取穴：二间穴，位于弯曲食指的指根部横纹末端处；大肠，位于手掌侧，食指第一节横纹中央；胃、脾、大肠区（图 94）。

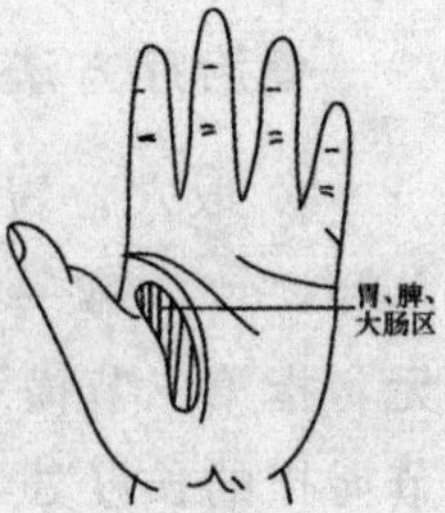

图 94

2. 为了要消除膨胀感，使胃肠的功能恢复正常是很重要的。所以，对大肠、二间穴的按压，或艾灸、香烟灸是非常重要和有效的。每日刺激 10～20 次，即会见效。

3. 当腹胀突然加重时，强烈刺激二间穴，使其部位疼痛感强烈，会立即产生矢气，症状会随之缓解的。

4. 当年事高者，腹胀日久，脾胃不足而失调的，加以对胃、脾、大肠区行按压推擦，使局部发红发热，能够起到健运脾胃的作用。

九、感冒的手部疗法

◆手诊所见

1. 普通感冒时，掌色苍白，有青筋暴露，指端发凉，腕部有青色血管显露，艮位青暗色（图 95）。

2. 掌色赤白夹杂，艮位有暗紫色（图 95），可能为流感。

3. 伴肺部炎症的，1 线的纹理明显增多（图 96）。

4. 乾、兑位可见纤细的纹理出现，排列较乱（图 96）。

5. 感冒影响食欲时，巽位隆起，色赤（图 96）。

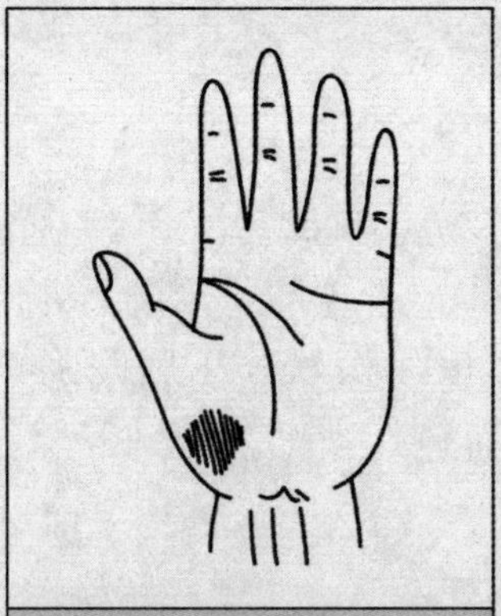
图 95

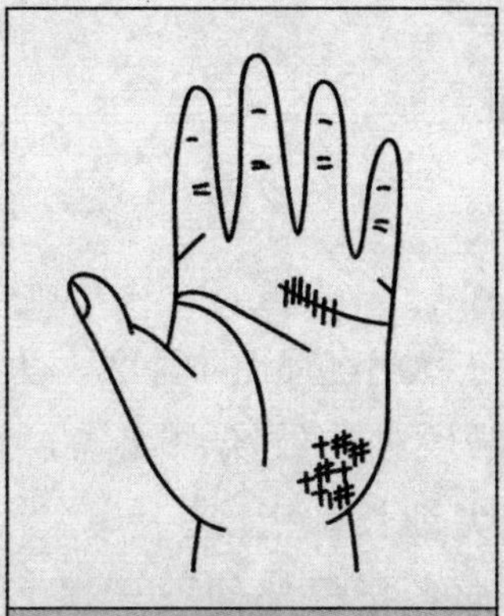
图 96

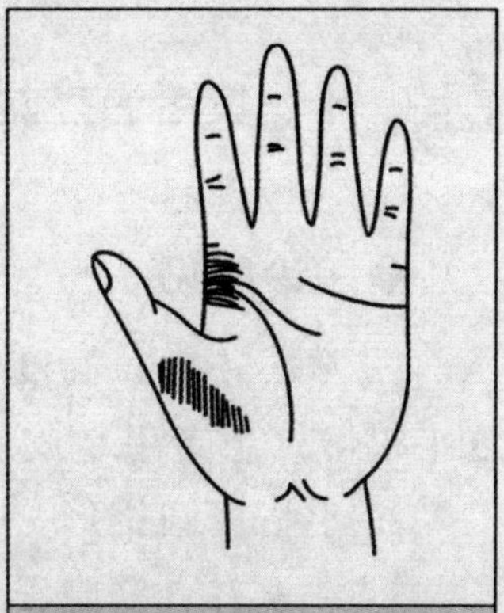
图 97

6. 呕吐剧烈时，震位下陷，肌肉松弛，色苍白（图 97）。

7. 甲色泛红，高热者致甲边缘赤红。

◆治疗方法

1. 取穴：太渊穴，位于腕掌侧横纹上，拇指端的末端，可触及桡动脉搏动处；商阳穴，位于食指指甲生长之际，临近拇指侧的稍下方；大肠穴，位于食指掌侧，第一节横纹中央；胸腔、呼吸器区，位于大鱼际（图 98、图 99）。

2. 首先，对太渊穴施以艾灸、香烟灸或强烈按压 10～20 次，以身体微微有汗为佳。

3. 对胃肠症状明显，如欲恶心、呕吐、食欲不振者，按压商阳、大肠穴，即可缓解症状。因为此二穴，对恶心是相当有效的。

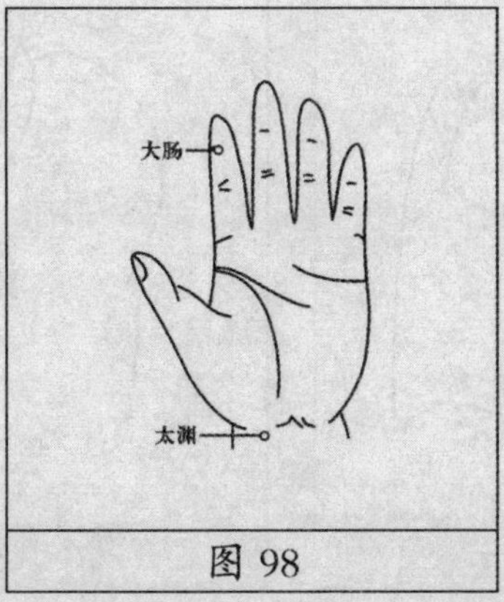

图 98

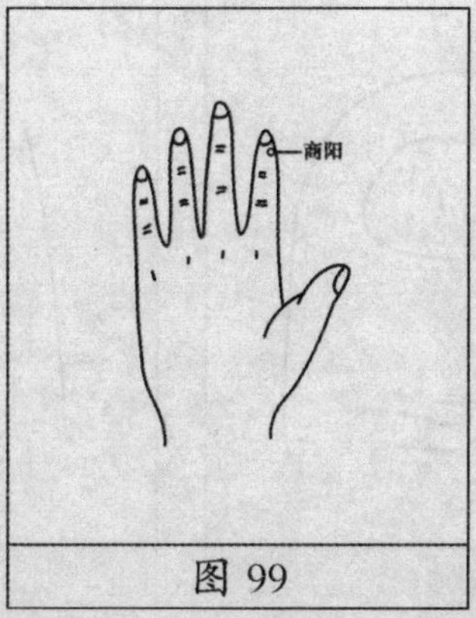

图 99

十、按手治疗贫血

◆手诊所见

1. 掌心苍白，温度低于大小鱼际的温度。大小鱼际松软，压后凹陷，复平很慢。患者手掌皮肤皱纹处皮纹淡白无华，无血色。

2. 手指多圆锥形，指尖细长，指冷。

3. 掌上有青筋隐浮，向各指根部伸展。

4. 艮位青白（图 100）。

5. 在 2 线区见线浅的排列不整齐的十字纹，在 2 线上可有岛纹（图 101）。

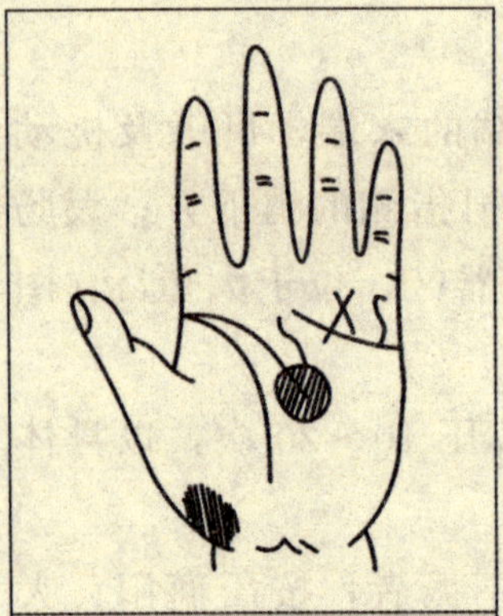
图 100

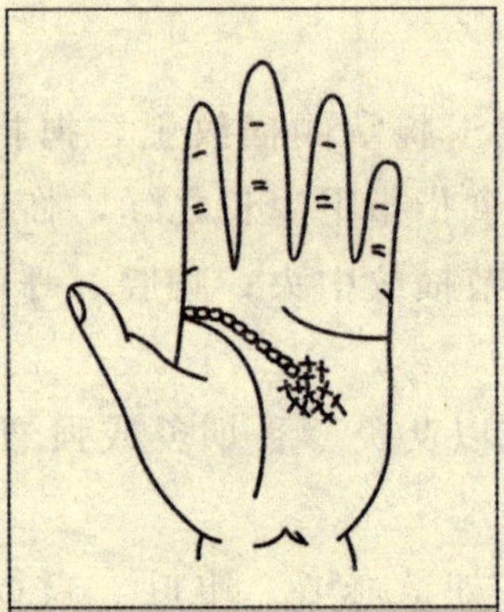
图 101

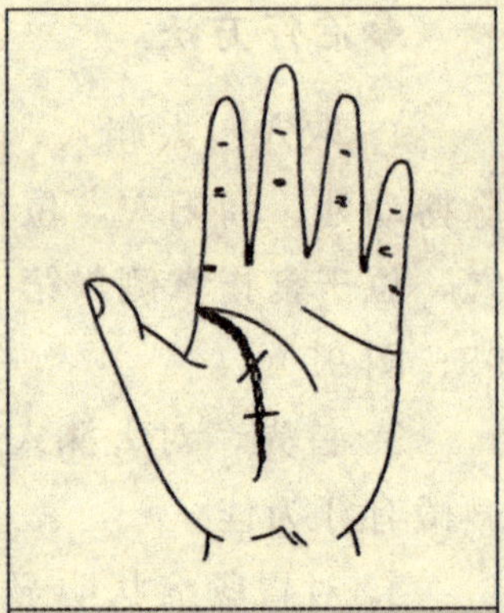
图 102

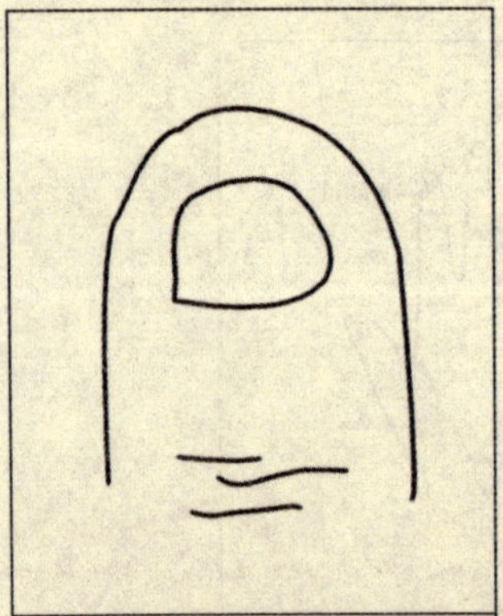
图 103

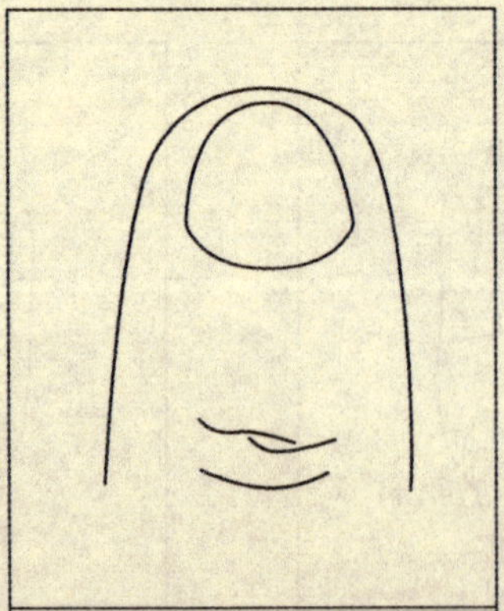
图 104

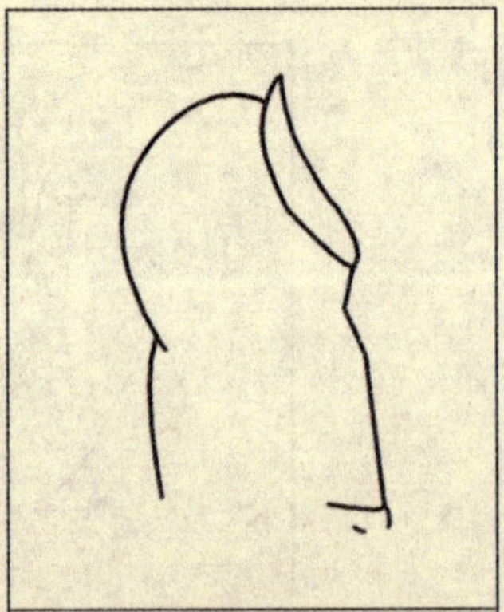
图 105

6. 在3线上见6线切过，3线多浅、短，或有分枝或为链状，尾部常有大的岛纹（图102）。

7. 甲色苍白，多为小指甲（图103），甲头尖（图104），半月瓣消失，指甲薄，呈勾型（图105）。用手压指甲后，血色恢复慢，说明贫血。

◆治疗方法

1. 取穴：神门穴，位于腕掌侧横纹上，靠小指侧、越过肌腱的部位；太陵穴，位于腕横纹中央，两筋之间；手心，位于手掌中央；肾穴，位于小指掌侧，第一节横纹中央（图106）。

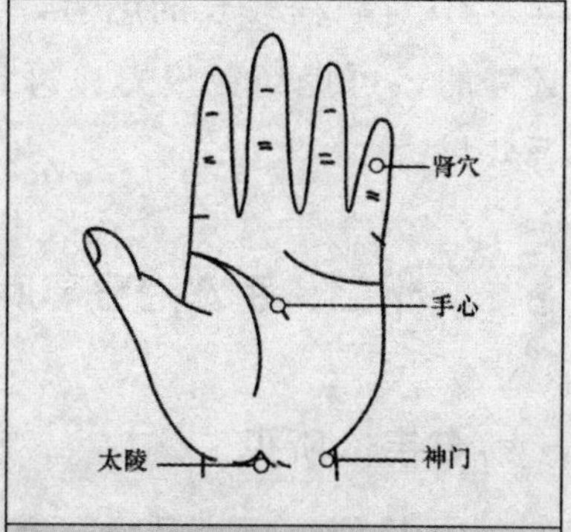

图106

2. 至于手心，以指按压即可，轻柔缓和地进行，每日20次。

3. 对于病程稍长，无器质问题的，还可辅以对胃、脾、大肠区、健理三针区行推拿揉捏，每日10次左右，可增强脾胃功能及造血功能。

十一、过敏性鼻炎不可怕

◆手诊所见

1. 手掌色潮红，或苍白。
2. 艮位纹理紊乱，有岛纹（图107）。
3. 拇指指腹外侧红白相间。
4. 中指指根下方时有“*”状纹（图107）。

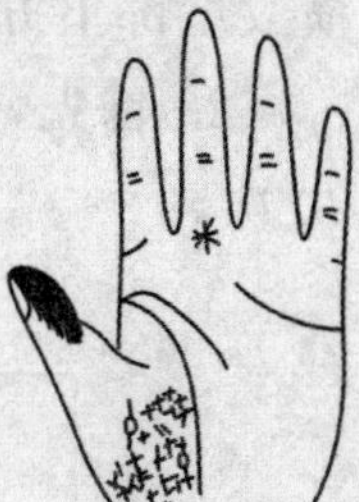
图107

◆治疗方法

1. 取穴：太渊穴，位于腕横纹内侧，靠拇指侧的末端，可用手触及有桡动脉搏动处；胸腔、呼吸器区，位于大鱼际；肺经，位于拇指指腹（图111）；大肠经，位于食指指腹；肾穴，位于手掌侧，小指第一关节横纹中央（图108）。

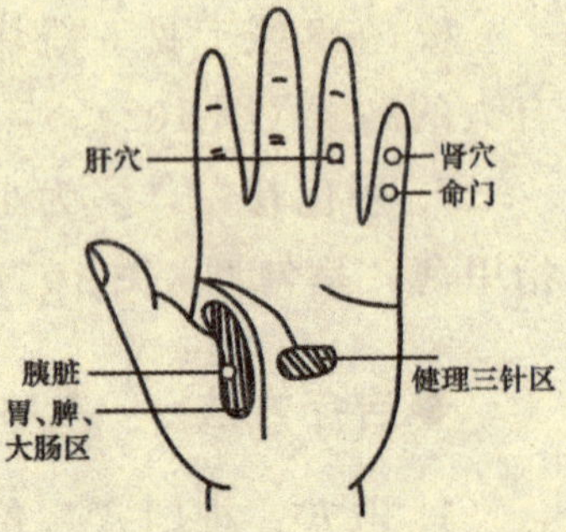

图 108

2. 指压此穴，以穴位周围温暖感出现为止。

3. 对胸腔、呼吸器区、肺经、大肠经进行指压、推擦，使局部发红发热，以增强呼吸系统功能，提高防风寒能力。

4. 对病程较长的患者，指压肾穴也是非常必需的，可提高免疫力。每日 10 次左右即有显著效果。

十二、手穴治疗荨麻疹

◆手诊所见

1. 艮位纹理紊乱，可有岛纹出现。

2. 掌苍白，或青暗。

3. 于手背部可触及压痛点。

◆治疗方法

1. 取穴：健理三针区，位于手掌心下方（近腕关节处）（图 109）；胃、脾、大肠区，位于大鱼际与生命线之间（图 108）；手三里穴，位于肘横纹尾部下方三横指处（图 110）。肾穴、肝穴及肺穴。

2. 首先，对健理三针区进行按压推擦，使局部潮红，按压推擦 10～20 次。

3. 对手三里穴、胃、脾、大肠区进行按压推揉，或以艾灸、香烟灸

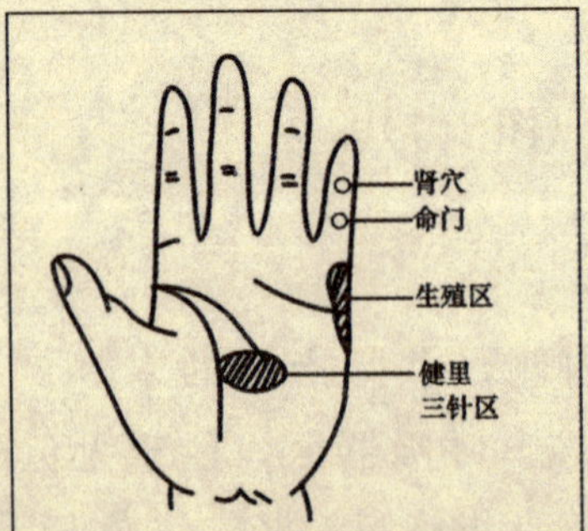

图 109

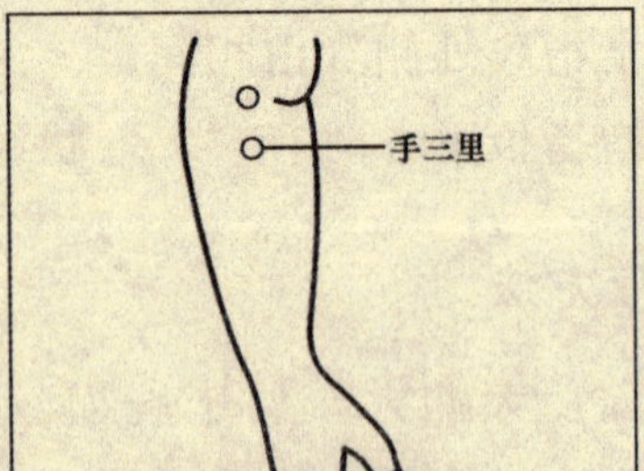

图 110

此二穴，每穴 7～10 次，有增强体质，提高机体防御能力的功能。

4. 另外，对肾穴、肝穴、肺穴进行强烈刺激，按压推擦，可改善肝肾功能，减轻过敏反应。

十三、腋臭的按摩疗法

◆治疗方法

1. 取穴：肺经，位于拇指指腹螺纹面；多汗点，位于手掌中心，手心穴区下方（向腕关节方向）；胃、脾、大肠区（图 111）。

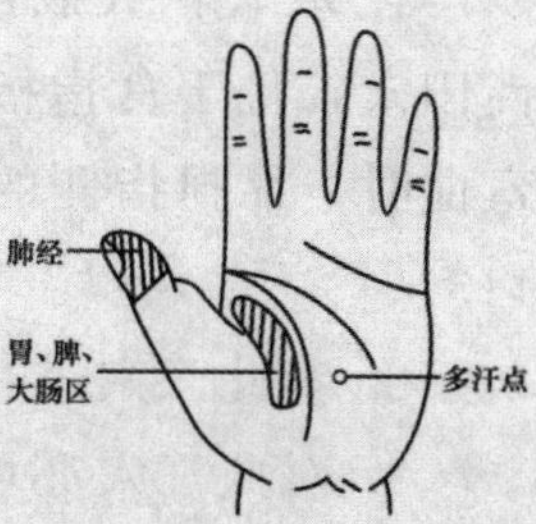

图 111

2. 本病为慢性病症，按压推捏肺经、多汗点及胃、脾、大肠区，需持之以恒，每日刺激 20～30 次。一般不用灸法，第 3 周时腋臭可有减轻。

3. 注意饮食易清淡，多食瓜果蔬菜，忌食高脂肪、糖类等食物。同时注意经常洗澡，以去除汗液。

4. 若经手部穴位按压治疗及外用中西药治疗无效时，可考虑手术疗法。

十四、按手去除麦粒肿

◆诊断要点

1. 以青少年较多见。

2. 初起，眼睑微痒微痛，近睑缘部皮肤微红微肿，继之形成局限性硬结，并有压痛。若病变发生于近眦部（眼角），红肿热痛较剧，并可引起眦部白睛赤肿。

3. 部分患者于耳后、颌下摸到淋巴结肿大，并有压痛。

4. 少数患者有恶寒发热、头痛等全身症状。

◆手诊所见

1. 手掌红润，尤其胃、脾、大肠区潮红，或间见红白相间。

2. 于眼点，甚至胃肠点有压痛敏感。

3. 胃、脾、大肠区内时可见岛纹、火纹（图 112）。

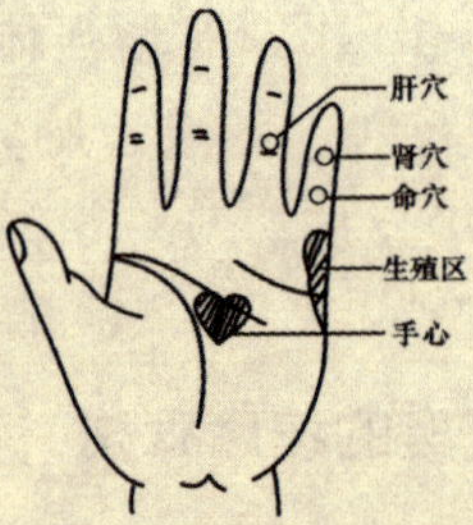

图 112

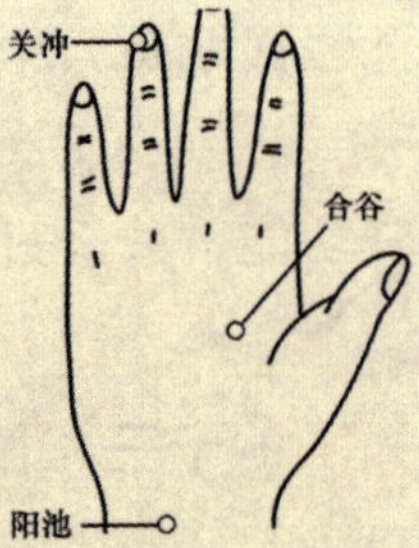

图 113

◆治疗方法

1. 取穴：大肠经上穴道最重要。商阳穴，位于食指指甲长出之际，靠拇指侧下方 2 毫米处；二间穴，食指弯曲时，靠拇指侧的横纹末端；合谷穴，位于手背、拇指和食指之间（图 113）。

2. 对此三穴进行按压，较强刺激 10～20 次。

3. 对此三穴亦可行艾灸、香烟灸，每穴 10 次左右，效果均良好。

4. 于商阳穴，或各指尖放血，即刻会止疼痛，第二天即开始消肿。

5. 注意饮食调节，勿食辛辣厚味。

十五、手穴给您的宝宝增食欲

◆手诊所见

1. 手型瘦长，筋骨浮露，手指细长，关节突出。

2. 巽位有一条青筋直上食指，越近指端，病情越重。

3. 艮位青白，肌肉松弛。

4. 腕部青筋暴露。

5. 如果在胎儿期即发生营养不良，则在 2 线上出现分裂或后继线断。

6. 3 线浅、短、断续（图 114）。

7. 指甲薄，易折，无半月瓣，甲面上有点状小坑，甲根有倒刺，小儿喜欢啃指甲（图 115、图 116）。

◆治疗方法

1. 取穴：健理三针区，位于手掌侧中央，手心下方（近手腕侧）；大

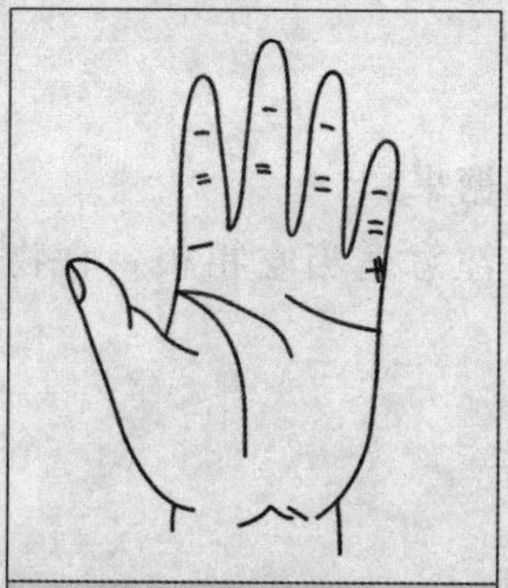

图 114

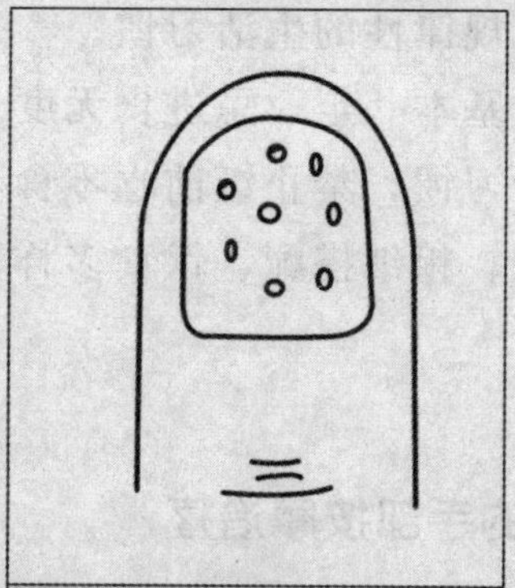

图 115

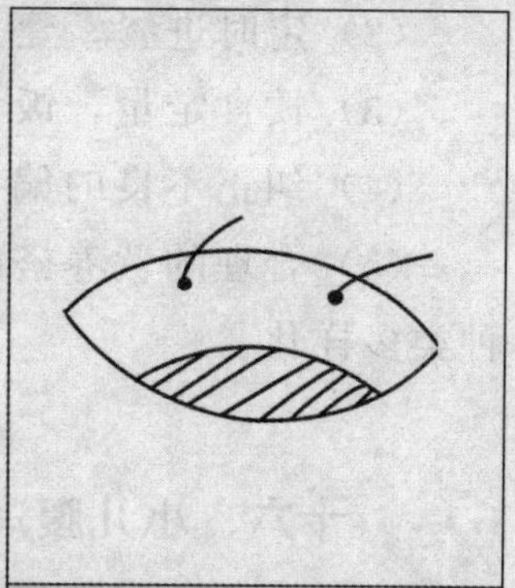

图 116

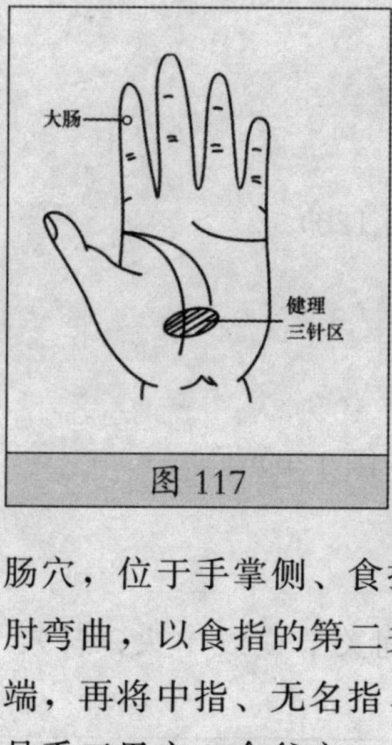

图 117

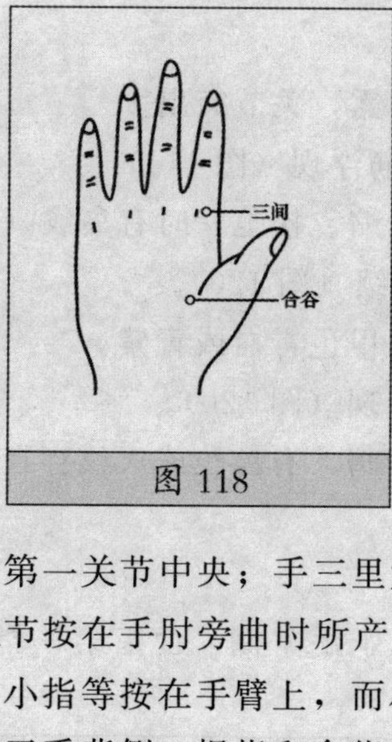

图 118

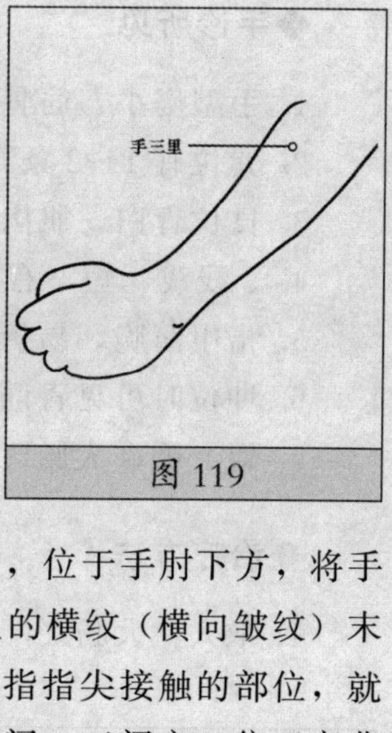

图 119

肠穴，位于手掌侧、食指第一关节中央；手三里穴，位于手肘下方，将手肘弯曲，以食指的第二关节按在手肘旁曲时所产生的横纹（横向皱纹）末端，再将中指、无名指、小指等按在手臂上，而小指指尖接触的部位，就是手三里穴；合谷穴，位于手背侧，拇指和食指之间；三间穴，位于弯曲食指，在食指根部横纹末端的位置（图 117、图 118、图 119）。

2. 首先对健理三针区及大肠、合谷、三间穴进行依次按压推揉，以 8～10 次为宜，当皮肤潮红，即可有效。

3. 若配以手三里穴推揉，效果更佳。

4. 调节饮食，注意以下喂养原则：

（1）顺其自然，要想孩子身体好，不在于吃得多，有俗语称孩子吃饭“饥一顿，饱一顿”。偶尔孩子食欲不好，进餐量少，不必过分担忧，更不能强迫孩子进食，应顺其自然，保护孩子的食欲才至关重要。

（2）定时进餐，建立规律性的生活习惯。

（3）饮食定量，饭量基本一定，忌进食无度。

（4）纠正不良的偏食习惯，禁止饭前吃零食和糖果。

（5）合理的营养搭配、粗细搭配、饮食多样，注意适当吃粗粮，食物种类多样化。

十六、小儿腹泻的手部按摩治疗

◆手诊所见

1. 手型瘦小，筋骨浮露，关节突出。
2. 巽位有 1～2 条青筋浮现（图 114）。
3. 艮位青白，肌肉萎缩、松弛，时有岛纹（图 120）。
4. 3 线浅、短，有断续（图 120）。
5. 指甲薄脆，易折。甲色青白或青紫。
6. 坤位时可见青筋浮现（图 120）。
7. 胃、脾、大肠区青暗，有岛纹或火纹存在（图 120）。

◆治疗方法

1. 取穴：大肠穴，位于手掌侧，食指第一指间关节横纹中央；肾穴，

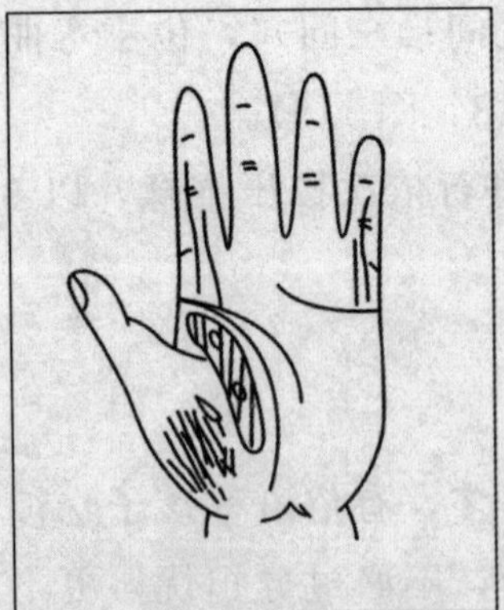

图 120

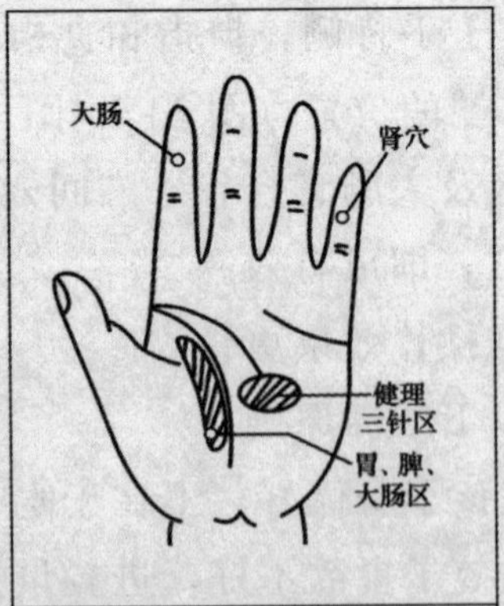

图 121

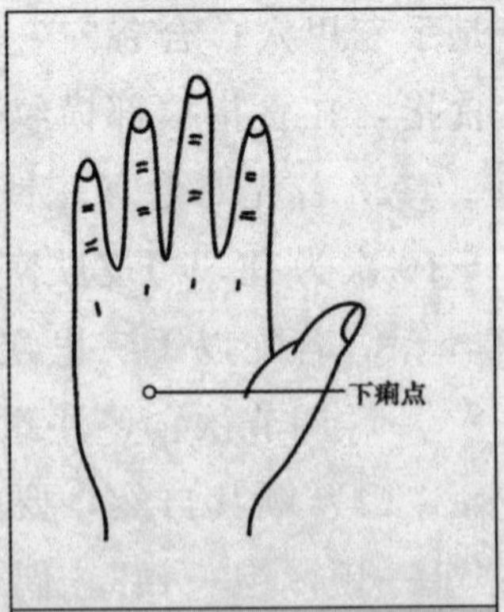

图 122

位于掌侧，小指第一指间关节横纹中央；健理三针区，位于手掌侧中央，近腕关节处；胃、脾、大肠区，位于大鱼际与第3线之间的区域（图121）。另外，下痢点是治疗泻泄的特效穴，位于手背中央，靠近无名指侧（图122）。

2. 若在早晨即发生腹泻，可以用力地揉压下痢点。每次10下左右。

3. 如果腹泻已经好几天了，则在下痢点、大肠、肾穴，持续地缓慢地压揉，每穴5分钟，3～5天便可缓解症状。几天后，大便就会恢复正常。

4. 若经常发生腹泄的脾胃虚弱者，每日揉搓胃、脾、大肠区和健理三针区，坚持几日，即可提高胃肠功能，预防腹泄的发生。

5. 另外，应注意饮食卫生、合理喂养、控制饮食等。

十七、小儿夜啼按摩疗法

◆手诊所见

1. 巽位有1～2条青筋浮露（图123）。
2. 坤位有1条青筋浮露（图123）。
3. 腕部青筋暴露（图123）。
4. 胃、脾、大肠区青暗（图123）。
5. 明堂周围发暗，有岛纹（图123）。

◆治疗方法

1. 取穴：手心穴，位于手掌侧中央；心穴，位手掌侧，中指第一指间关节横纹中央；大肠穴，位于手掌侧，食指第一指间关节横纹中央；胃、脾、大肠区，位于大鱼际与3线之间区域（图124）。

2. 首先对心穴、手心穴施以按压揉捏，动作宜缓慢。每穴位按压10～15次，一般就会奏效。

3. 对脾寒夜啼儿，揉推胃、

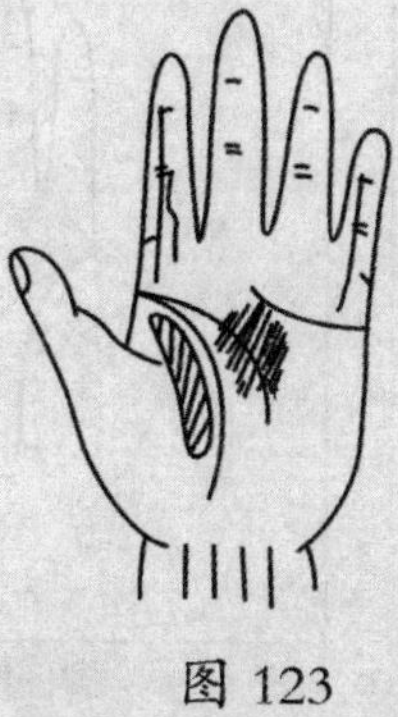
图123

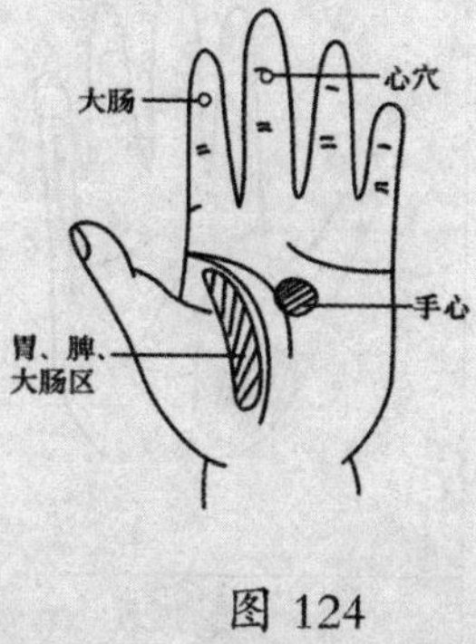

图124

脾、大肠区以局部皮肤潮红为度。

4. 心热夜啼患儿，除按压手心、心穴外，还可揉搓小指指腹的心经、小肠经。

5. 对惊恐夜啼患儿，要加强对心穴刺激。

6. 另外，应当注意保持室内安静、控制温度，避免受凉。脾寒夜啼者要保暖，心热夜啼者勿过暖，惊恐夜啼者要保持安静。

十八、手穴按摩治疗小儿便秘

◆手诊所见

1. 手掌有静脉怒张之青筋浮起，是肠内有粪便停滞的表现。

2. 艮位青蓝色，有青筋浮露（图 125）。

3. 3 线上有许多支线（图 125），又伴手部颜色变化的，说明便秘已影响小儿健康。

4. 3 线上有细小的副线形成（图 126）。

5. 甲色青灰或苍白无华，拇指上有深的高低不平的竖纹分枝（图 127）。

◆治疗方法

1. 取穴：第二二间穴，位于手背侧，食指根部，临中指侧；健理三针区及胃、脾、大肠区（图 128、图 129）。

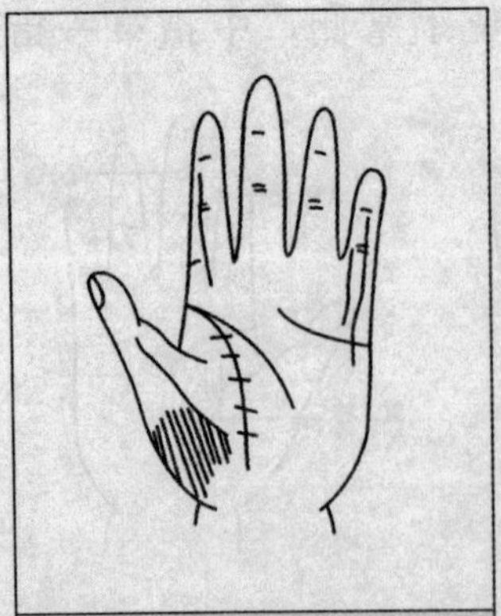

图 125

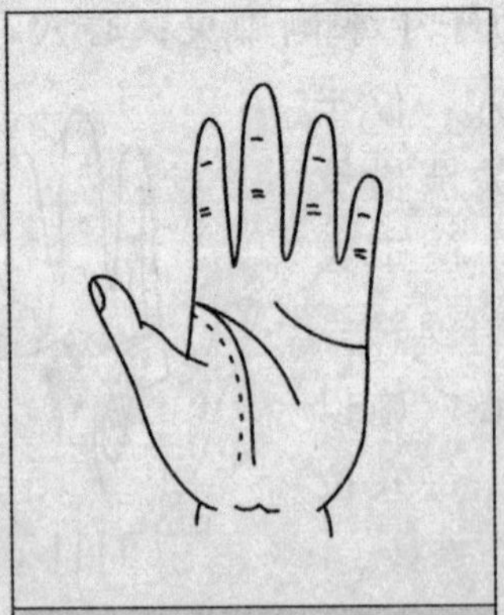

图 126

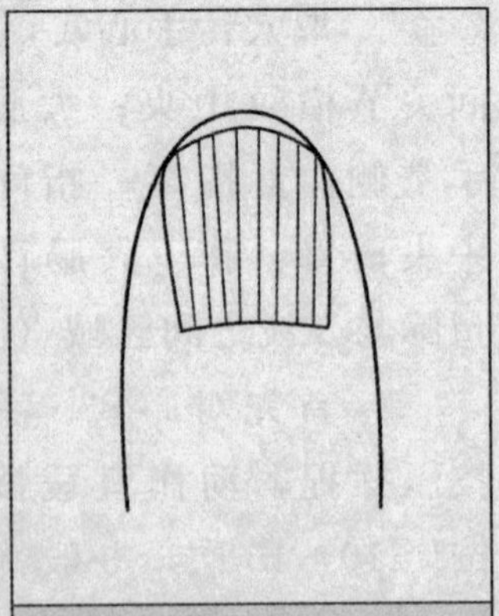

图 127

2. 首先对第二二间穴行压揉。最好于饭后 10～30 分钟，边坐马桶，边压揉刺激此穴。除严重的便秘，一般小儿均能够顺畅地排便。

3. 对于经常出现便秘的小儿，每晚睡前加揉捏胃、脾、大肠区和健理三针区，每穴各行 20～30 次，可达到预防的目的。

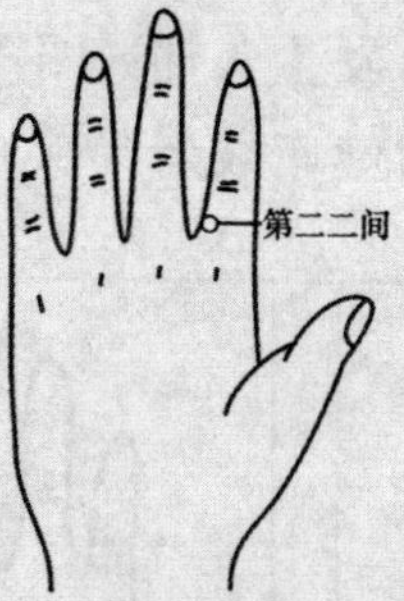

图 128

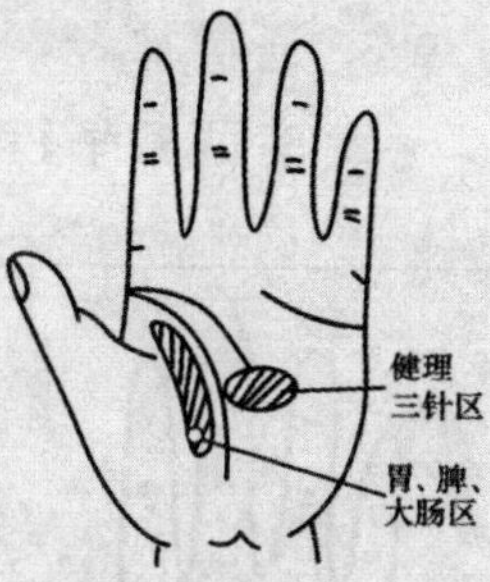

图 129

十九、手穴消除头痛

◆诊断要点

1. 中年以上年龄多发，女性发作常与月经周期有关。

2. 周期性发作者，每次发作的过程相类似。

3. 部分患者在头痛发作前有短暂的先兆症状，如精神不振、失眠、不舒适感、视觉障碍（黑蒙、幻视、闪光、暗点）等。

4. 头痛大多位于头顶部、前头部、后头部，时伴颞、眼眶部，呈胀痛、跳痛、针刺痛者为多，持续数小时或数日，间隔数日或数月不等。

5. 可伴有恶心、呕吐、流泪、眼结膜充血等。

◆手诊所见

掌色

1. 掌红或掌面上有均匀的红、白色斑点布满手掌，中年女性可看到小鱼际部位明显的红色（图 130）。

2. 手腕部分看到青筋浮起，艮位呈青白色（图 131）。

掌纹

1. 2 线平，上有“＊”状纹，或有上翘的细纹（图 132）。

2. 食指第二节短，并有“＊”状纹（图 133）。

3. 通贯掌者，易发生头痛（图 134）。

4. 有两条平行的健康线者易头痛（图 135）。

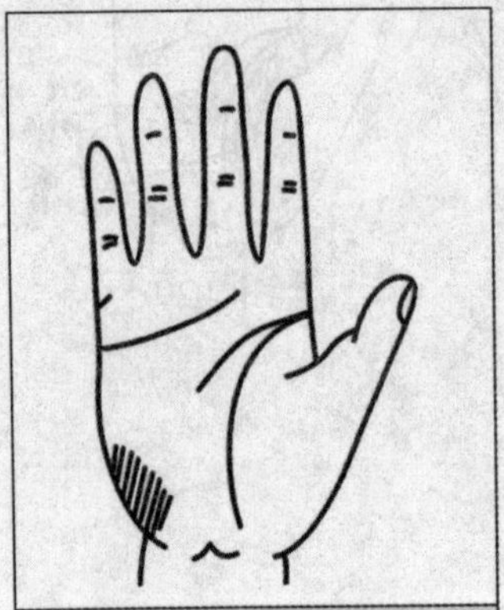

图 130

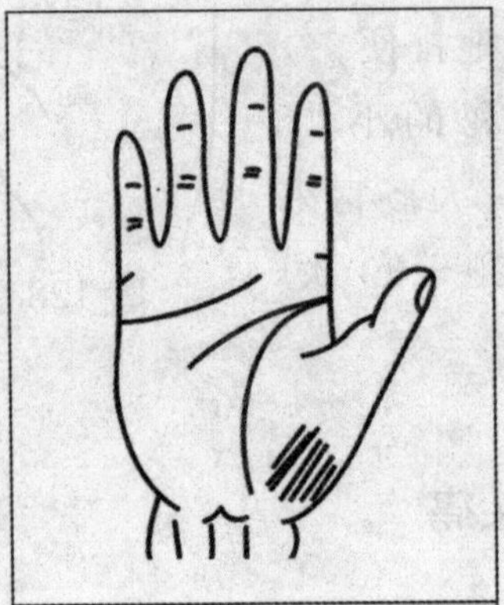

图 131

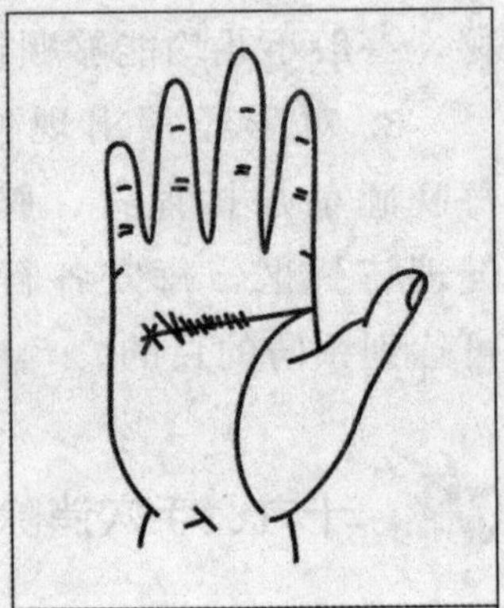

图 132

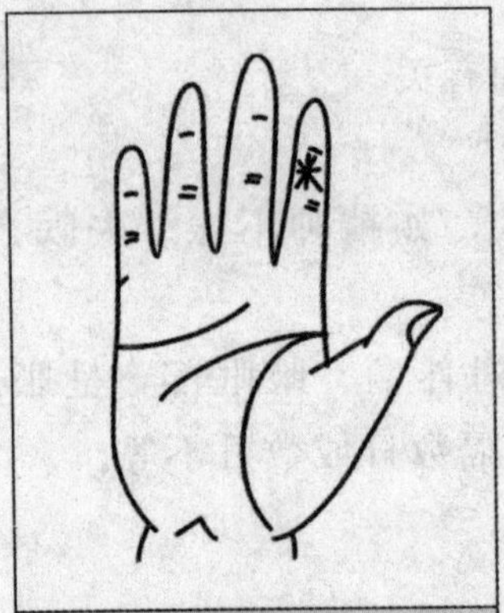

图 133

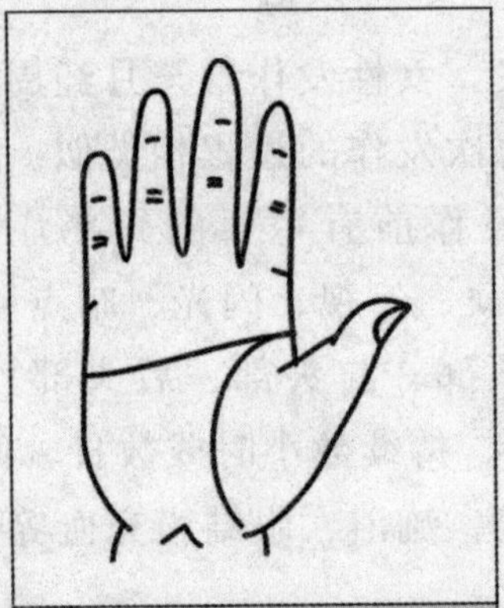

图 134

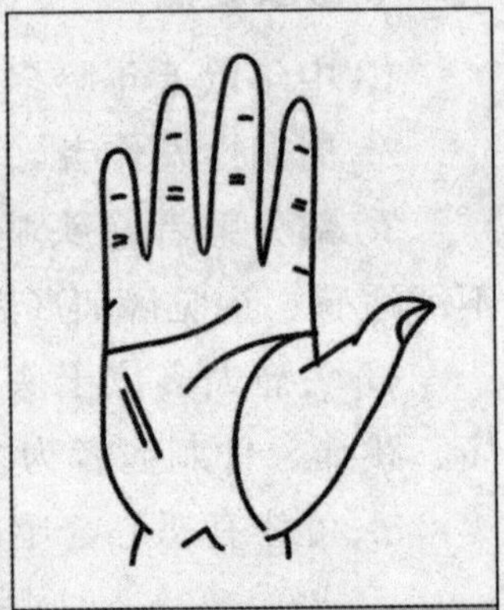

图 135

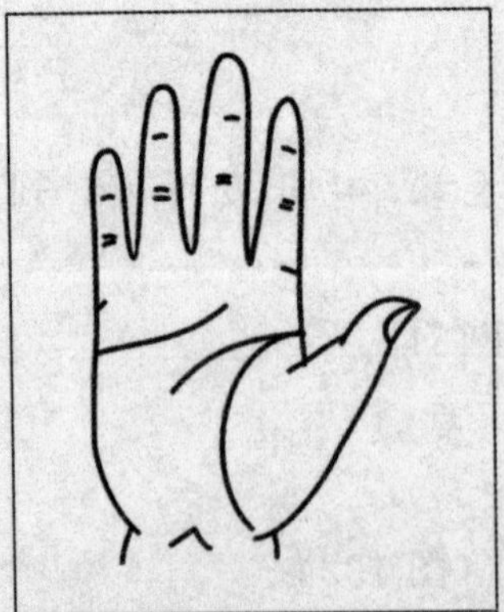

图 136

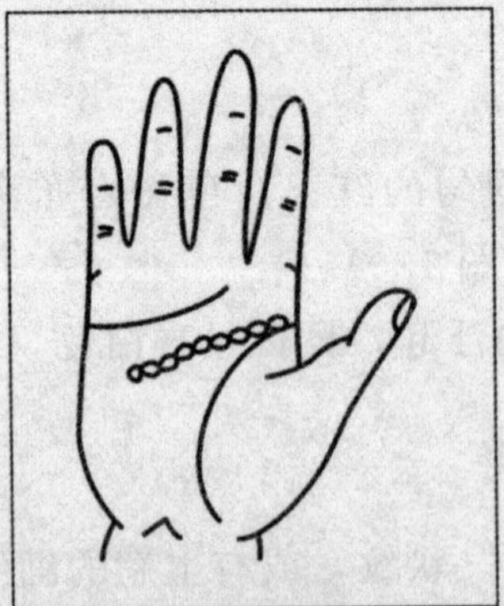

图 137

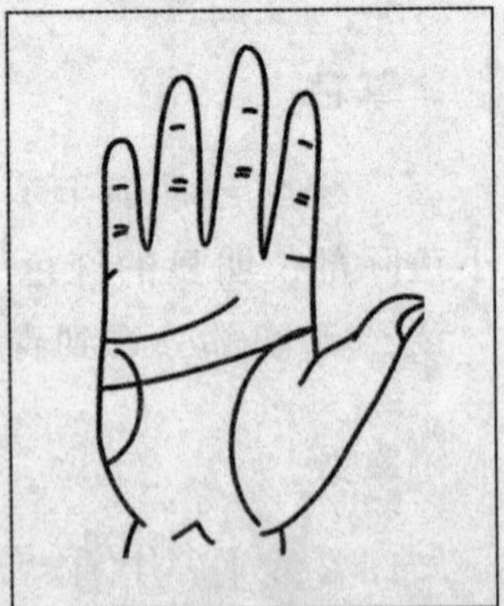

图 138

5. 大拇指的指头呈圆球状者易头痛（图 136）。

6. 凡手上只有三条主纹而几乎无其他任何纹理的人易头痛。

7. 2 线呈链状的人易头痛（图 137）。

8. 在兑位上伸出一条短线，向上行而切入 2 线者易头痛（图 138）。

甲诊

多见扁平甲（图 139）、方甲（图 140）、小甲（图 141），且甲上有棱纹（图 142），甲根部均有蓝青色（图 143）。

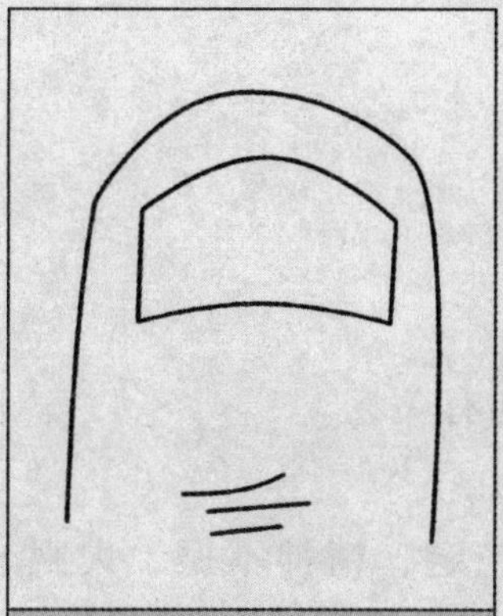
图 139

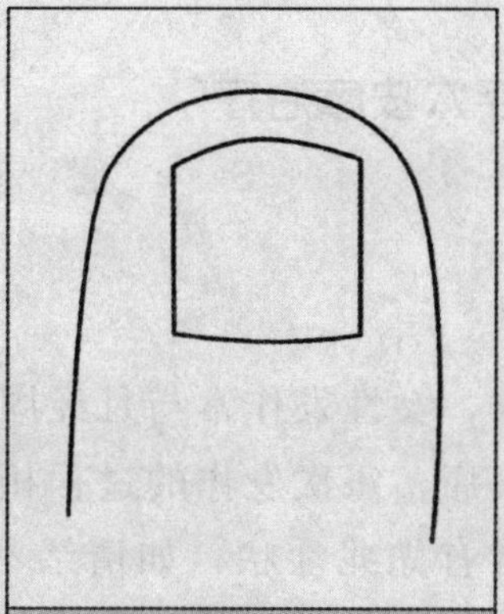
图 140

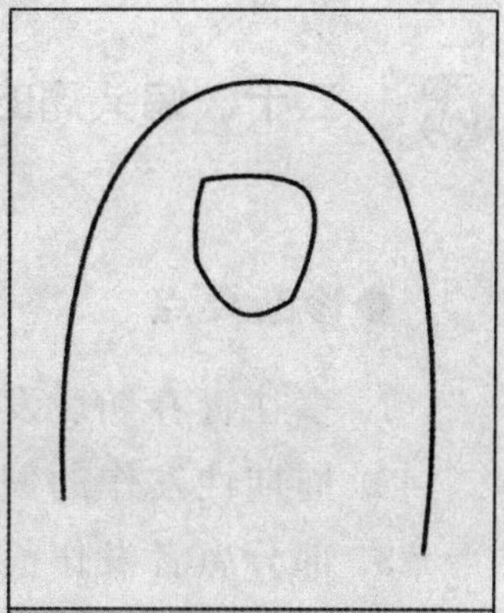
图 141

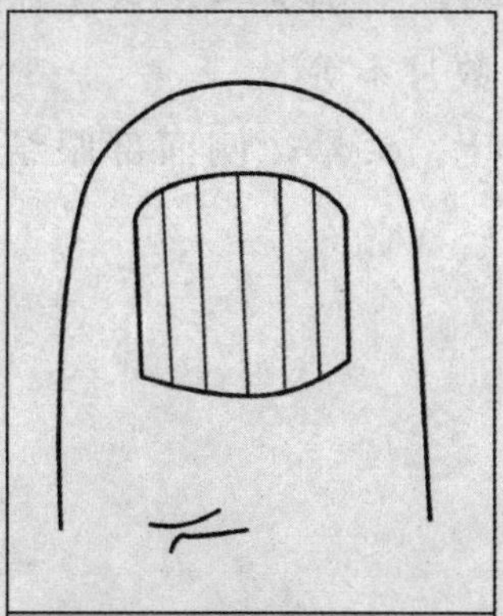
图 142

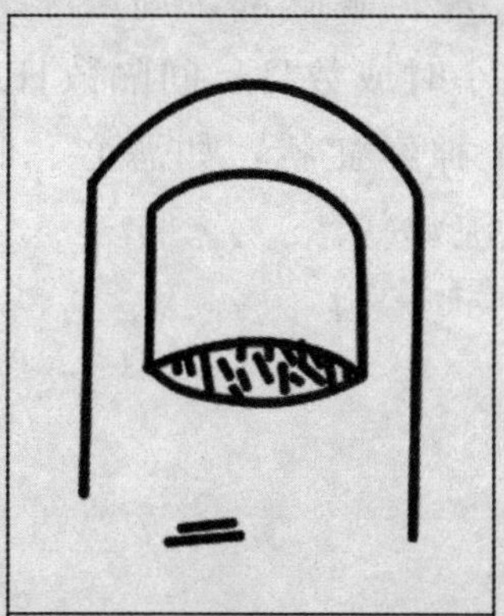
图 143

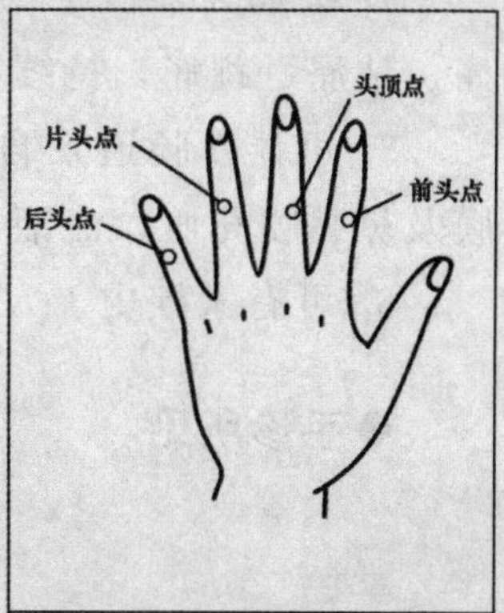

图 144

◆治疗方法

1. 取穴：前头点、头顶点、片头点、后头点，均弯曲手指时，在第二关节横纹末端来辨认（图 144）。另外，心穴位于手掌面，中指第一关节中央；太陵位于弯曲手腕时所形成的最明显横纹中央（图 145）。

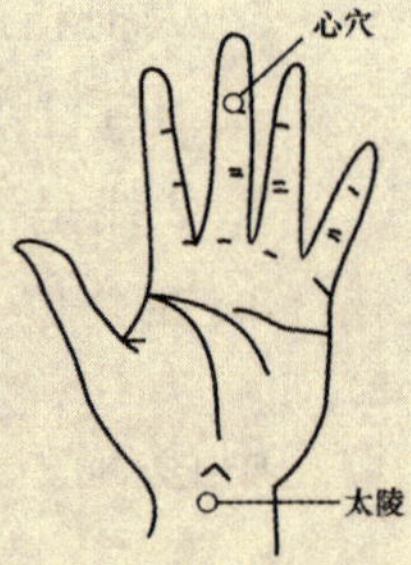

图 145

2. 以患者另一手或术者（或家人）拇指按压推拿上述部位，每个部位（穴位）顺时针推压 10 次，再逆时针推压 10 次。速度宜慢。

3. 按压推拿强度是依症状越重强度越强。可双手轮流按压推拿。推按太陵穴对治疗血管性头痛尤其有效。

二十、偏头痛的手穴按摩治疗

◆诊断要点

1. 多在青春期后发病，女性发作常与月经周期有关。

2. 周期性发作的偏头痛，每次发作的过程相似。

3. 部分患者发作前常有先兆症状，如情绪不稳定、精神不振、失眠、不适感、视觉障碍（幻视、偏盲、闪光及暗点）等。

4. 头痛大多位于额、颞、眼眶部，局限于一侧，个别为两侧，呈胀痛、钻痛、跳痛，持续数小时或数日，间隔数日或数月不等。

5. 可伴胃肠道及自主神经症状，如恶心、呕吐、头晕，侧面部眼结膜及鼻黏膜充血、流泪、流涕等。

6. 可有家族史。

◆手诊所见

掌色

1. 掌红或掌面有均匀的红、白色斑点布满整个手掌。在中年女性可看到小鱼际部位明显的红色（图 146）。

2. 手腕部分看到青筋浮起，良位呈青白色（图 147）。

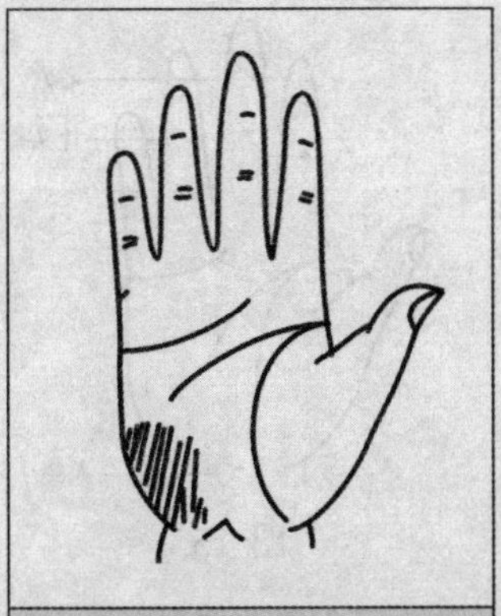
图 146

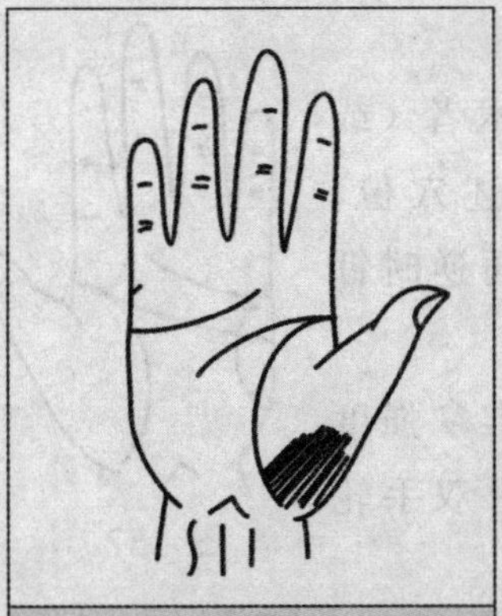
图 147

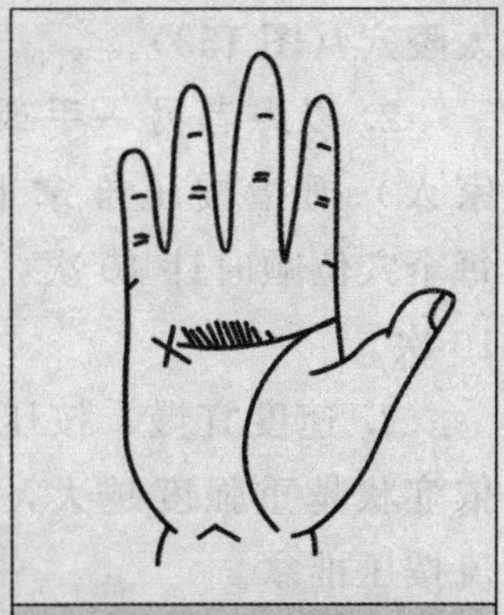
图 148

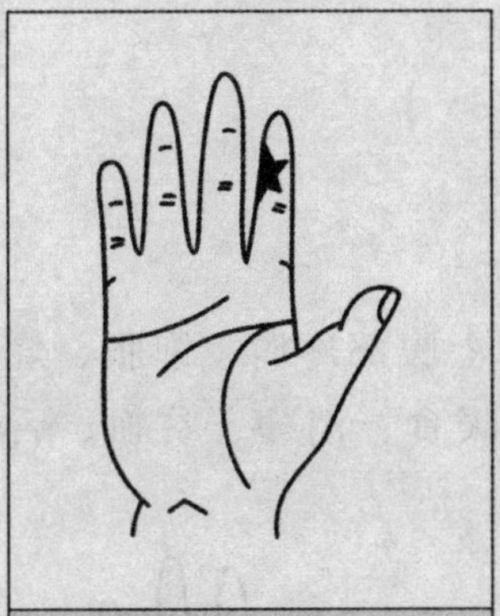
图 149

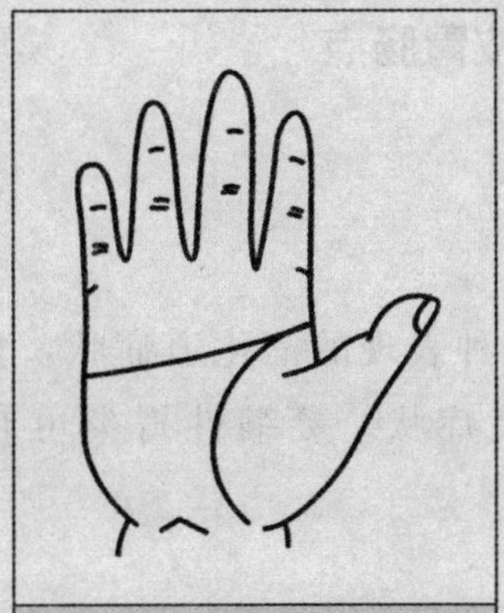
图 150

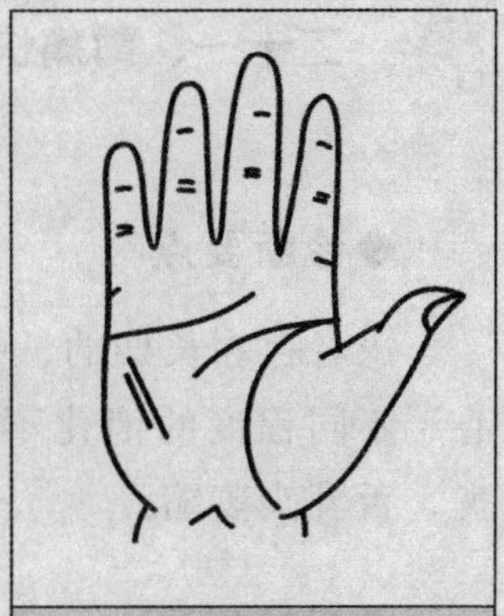
图 151

掌纹

1. 2线平，上有“*”状纹，或有上翘的细纹（图148）。
2. 食指第二节短，并有“*”状纹（图149）。
3. 通贯掌者，易发生头痛（图150）。
4. 有两条平行的健康线者易头痛（图151）。
5. 在兑位上伸出一条短线，向上行而切入2线者易头痛（图152）。

甲诊

多见扁平甲、方甲、小甲，且甲上有棱纹，甲根部均有蓝青色。

◆**治疗方法**

1. 取穴：片头点位于小指侧，无名指第二关节处（图153），心穴、太陵穴（图 153）。

2. 以患者另一手或术者（或家人）拇指按压推拿上述穴位，每个穴位顺时针 10 次，再逆时针 10 次。

3. 速度宜慢，按压推拿强度依症状越重强度越大，可双手轮流按压推拿。

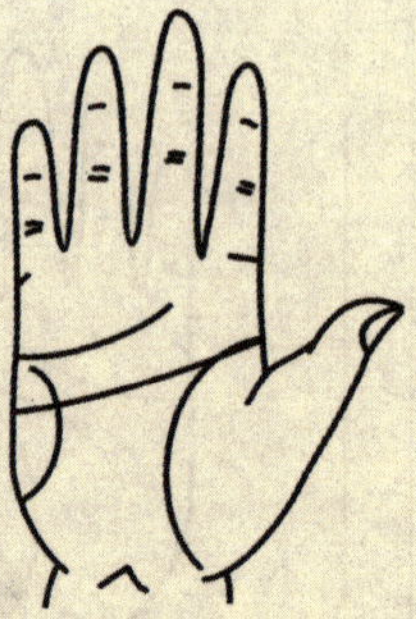

图 152

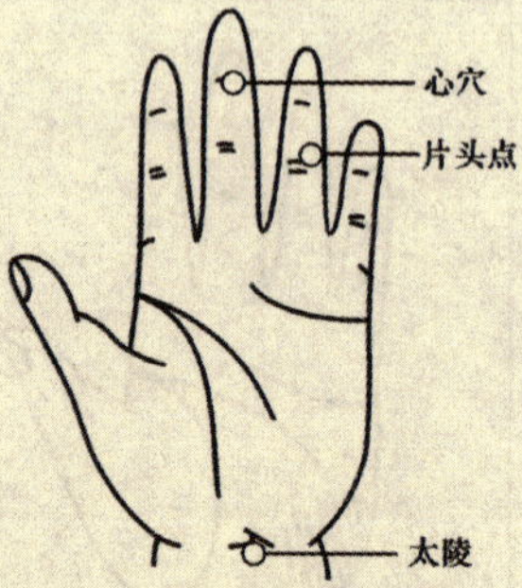

图 153

二十一、胃痛快按胃肠点

◆诊断要点

患者存在长期的、多种表现的消化道症状，如上腹部疼痛、饱胀、烧心、不同程度的消化不良症状。萎缩性胃炎可有厌食、消瘦、贫血、舌炎、舌乳头萎缩。

◆手诊所见

掌色

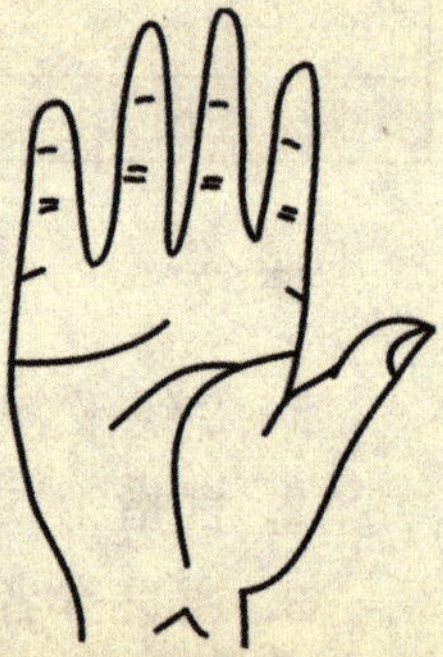

图 154

青黄相杂，震位明显黄淡色，松软下陷，艮位发青白色，肉松弛。手指的长度明显长于手掌的长度时，伴有胃下垂（注：从中指根部量到中指尖部的长度，长于腕根部量到中指根部的长度）。有些患者，五指并拢时，形如乌贼骨样，大小鱼际两侧缘隐于掌侧，手掌细碎纹多，肤色苍白，掌呈三角形，称为乌贼骨型掌（图 154）。也有患者十指并拢时，各指间根部漏缝很大，患者手指多细长，指甲多为方甲，尤以食指明显（155）。

掌纹

1. 震位有“#”状纹或“*”状纹，并下陷（图 156）。

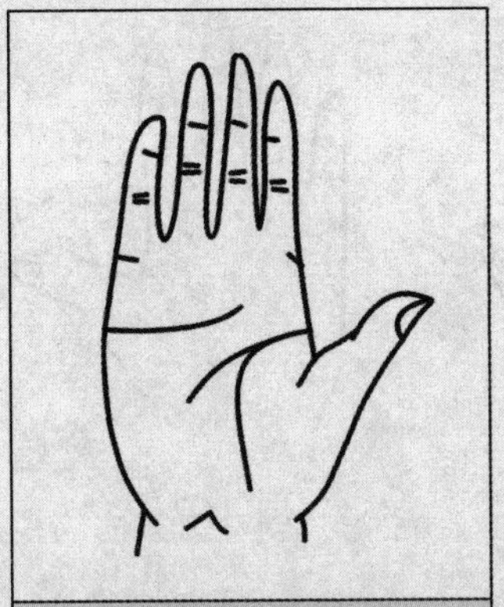
图 155

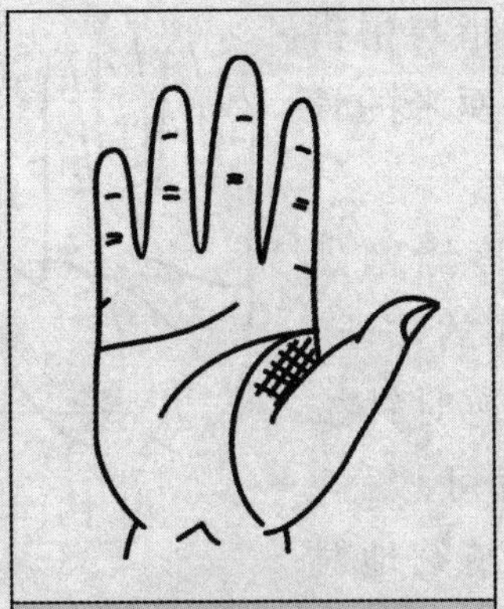
图 156

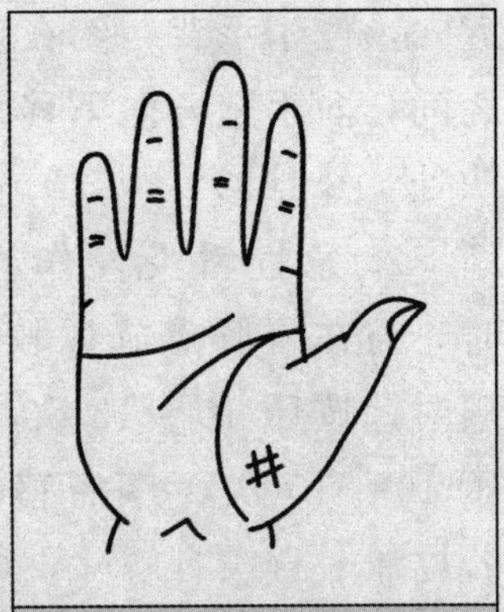
图 157

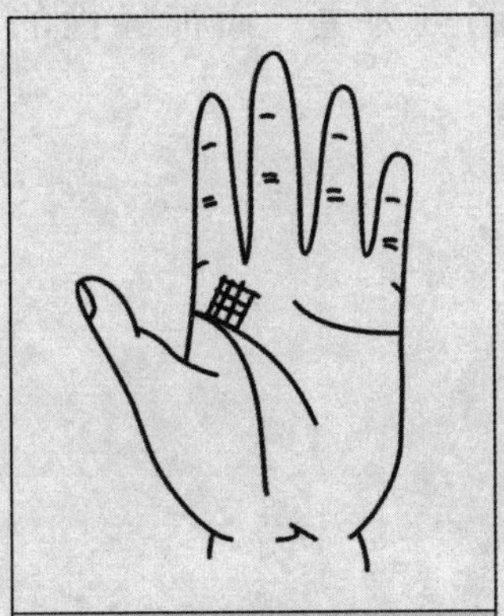
图 158

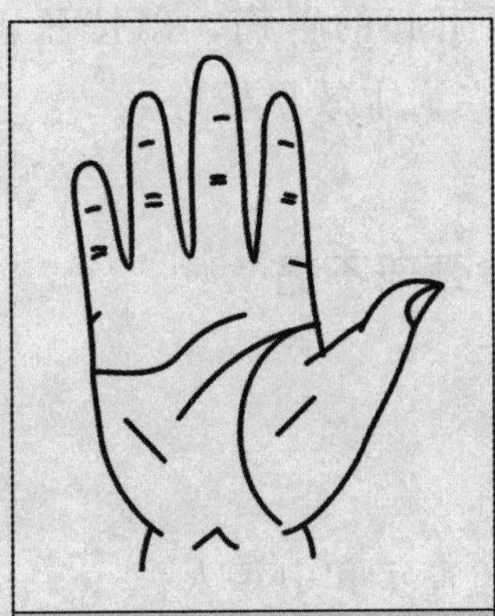
图 159

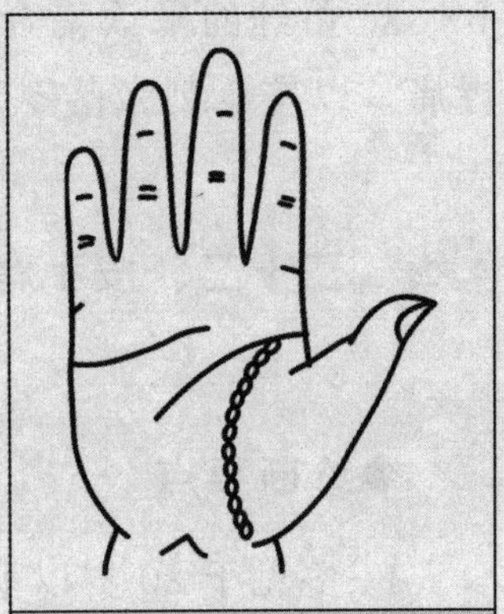
图 160

2. 艮位有深的条状纹或杆状纹（图 157）。

3. 左手的巽位纹理紊乱，多呈杆状纹（图 158）。

4. 1 线短深或断续，并与震艮位交界处的切迹相对应时，表示消化道易出血（图 159）。

5. 先天发育不良引起长年胃弱的患者其 3 线可见链索状（图 160）。

甲诊

胃病患者，指甲脆弱易裂，没有光泽，甲上可出现暗淡白斑。

◆治疗方法

1. 取穴：胃肠点，位于手掌中央稍下方，由中指和无名指之间，向手腕方向画一直线，此线与生命线相交之处，即为胃肠点（图 161）。落零五穴，位于手背，约在食指与中指之间，向手腕方向下移2厘米的骨凹处（图162）。

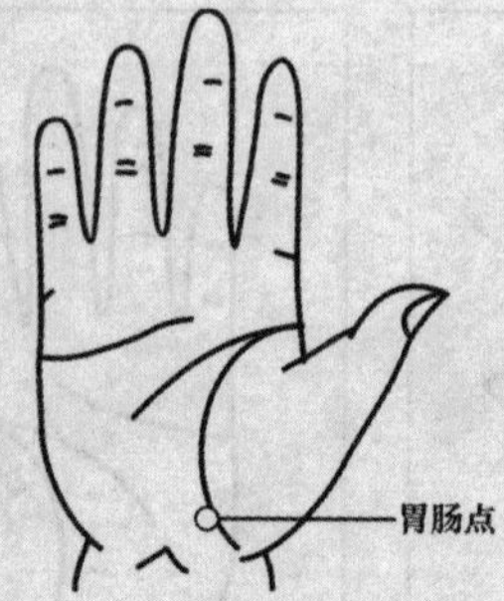

图161

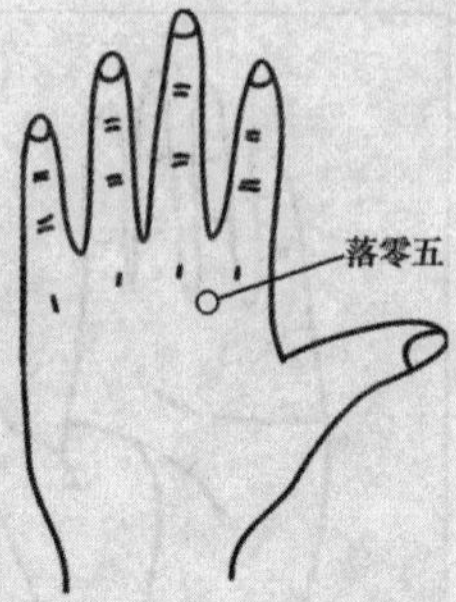

图162

2. 急性胃炎发作，疼痛剧烈时，需在胃肠点施以较强的按压，顺时针按压10～15次，逆时针按压10～15次，疼痛感就可缓解。若疼痛一直没有解除，可持续地对胃肠点做按压刺激。

3. 单纯的暴饮暴食所引起的胃痛，以按压胃肠点为主；而神经性的胃痛，以按压刺激落零五穴为主效果较好。

二十二、按手消除颈部不适

◆诊断要点

1. 多见于20岁以上的青年和中年人。

2. 多数无明显外伤史，但少数因外伤而诱发。

3. 很多患者渐渐感到颈部僵硬，活动不利，颈部易疲劳，酸软疼痛不适，或重坠无力感，劳累后加重，受风受冷加重，遇热则舒，疼痛减轻。

4. 时伴头晕、头痛、耳鸣、眼花。

5. 颈项部有轻压痛，筋肌紧张，失去正常弹性，颈部活动多无明显受限，仅活动转头时疼痛。

6. 40岁以上者，可伴有肩部、臂、手指麻木疼痛，或以麻木为主，握力轻度减小。

◆手诊所见

1. 脊椎反射区色暗，有“♯”状纹（图163）。

2. 于颈、咽区可触及明显压痛点（图163）。

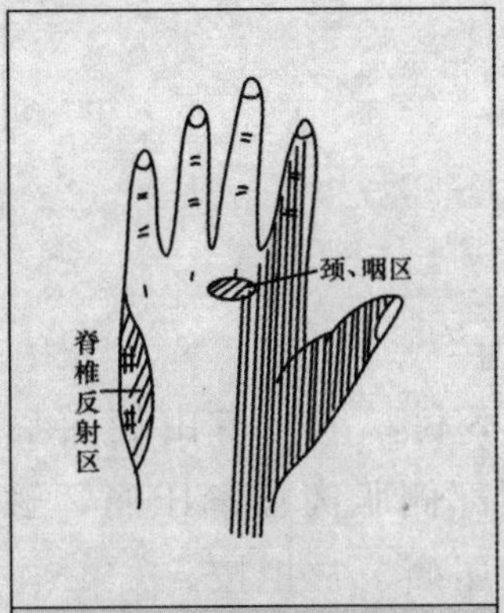

图 163

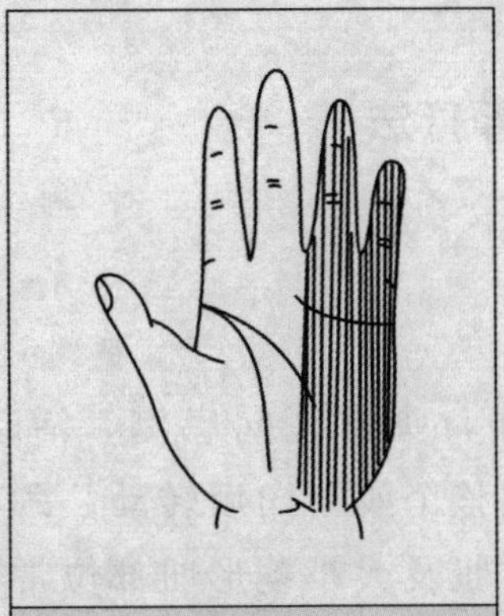
图 164

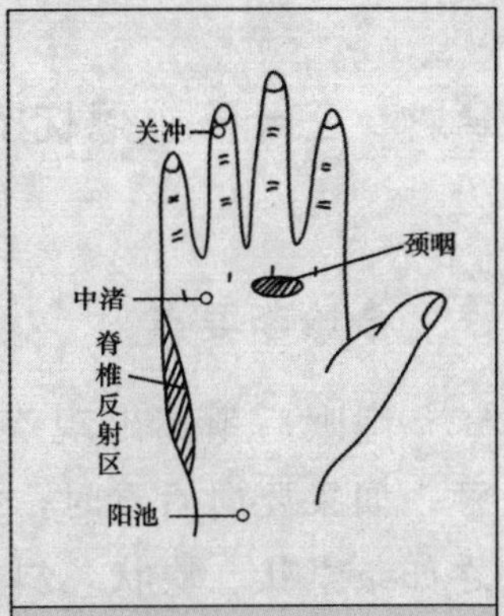

图 165

3. 手掌部易多汗。

4. 手指可触及麻木区，或拇指、食指、中指靠食指的一半，或小指、无名指（图 163、164）。

◆治疗方法

1. 取穴：中渚穴，位于小指和无名指之间，向腕部方向移 2 厘米的部位，以手指触之，为骨间凹陷处；阳池穴，位于腕背中央，靠近小指侧的部位；关冲穴，位于无名指，相临小指侧的甲角下方（图 165）。

2. 三穴共同行按压，手法宜重些，即会改善颈部疼痛、活动不利的不适。

3. 以艾灸、香烟灸三穴位，效果更佳。方法是将火头靠近穴位，直到感觉“烫”时，移开。重复上述动作，每一穴位做 8～10 次。

4. 可配合推擦脊椎反射区和颈、咽区，以局部皮肤发红、发热为宜。

5. 在上述治疗的同时，缓慢地旋转、屈伸颈部 12 次。动作不宜过快、过猛。

6. 对颈项部施以热敷，亦可提高疗效。

7. 平时生活、工作中注意颈部的保健，每次低头工作半小时至一小时，即要屈伸、旋转活动颈椎，这样可预防颈部不适的发生。

二十三、落枕按摩疗法

◆诊断要点

睡眠后颈部出现疼痛，头常歪向患侧，活动不利，不能自由旋转后顾，如果要向后看时，须整个躯干向后转动。颈项部侧肌肉痉挛压痛，触之如条索状、块状，斜方肌及大小菱形肌部位常有压痛，常拒按。

风寒侵袭，颈项疼痛者，可有发热、怕冷、头痛等表现。往往起病较快、病程短，两三天内即可缓解，一周内多能痊愈。但疼痛当天，颈项不适，令人难以忍受。

◆手诊所见

手部多没有特殊发现。偶可于脊椎反射区、脊、腰腿区等手背部找到压痛点。

◆治疗方法

1. 取穴：中渚穴，位于小指和无名指之间，下方约 2 厘米处（手腕侧）的部位；阳池穴，位于手腕背中央，靠近小指侧的部位，其找法为：将指尖反翘起来，多手指在手腕处会形成很粗的筋，在中指和无名指的粗筋交叉至手腕为止的部位，就是阳池穴的穴位；关冲，位于无名指指甲，靠近小指侧的下端，即在无名指指甲小指侧边画一纵直线，在指甲下端画一横线，这两条线相交点，就是关冲穴（图 166）。

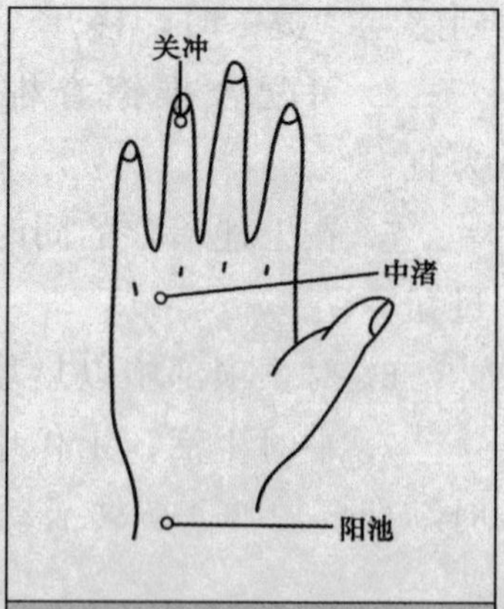

图 166

2. 也可对中渚、阳池、关冲穴施以指压刺激，每穴每次 20～30 遍，刺激宜用强手法，速度应缓慢，力度宜持久。

3. 在上述手穴治疗的同时，可对局部进行热敷，以增进疗效。

4. 调整睡姿及枕头的高低。枕头应枕于颈项、后头部，头轻度后仰为宜。

二十四、穴治疗五十肩

◆诊断要点

肩周炎可分为风寒型肩周炎、冻结型肩周炎、损伤淤血型肩周炎。

1. 风寒型肩周炎：为轻型肩周炎，多有受风寒湿的病史，但常被忽视。先出现肩部疼痛，日久不除，遂并发肩不能抬举，肩部常觉寒凉，畏怕风冷，喜暖，经热敷虽疼痛可暂时减轻，过后则疼痛寒凉感依旧。因病程较长，往往出现肩部肌肉萎缩，筋骨僵硬，舌淡苔白或白腻。

2. 冻结型肩周炎：多发生于老年人，尤以更年期妇女多见。多发于一侧，偶见两侧同时发病者。常常不能叙述出明显原因，忽然感觉肩部疼痛及肩关节活动障碍。病情发展缓慢，数月或一年，肩关节功能即发生障碍，上肢不能抬举，疼痛随功能障碍的程度日益加重。白天疼痛尚可忍受，入夜则痛感加剧，影响睡眠。疼痛可放射至上臂、肘关节及手部。越疼则越不能抬举，越不抬举则疼痛也越剧烈，形成恶性循环。日久肩臂筋肉萎缩、僵硬，梳头、穿衣、脱衣均感困难。舌象无明显改变。

3. 损伤淤血型肩周炎：成人常有明显外伤史，损伤局部肿胀，压痛明显。发病突然，病程较短。常因肩臂肘手损伤固定两周后出现，疼痛较轻。若为儿童，尤其 5～7 岁的儿童，忽然上肢不能抬举，肩关节疼痛，应当先去医院，除外骨折、脱位。

◆手诊所见

肩周炎手部表现不明显。病变日久，肌肉萎缩明显者，手部常苍白，肌肉萎缩，尤大小鱼际及骨间筋骨明显。

◆治疗方法

1. 取穴：商阳穴，属手阳明大肠经，位于食指末节桡侧，甲角下方；二间穴，属手阳明大肠经，位于握拳，食指外侧根部；养老穴（图 167），属手太阳小肠经，位于手背侧，手腕内侧高骨旁；少泽穴，属手太阳小肠经，位于小指甲角下方；外关穴，属手少阳三焦经，位于手背腕横纹上2寸，骨间凹陷处；阳池穴，属手少阳三焦经，位于手背侧，近高骨处；中渚穴，位于手背的无名指和小指之间，朝手腕方向移2厘米处，正好在两条肌腱之间凹陷处（图167）。

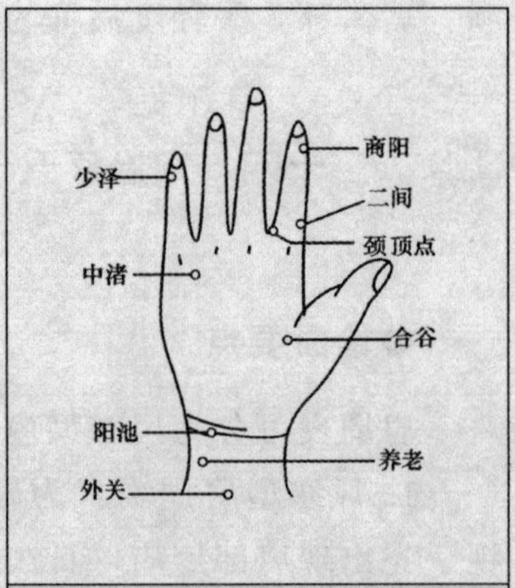

图167

2. 风寒型肩周炎，以拇指、食指尖端按压中渚、商阳、外关、二间、少泽、阳池、养老诸穴，各穴50～80次。再沿手阳明大肠经、手太阳小肠经行推擦，以局部皮肤红润为度。

3. 冻结型肩周炎：点压中渚、外关、二间、养老四穴，宜用较重手法，50～100次。

4. 损伤淤血型肩周炎，除按压中渚、外关、二间等穴外，辅以揉压合谷、颈顶点穴。合谷穴位于手背，拇指与食指之间，向腕方向移3厘米的位置；颈顶点位于手背，食指与中指之间，朝手腕方向移2厘米处。

5. 上述方法在实际应用时，最好配以肩关节功能活动锻炼。如疼痛，肩臂的梳头动作，每日做100～200次；上举爬墙动作，每日做5～10次；好手帮助患手后背动作，每日做5～10次；双手抱肩（相交叉）动作，每日20～30次。

6. 肩关节配以热敷，效果会更显著。

二十五、腰肌劳损的手穴按摩治疗

◆诊断要点

腰肌劳损主要表现如腰痛，但疼痛性质与程度往往有差别。

1. 劳损型：患者多有外伤史。疼痛多为隐痛，时轻时重，经常反复发作，休息后减轻，弯腰困难，若勉强弯腰则腰痛加剧，常喜用手捶腰，以减轻疼痛，少数患者有臀部和大腿后上部胀痛。腰脊椎外形一般正常，前弯后仰活动多无障碍。可以找到明显的1～3个压痛点。

2. 劳损与寒湿并病型：常有受风寒湿邪病史，阴雨天腰痛加重，重着乏力，喜暖畏寒，受凉或劳累后可加重发作，腰痛如折，姿势微伛，不能直立，活动欠利，腰部僵硬，两侧肌肉外形可现，压痛广泛。

3. 老年型：多为五旬以上老人，往往腰部持续不断疼痛，晨起时弯腰后仰欠佳，稍做活动后，腰部转侧灵活，日久亦可加重。

◆手诊所见

1. 掌色苍白、潮湿。

2. 脊椎反应区颜色青暗，时可见纵行条纹或“#”状纹（图168）。

3. 腰腿点压之，有明显的疼痛感。

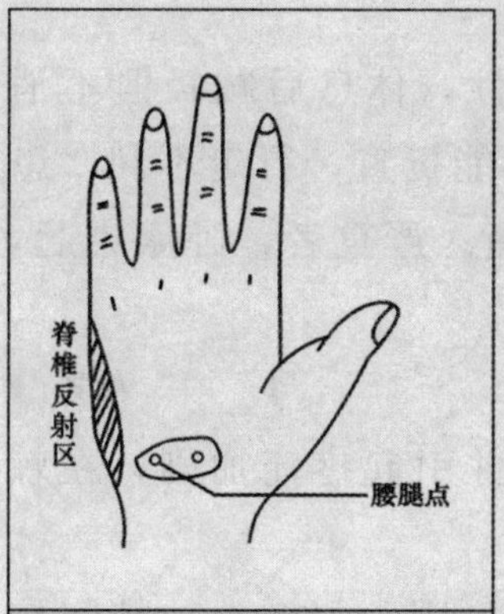

图168

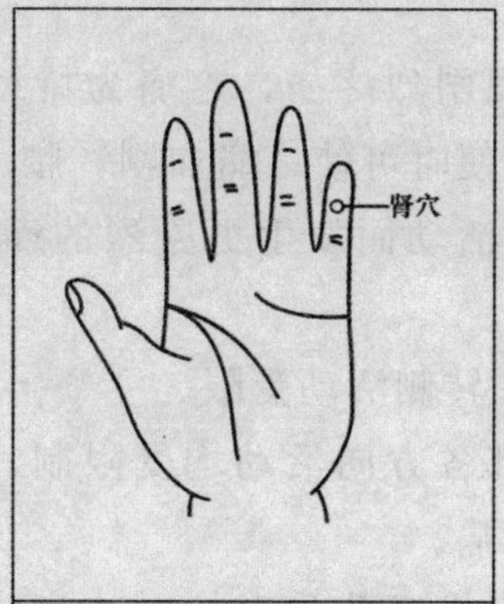

图169

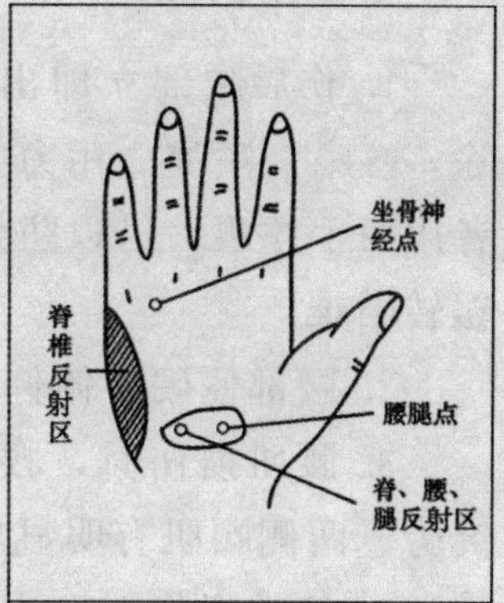

图170

◆治疗方法

1. 取穴：腰腿点，位于脊、腰、腿反射区两侧；脊、腰、腿反射区，位于手背的骨头稍微凸出一点的地带；坐骨神经点，位于小指和无名指之间，下方2～3厘米处，靠无名指指骨侧的位置。肾穴，位于掌侧，小指远节指间关节，即第一指横中央。脊椎反射区，位于手背，第五掌骨以外的一长条区域（图169、图170）。

2. 劳损型的腰痛，以拇指尖端按压腰腿点（食指侧的腰腿点），方法是慢慢地压，离开一会儿后，再压，如此反复地按压 50～100 次。脊椎反射区可行推擦 30～50 次，皮肤红润为度。若出现腿部坐骨神经痛症状，加用强刺激按压坐骨神经点。

3. 老年型的腰痛，先按压腰腿点 50～80 次，再按压或灸肾穴，再对脊椎反射区推揉，均以局部穴道、反射区皮肤红润，腰痛减轻为宜。

4. 在上述手部治疗的同时，要注意劳逸结合，每当腰处于一种姿势 0.5～1 小时，即应改变姿势，加以伸屈活动，左右侧弯锻炼。同时，休息时改变卧床姿势，避免睡软床，以木板床为宜。

二十六、闪腰按摩疗法

◆诊断要点

1. 伤后腰部立即出现剧烈疼痛，疼痛为持续性，休息后减轻但不消除，咳嗽、喷嚏、用力大便时可使疼痛加剧，腰不能挺直，行走不利，患者用两手撑腰，借以防止活动而发生更剧烈的疼痛。严重者，卧床难起，辗转困难。

2. 腰部僵硬，俯仰和转侧活动受限。

3. 腰肌损伤时，腰部各方向活动均受限制，并引起疼痛加剧，在棘突旁、两侧腰肌有明显压痛。

4. 韧带损伤时，在脊椎弯曲受牵拉时才疼痛加剧，如棘上、棘间韧带损伤，在腰弯、脊椎前屈时剧痛。

5. 脊椎可有侧弯，棘突两侧有较深部压痛。

6. 腰扭伤一般无下肢疼痛，但有时可出现下肢反射性疼痛，多为抬大腿时，臀大肌痉挛，骨盆有后仰活动，牵动腰部的肌肉、韧带所致。

7. 闪腰，以平常身体少动者患病率高。如果早上起床时就感到疼痛，或腰部不适，这就是慢性腰痛。

◆手诊所见

闪腰，为急性腰扭伤，发病突然、急剧，事先无法预测，所以手纹一般无反应。偶见手掌苍白、发凉。

◆**治疗方法**

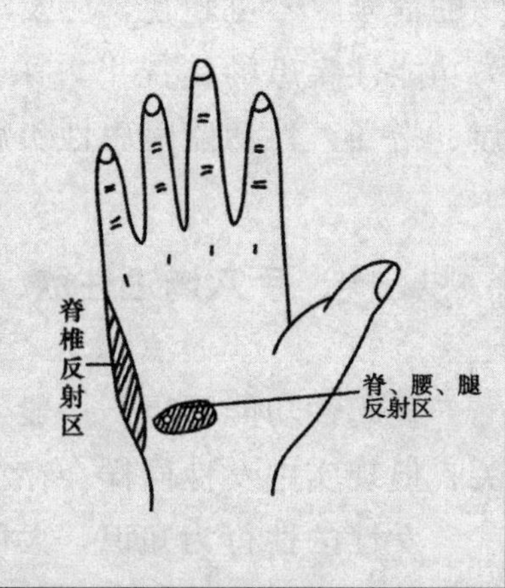

图 171

1. 取穴：脊、腰、腿反射区，是在手背的骨头稍微凸出一点的部位；腰腿点，位于脊、腰、腿反射区内，两侧各一点穴，即在小指和无名指指间，朝手腕方向下移至骨尖处为止。脊椎反射区，位于手背侧，靠近小指方的一条状带区（图 171）。

2. 一般闪腰，疼痛尚轻，腰部可活动者，按压食指侧的腰腿点，方法是慢慢地压，离开一会儿后，再压，这样重复的指压，每日 20～50 次。

3. 对于闪腰疼痛较重者，指压小指侧的腰腿点，宜重手法。

4. 闪腰后，经上述治疗，再助以腰部热敷，效果更佳。

性保健的手部疗法

在很多人的概念中，每每谈到“性”便会和“黄色”联系在一起，一旦涉及性生活方面的问题，便会“谈性色变”，夫妻生活成了传宗接代、生儿育女的代名词。医院设立治疗不孕、不育症的专科门诊，却很少或根本没有治疗性功能障碍的门诊，即使有，诊断治疗的范围也很窄，更没有性生活问题咨询的专门机构。

性既是人人都实施的普遍行为，也是人人都缺少不得的重要生活内容，性生活的协调适意，是美好爱情生活的重要组成部分，也是家庭幸福美满的重要基础。爱情生活的美妙，不仅仅是“相敬如宾”“举案齐眉”“夫唱妇随”，那种“相濡以沫”“如胶似漆”才是爱情的真正内涵。

由于受封建传统的束缚，有关性生活方面的疾病常令人难以启齿，不敢求医，其实也无医可寻，无师可求，无书可读，人们对性学理论知识和实践经验了解甚少，致使成为性盲，因而给自己生活造成痛苦，甚至终生遗憾。如阳痿、早泄等可以是单纯的功能性疾患，有时是身体患有某种疾病的信号，不可轻视，应及早就医，查清病情。在除外器质性病变，确诊为功能性疾患的情况下，采取家庭保健疗法并配合适当的心理及行为治疗、指导，性功能障碍性疾病是完全可以治愈的。

一、手穴增进性欲，浅谈性冷淡

提起性功能障碍，一般人都会认为这是一种男性所患疾病，与女性无关，但现实中女性同样会存在性功能障碍。

女性的性行为知识，大部分都是后天学到的，可以说丈夫或性伙伴是传授性行为知识的老师，甚至连手淫也是男性教授的。年轻的女性很可能不知道如何手淫和获得性快感高潮，自从与男性拥抱、接吻、交媾以后，她们在高潮的快感中体验到快感的乐趣。而有的女性，在性生活很长时期后，从未有过性快感的体验，这是种性功能障碍的主要疾患，即性冷淡。

性冷淡就是性冷漠，即性欲缺失和性快感缺失。性冷淡有以下三种表现：没有性欲要求，甚至厌恶或完全拒绝与男性的合法性交；或虽有性欲，也进行性交，但从来没有性高潮出现；再者因为交媾中很少出现性高潮快感，所以对性交缺乏热情和主动性。

人类的性生活是一系列条件反射和非条件反射构成的复杂生理活动，两情不相悦的性交，缺乏性技巧的性交，如以上所举的例子，是很难有真正性快感的，当然这不能算做医学问题，而是涉及社会经济、文化、对性知识的认识和传播等多方面的问题。

若两情相悦，又不乏性交技巧，却仍表现为性冷淡，中医认为多心脾两虚或肝肾不足所致，另外情志抑郁，暴受惊恐也是性冷淡的重要因素。在手部按摩的同时配合心理、行为治疗，性冷淡是可以治愈的。

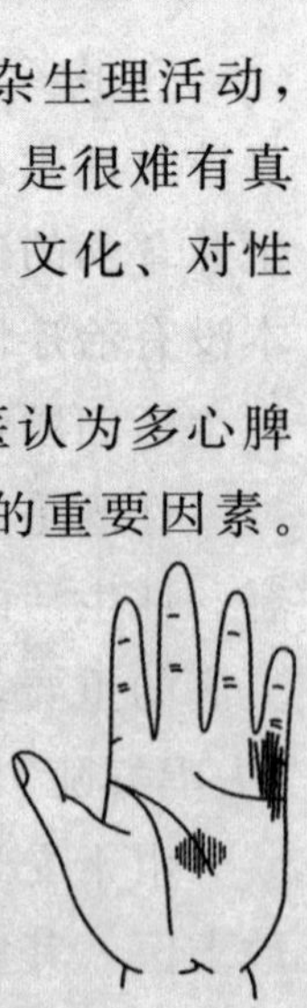

图 172

◆**手诊所见**

1. 大小鱼际稍显萎缩、扁平、色苍白，手心暗青（图172）。

2. 小指根下方青暗，纹理杂乱（图 172）。

3. 无明显 11 线，或仅有 1 条，且短小（图 172）。

◆**治疗方法**

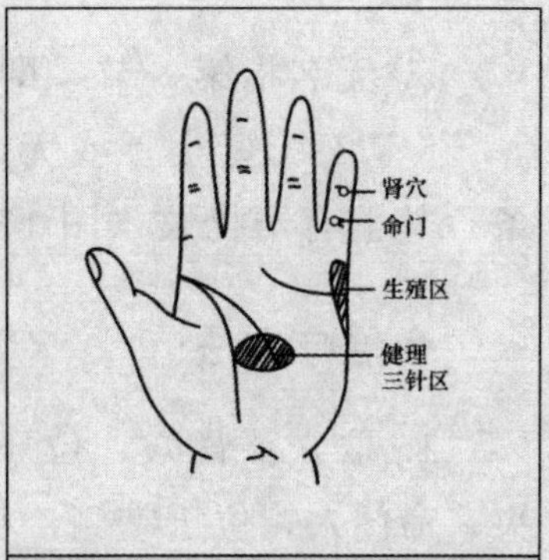

图 173

1. 取穴：肾穴，位于掌侧，小指第一节横纹中央；命门穴，位于掌侧，小指第二节横纹中央；生殖区，位于小指指根下方；健理三针区，位于心包区下方，靠腕关节侧（图 173）。

2. 首先，对肾穴、命门穴、生殖区进行按压，若艾灸或香烟灸更好，每日晚做 10～20 次。对健理三针区行推捏按压，或灸，以提高精力。

3. 平时可多锻炼小指，使其能够运作灵活，因为小指与生殖器官有相互的关系存在，如果指力增强的话，相对的，也会达到精力增强的效果。

二、阳痿的手穴治疗

治疗阳痿，首先要查清病因，才能进行有针对性地治疗，对有器质性疾病患者，应针对原发病治疗；对于药物影响而引起的，应停药或改用其他药物；对血管性阳痿者可行血管外科手术治疗；对一些器质性阳痿不能解决其病因的，还可考虑做阴茎假体植入手术；对精神性功能性阳痿则可采用中医中药、心理行为治疗并举的方法，效果显著。

中医认为阳痿的病因病机为性生活无节制，过于频繁，或手淫频繁而耗伤肾气，以致命门火衰、精气亏乏所致，亦有因恐惧伤肾而导致的阳痿。

◆**手诊所见**

1. 掌形瘦小，色苍白。

2. 兑位青暗，纹理紊乱（图 174）。

3. 无名指短细，说明元气太虚（图 175）。

4. 无名指苍白、瘦小，说明生殖功能较差（图 175）。

5. 无名指第一节，即远节指瘦弱、弹性差。

6. 11 线短小，或无（兑位光滑），或 11 线仅 1 条，其上有干扰纹（图 174）。

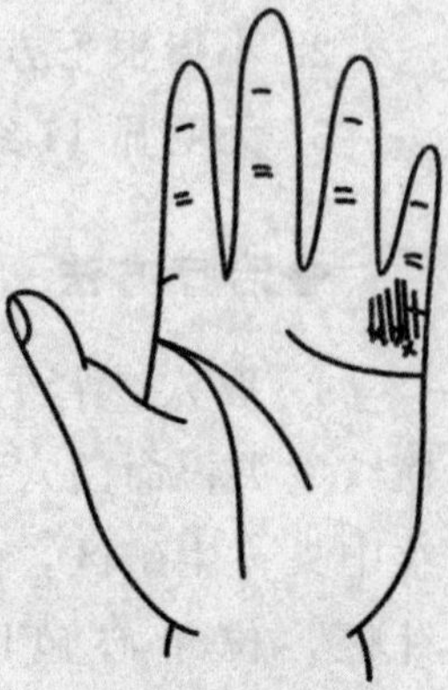
图 174

◆**治疗方法**

1. 取穴：肾穴，位于掌侧，小指第一节横纹中央；命门穴，位于掌侧，小指第二节横纹中央；肝穴，位于掌侧，无名指第二节横纹中央；生殖区，位于小指指根下方，掌内侧的位置；手心，位于掌部中央；关冲穴，位于无名指指甲生长之际，临小指侧的稍下方；阳池穴，位于腕背中央，稍靠近小指侧（图 176、图 177）。

2. 首先，对肾穴、命门穴、生殖区施以指压强刺激，每穴 10 次左右，或用艾灸、香烟灸更好。

3. 对身体健壮之人，强刺激手心，以配合上述穴位治疗，每日行房前 5～10 次，可收到效果。

4. 对于瘦弱、易疲乏、怕冷者，艾灸、香烟灸关冲穴、阳池穴、肝穴，配合上述治疗，只要坚持不懈，不久即可显效。

5. 治疗中，必须消除急躁情绪，才能使身体血液畅通无阻，使身体和精神都舒畅，从而达到美好境界。

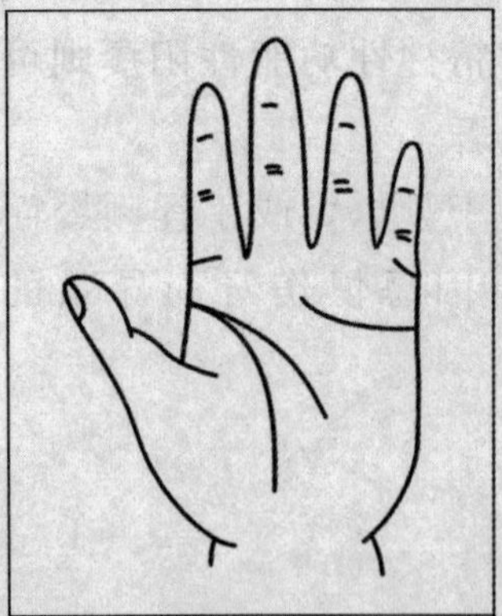
图 175

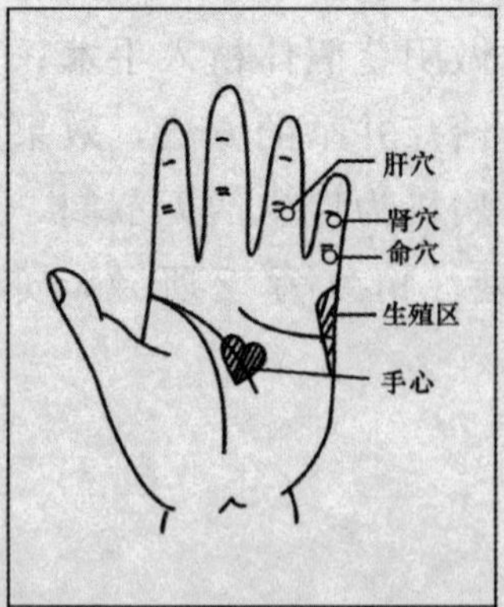

图 176

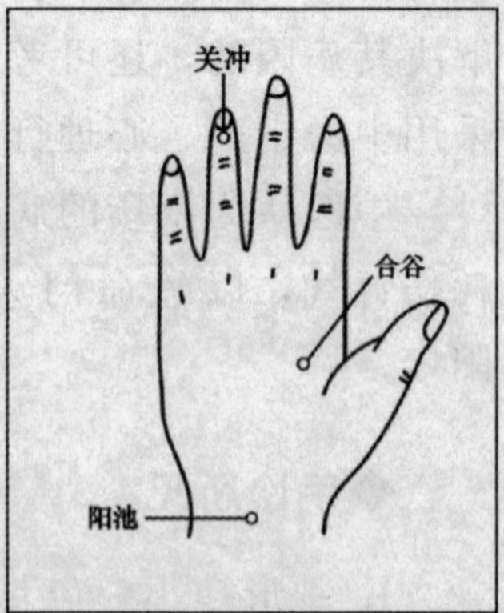

图 177

三、手穴治疗遗精

◆**手诊所见**

1. 掌型瘦小，手指纤细，颜色苍白。

2. 无名指苍白、瘦小，说明生殖系统的功能较差（图 178）。

3. 无名指的第一节较其他指瘦弱。

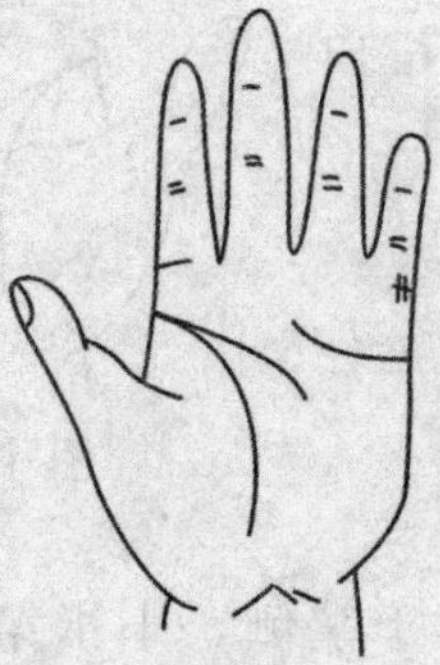

图 178

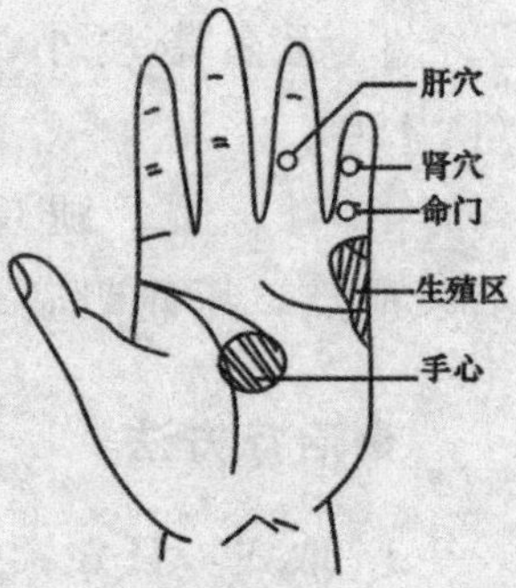

图 179

4. 11 线短小而少，甚至兑位光滑无掌纹，或在短小的 11 线上有干扰纹出现（图 178）。

◆**治疗方法**

1. 取穴：肾穴，位于掌侧，小指第一节横纹中央；命门穴，位于掌侧，小指第二节横纹中央；肝穴，位于掌侧，无名指第二节横纹中央；手心，位于掌部中央；生殖区，位于小指指根下方（图 179）。

2. 首先，对肾穴、命门穴、肝穴施以轻柔指压推搓，使局部皮肤温暖。

3. 对有心悸、易躁动者，强力按压手心 10～20 次，使心情平稳，每晚睡前进行。

4. 对病史稍长的，可按压生殖区，每晚 20～30 次，或温灸之，使性功能逐步恢复正常。

5. 在上述治疗的同时，一定要加强心理治疗，使心情平稳，正确对待，才能共同收到满意的效果。

四、早泄按摩疗法

◆**手诊所见**

1. 掌型偏瘦小，颜色苍白。

2. 兑位纹理紊乱，无11线，或仅有1条，其上有干扰纹（图180）。

3. 无名指瘦小、苍白（图180）。

4. 脊、腰、腿反射区有反应点，压痛明显。

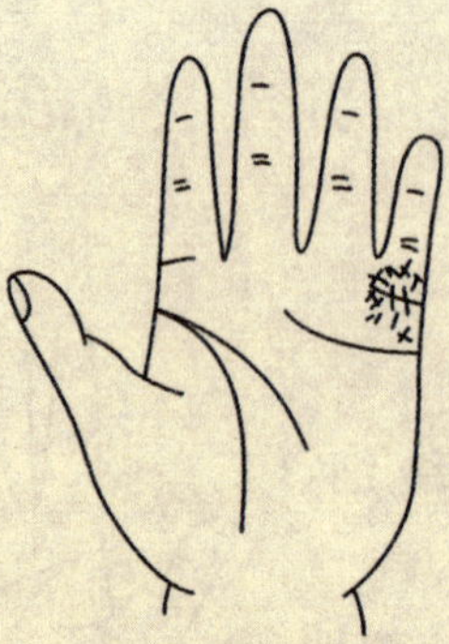

图180

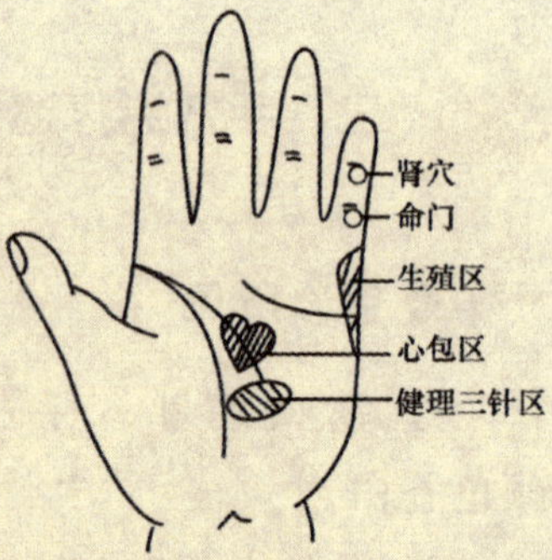

图181

◆治疗方法

1. 取穴：肾穴，位于掌侧，小指第一节横纹中央；命门穴，位于掌侧，小指第二节横纹中央；心包区，位于手掌中央；生殖区，位于小指指根下方；健理三针区，位于心包区下方，靠腕关节侧（图181）。

2. 首先，按压肾穴、命门穴、生殖区，手指宜缓慢柔和，每次行房前按压10～15次，待穴位周围温热时即可。

3. 对早泄日久的患者，辅以按压推揉健理三针区，达到健脾养肾的目的。此穴应坚持不懈地刺激，既可治病，又可养身。

4. 对早泄的治疗，还应注意心理疗法的应用。夫妻相互理解，才能减轻患者的心理负担，使手部疗法得以发挥作用。

五、不射精的按摩疗法

不射精应首先查明病因。若属器质性病变则积极针对病因治疗，属精神心理因素所致则应以中医中药为主，配合心理行为治疗，不射精是完全可以治愈的。

◆手诊所见

1. 掌型圆厚，颜色红润，富有弹性。

2. 无名指短，说明元气不足，精神不振（图183）。

3. 无名指色呈苍白、瘦小，为肾气不充足。

4. 艮位潮红，时可见岛纹（图182）。

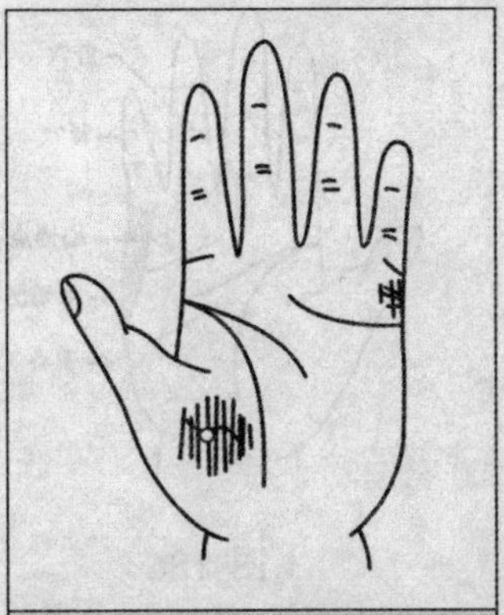
图 182

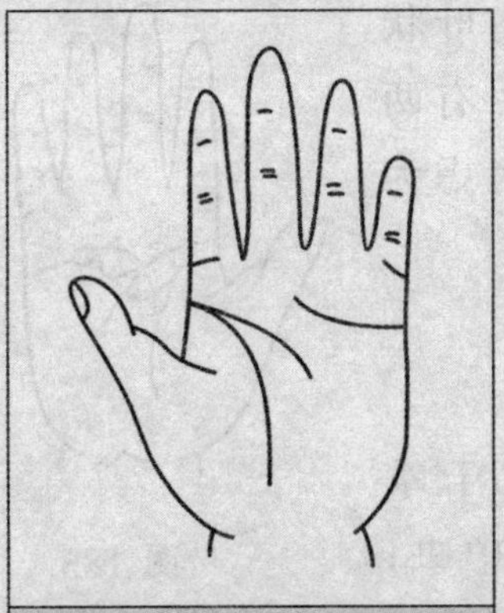
图 183

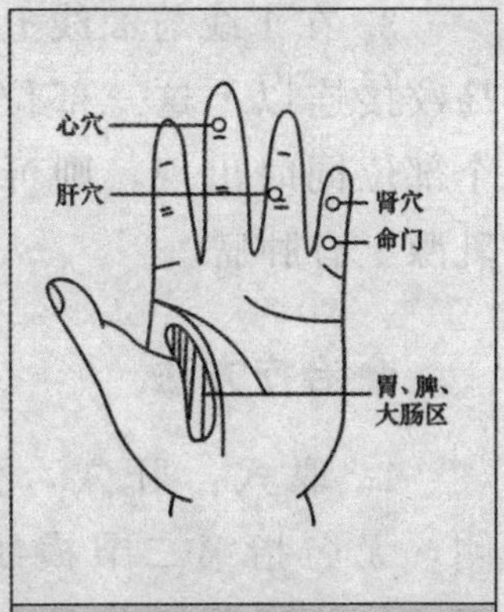

图 184

5. 11 线存在 2～3 条，但其上有竖纹较多（图 182）。

◆**治疗方法**

1. 取穴：肾穴，位于掌侧，小指第一节横纹中央；命门穴，位于掌侧，小指第二节横纹中央；肝穴，位于掌侧，无名指第二节横纹中央；胃、脾、大肠区，位于大鱼际与生命线之间区域；心穴，位于中指掌侧，第一节横纹中央（图 184）。

2. 对于身体健壮的人，首先，强烈按压肾穴、命门穴，推擦胃、脾、大肠区，每穴 10～20 次。

3. 对年龄稍大，较瘦弱的人，按压推揉肾穴、命门穴、肝穴等，每穴 10 次左右，即可在一段时间之后见效。

4. 每晚行房之前，对心穴、肾穴加以按压 10 次左右，对改善不射精有奇效。

六、乳癖的手穴治疗

◆**手诊所见**

1. 在无名指下的 1 线有岛纹（图 185）。

2. 在 3 线中段有岛纹（图 185）。

3. 在1线与2线上有叶状岛纹接连以上这三部位，有两个部位同时出现，则可考虑为乳腺上有肿瘤。

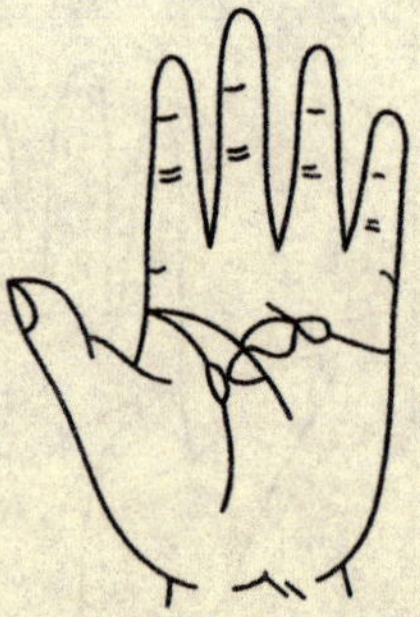
图 185

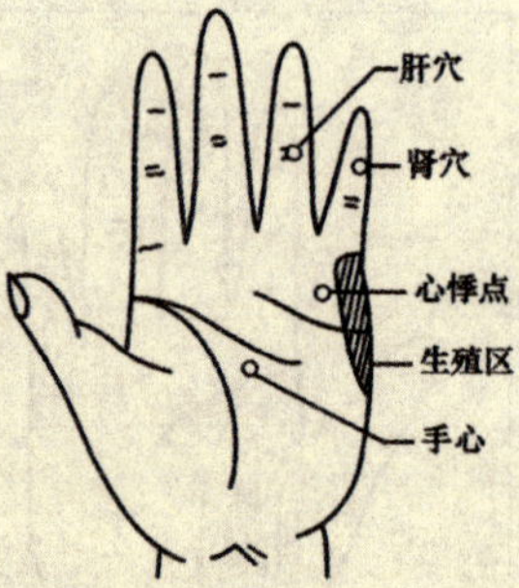

图 186

◆治疗方法

1. 取穴：肝穴，位于掌侧，无名指第二节横纹中央；手心，位于掌部中央；肾穴，位于掌侧，小指第一节横纹中央；生殖区，位于小指指根下方；心悸点，位于掌面，第五掌指关节桡侧缘（图186）。

2. 首先，对肝穴、肾穴、手心等穴进行指压，每穴7～10次。

3. 对病久而块大者，对生殖区、心悸点辅以推擦按压或坚持1～2月，一般均可见效。

七、手穴治疗月经不调

◆手诊所见

1. 兑位青暗，或苍白，纹理紊乱（图187）。

2. 大小鱼际苍白、萎缩、弹性差，乾位色暗，有岛纹、碎纹出现（图187）。

3. 无名指根部青暗，时有淤斑（图187）。

◆治疗方法

1. 取穴：肝穴，位于掌侧，无名指第二节横纹中央；生殖区，位于小指指根下方；心悸穴，位于掌面，第五掌指关节桡侧缘；肾穴，位于掌侧，小指第一关节横纹中央；命门穴，位于掌侧，小指第二节横纹中央；关冲穴，位于无名指指甲生长之际，靠小指侧的稍下方；阳池穴，位于腕背横纹中央（图188、图189）。

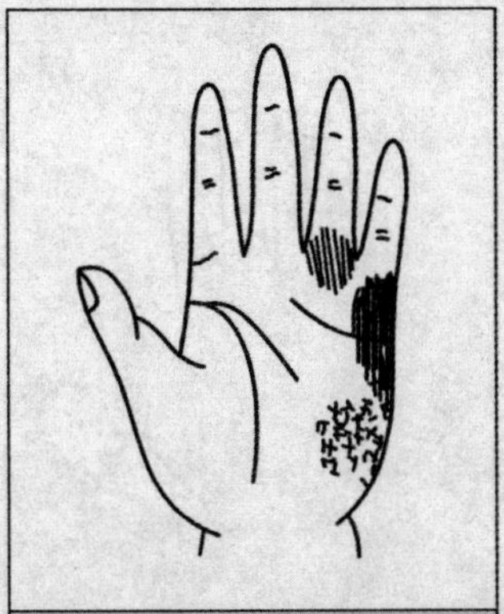

图 187

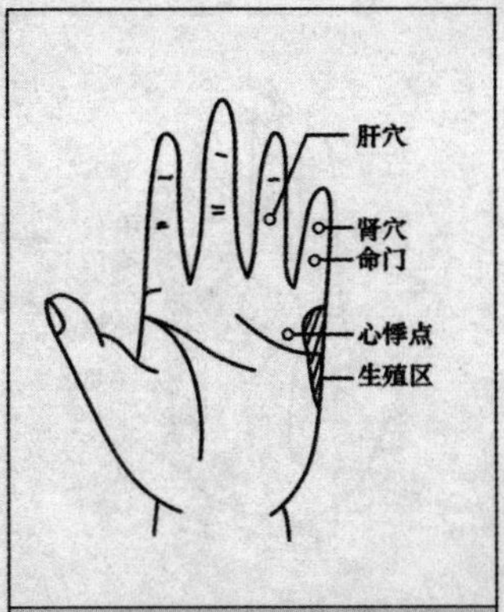

图 188

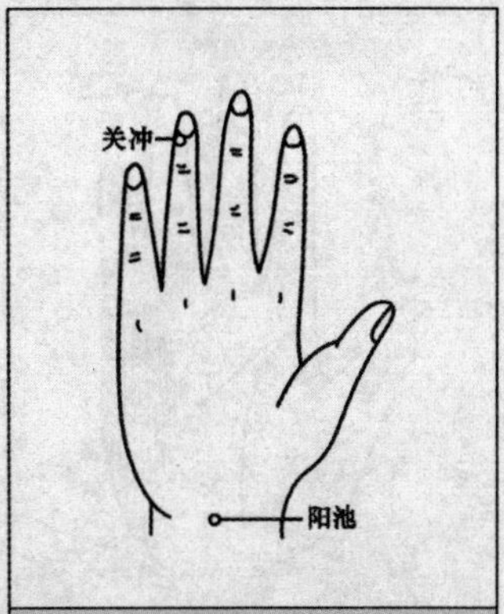

图 189

2. 对上述穴位逐一进行指压、推擦，以手掌发热、潮红为宜。每穴指压 10～15 次。

3. 对于经早者，重点按压肝穴，手法宜缓慢、轻柔，力量过大或用灸法，将有可能起反效果。

4. 对于经迟者，用强烈刺激的手法，可达调经的目的。

5. 对于经乱者，宜对肝穴、肾穴、命门穴、阳池穴施以柔和而缓慢的推揉、按压，坚持 2 个月可见效果。

八、痛经的手穴治疗

◆手诊所见

1. 中指根部可出现 10 线（图 190）。

2. 兑位和乾位青暗，有淤斑，或有青筋向大鱼际方向伸展（图 190）。

3. 11 线上有干扰线出现（图 190）。

4. 无名指瘦小、苍白，根部有淤斑，或色青暗（图 190）。

◆治疗方法

1. 取穴：肾穴、肝穴、命门穴、关冲穴、阳池穴以及生殖区、心悸点等（图 191、192）。

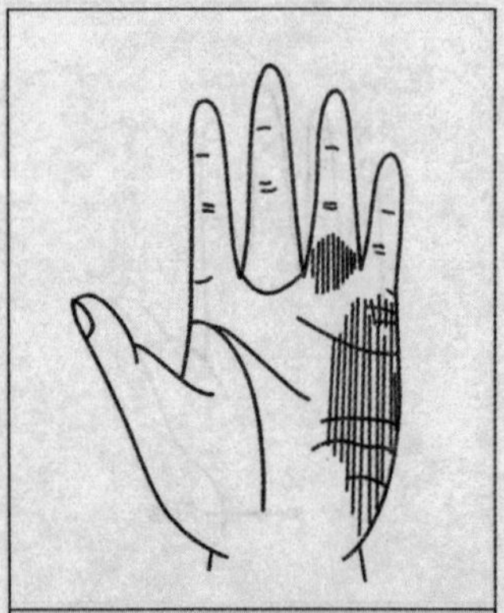

图 190

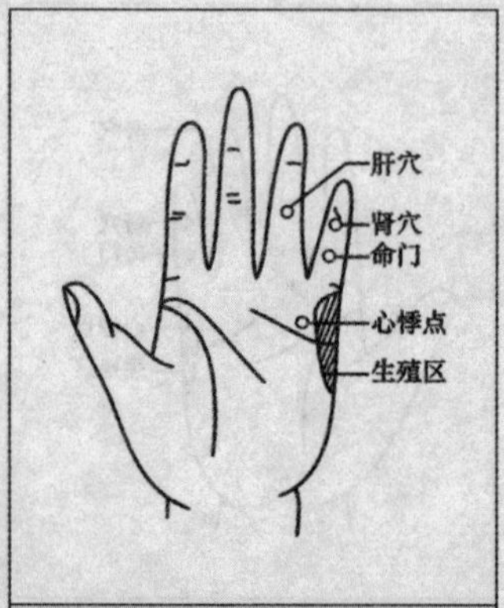

图 191

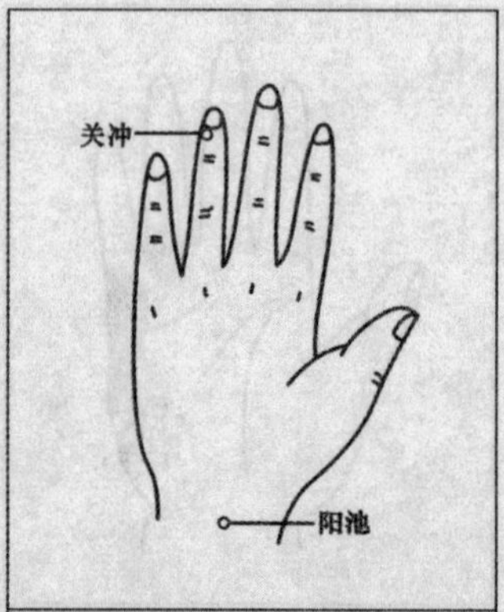

图 192

2. 首先，当痛经难以忍受时，强烈刺激肾穴、命门穴、关冲穴和阳池穴，使局部痛感强烈，手部暖潮为宜。

3. 当每月均出现痛经者，加指压生殖区、肝穴、心悸点等，每日每穴 10 次左右，坚持治疗，效果均能出现。

老年常见病的康复疗法

随着生活水平的提高，改进生活质量、延年益寿，是广大老年人的共同追求。一些老年人的常见病和多发病如高血压、糖尿病，应首先明确诊断，在医师指导下坚持服药，在此基础上，配合家庭自我保健按摩治疗，可起到延缓疾病发展、稳定病情的作用。

一、手穴辅助治疗冠心病

◆手诊所见

1. 手掌呈红色或紫红色，大鱼际出现暗红色斑点（图 193）。拇指根部中央有白色条索状隆起，两侧色泽青暗有青筋浮露（图 194）。

2. 手型方正，手指短粗，指端粗大，呈鼓槌状，或壁虎指（图 195）。手掌水肿，肌肉松软，压之凹无弹力，触之感觉麻木，指关节不灵活。

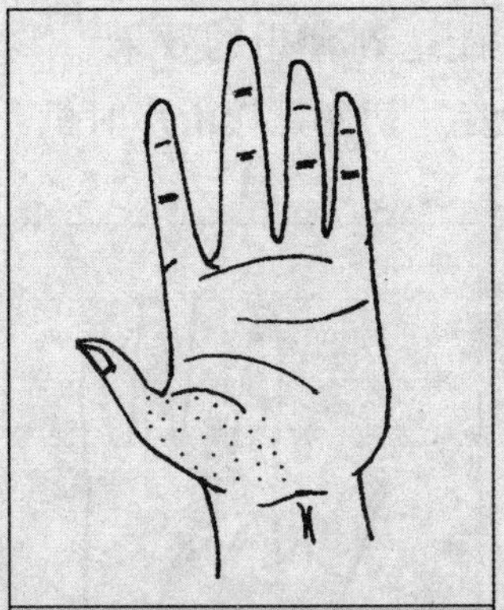
图 193

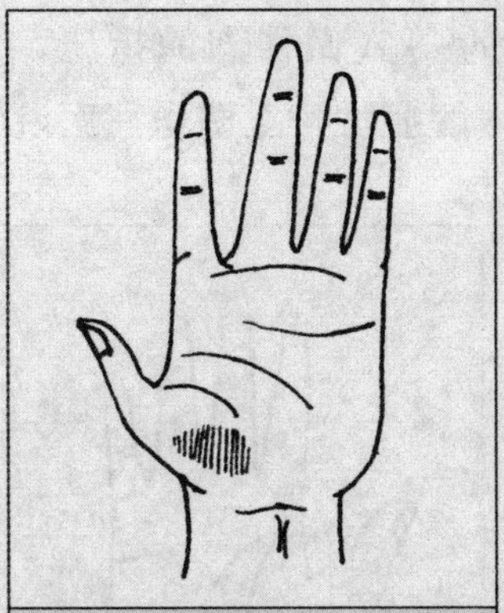
图 194

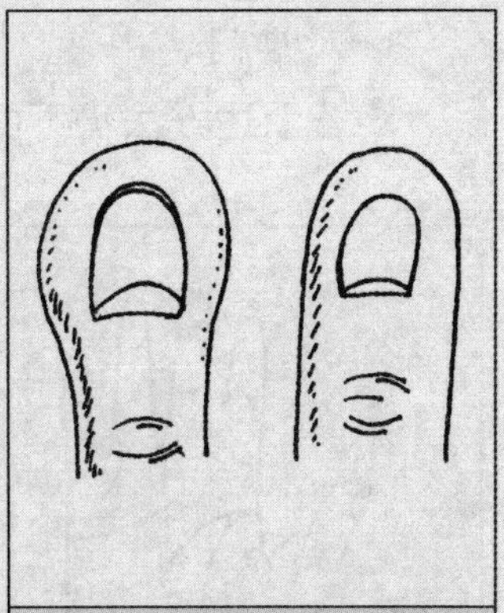
图 195

3. 2线中间有十状纹，在2线尾编成米状（图196、图197）。

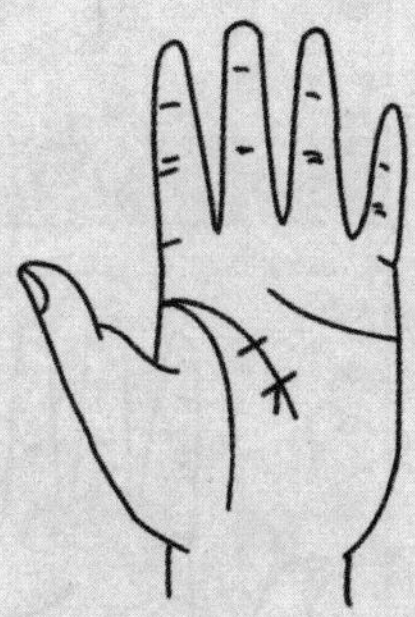
图 196

4. 2线上端有岛纹或口纹（图198、图199），表示会有心肌梗死的情况发生。

5. 3线尾有岛状纹，或被6线切过，为发病的年龄（图200、图201）。

6. 3线扭曲、蜿蜒，表明心血管功能不强（图202）。

7. 1线上呈链状，食指下近1线处可出现火纹（图203）。

8. 1线上靠近中指部位的岛纹，对心肌梗死的诊断有意义（图202）。

9. 多为方甲，尤拇指方甲上有纵纹，甲色红白相间，压之血色恢复慢，有些患者甲根部色绀青。

◆治疗方法

1. 取穴：少冲穴，位于手背，小指指甲生长之际，临无名指侧稍下方；中冲穴，位于手背，中指指甲生长的临近食指侧；心包区，位于手掌中央；内关穴，位于手腕横纹朝手肘方向下移约两横指宽处，在两骨两筋之间；神门穴，位于手腕内侧的横纹上，靠小指侧的肌腱内侧处（图204、图205）。

2. 首先，刺激内关穴时，当右侧的胸痛时，刺激右边手腕的内关穴；当左胸痛时，则刺激左手腕的内关穴。方法是将拇指按在穴道上，食指在另一侧支撑，再用力按压内关穴。

3. 对神门、中冲、少冲等穴做强烈的指压，就能达到理想的效果。

4. 若上述方法仍不能缓解症状，立即送往医院治疗，切勿延误治疗时机。

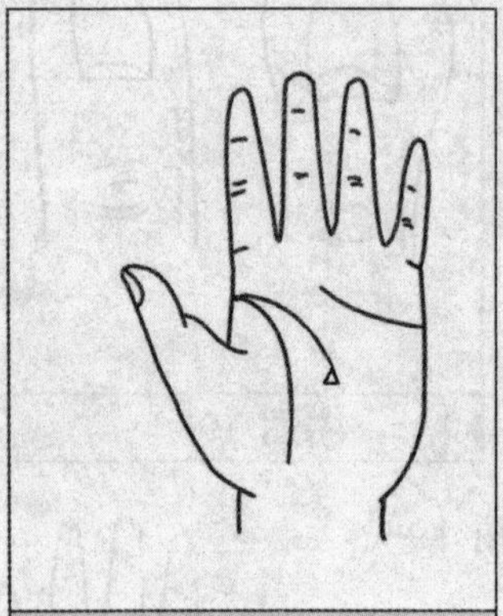
图 197

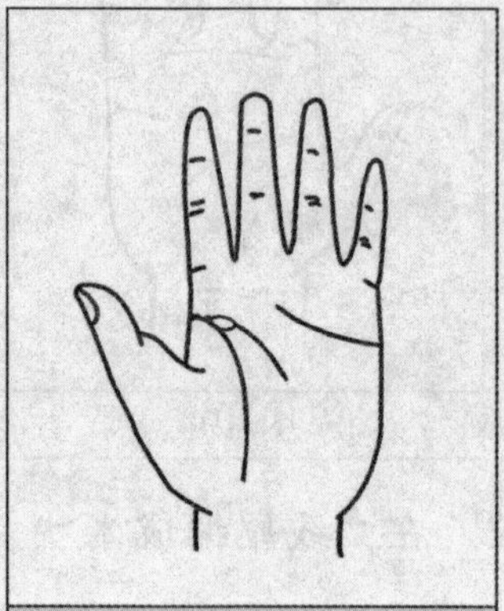
图 198

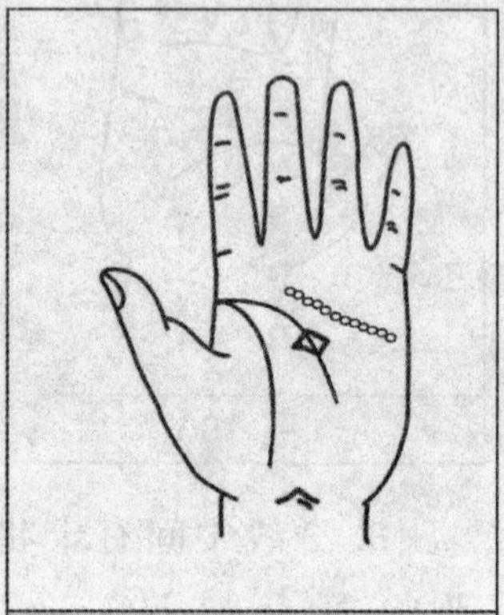
图 199

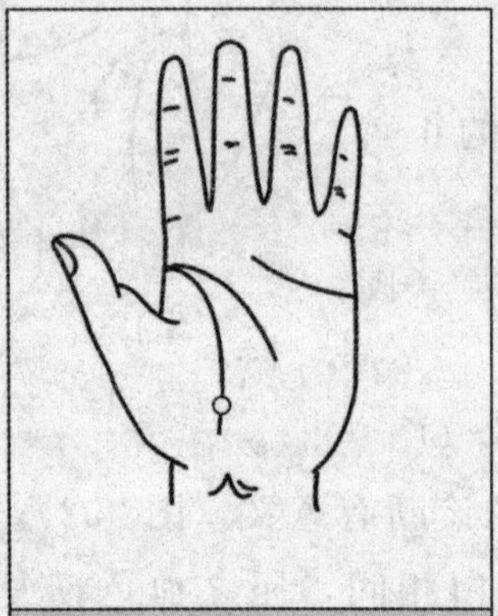
图 200

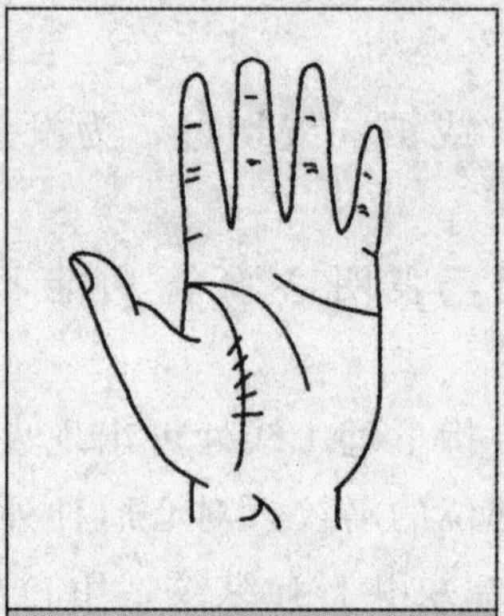
图 201

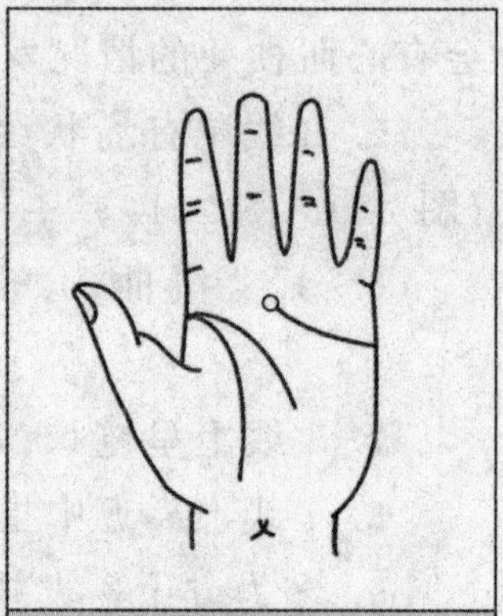
图 202

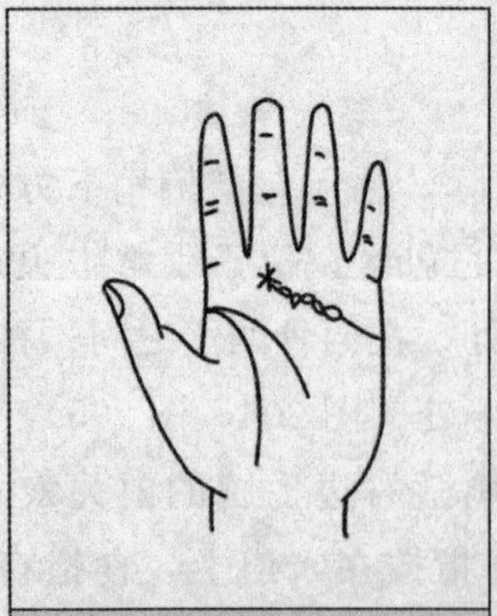
图 203

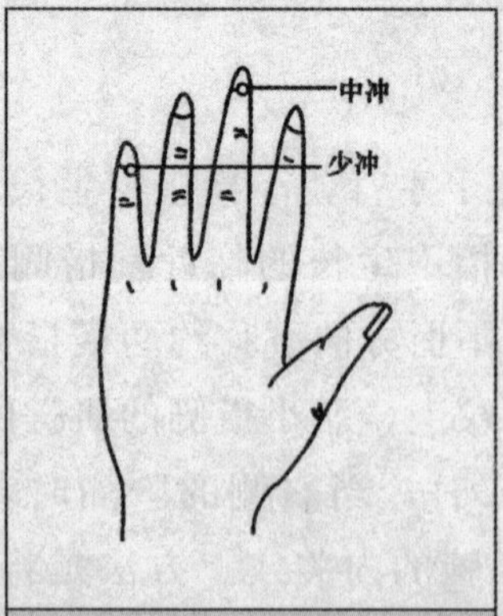

图 204

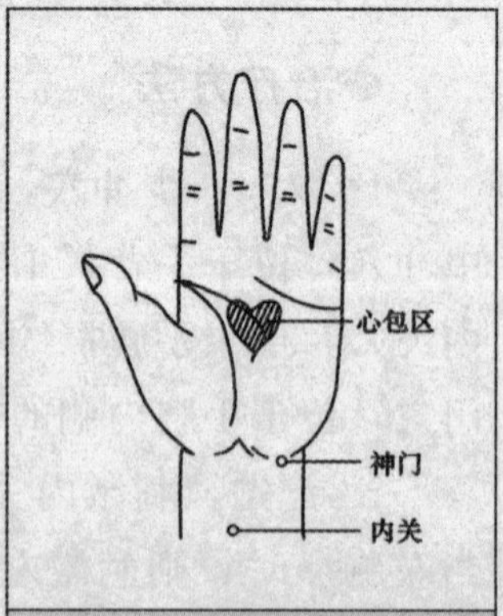

图 205

二、手穴按摩稳定糖尿病

◆**手诊所见**

1. 掌色鲜红，尤以 10 个指头的指端红的明显（图 207）。

2. 艮位有网状血管出现，震位和乾位有小红点出现（图 206）。

3. 无名指下的鲜红色压之不退（图 208）。

4. 乾位色泽鲜红，中有白色环形斑块。

5. 在乾位上可见较深的一条横纹向大鱼际平行伸出，1～2 条则更有意义（图 209）。

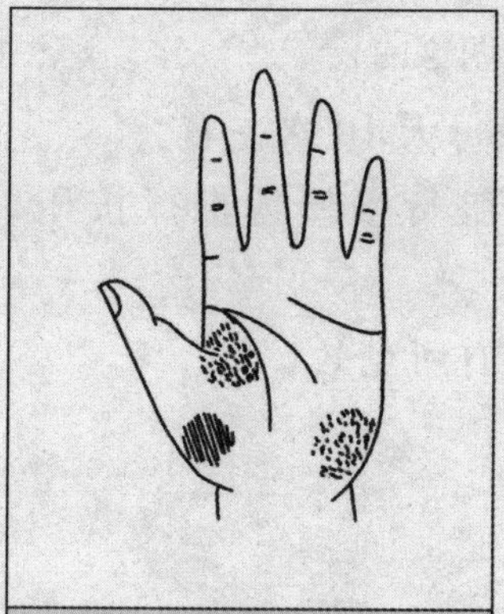
图 206

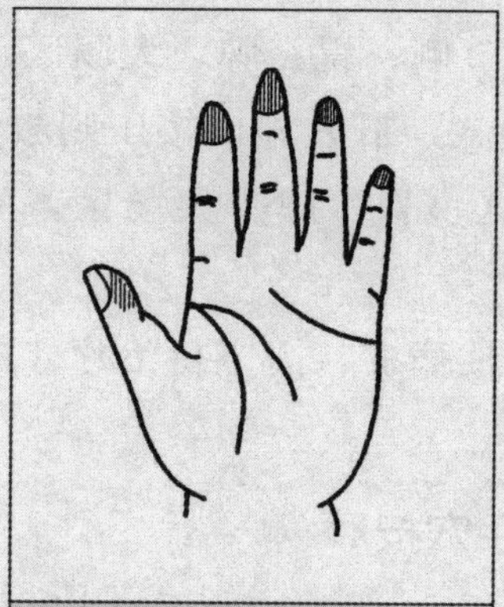
图 207

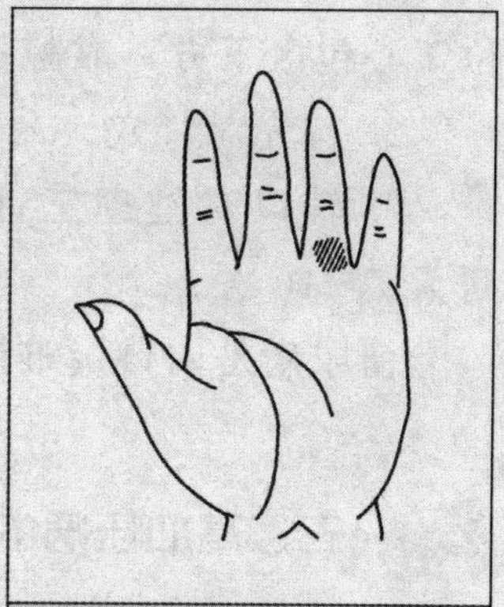
图 208

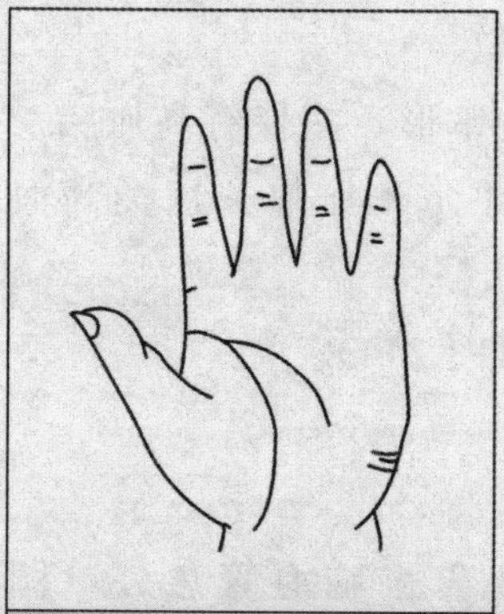
图 209

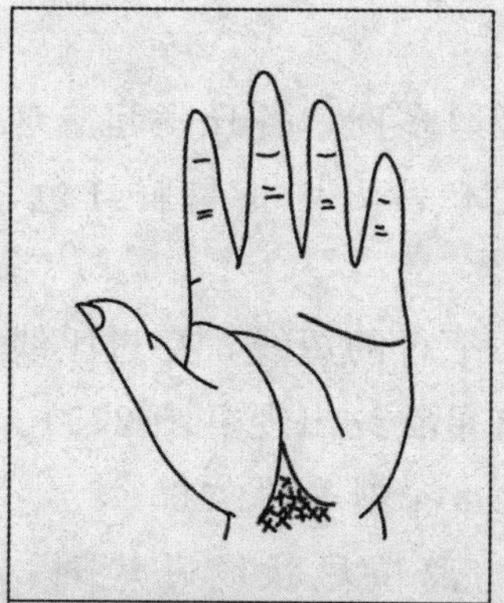
图 210

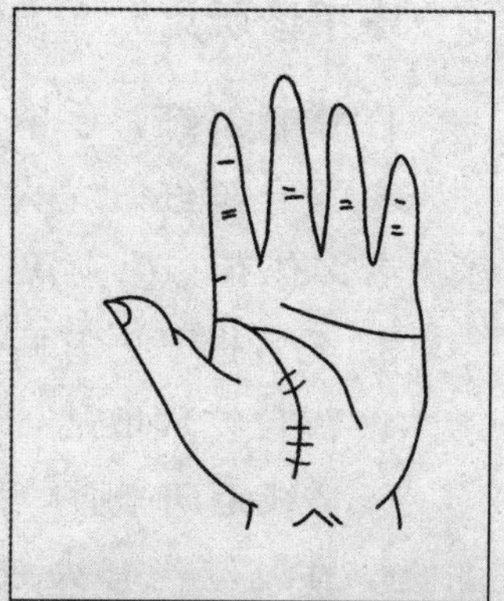
图 211

6. 坎位纹理紊乱（图210）。

7. 3线上可有细小的6线切入（图211）。

8. 指甲为阔甲或凹甲，时见汤匙型手；手平伸手可出现颤抖，甲根有浅蓝色（图212）。

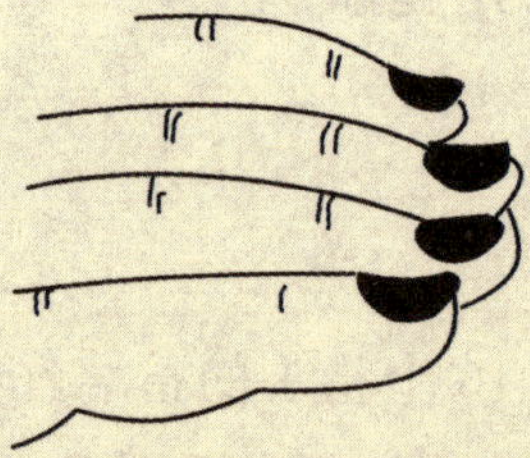

图 212

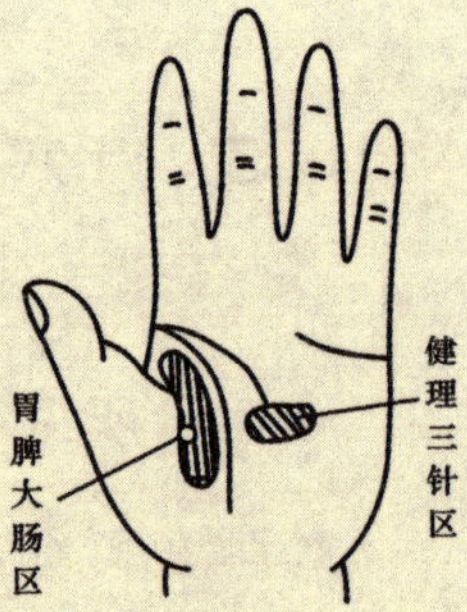

图 213

◆**治疗方法**

1. 取穴：胰脏，位于胃、脾、大肠区内；肾穴，位于掌侧，小指第一节横纹中央；肝穴，位于掌侧，无名指第二节横纹中央；健理三针区，位于心包区下方，靠腕关节侧；胃、脾、大肠区（图213）。

2. 首先对肾穴、命门穴、肝穴施以按压刺激，每天10次左右。

3. 辅以对健理三针区，胃、脾、大肠区，胰脏行慢慢地推揉按压，每天7～10次。

糖尿病是内科疑难慢性病症，需坚持治疗才能有所见效。

三、高血压病的手穴按摩

◆**手诊所见**

1. 掌色鲜红，手掌肥厚多肉，各丘隆起。这种掌形，多伴有高血脂。

2. 掌色鲜红，尤大小鱼际及中指呈鲜红色，手掌不肥厚，这类高血压患者多伴有心律失常。

3. 无名指下，有两条平行的短线，穿过1线（图214）。

4. 离位纹理散乱，有星状纹出现（图215）。

5. 2线走向平直，纹路深刻（图216）。

6. 在乾位若有火纹与离位星状纹呼应时，要警惕脑血管意外（图217）。

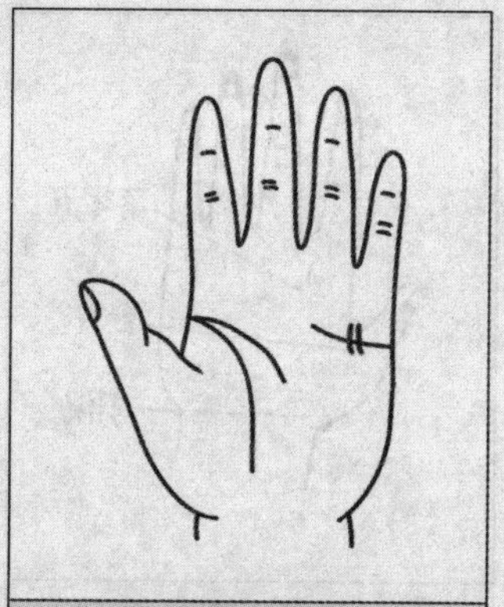
图 214

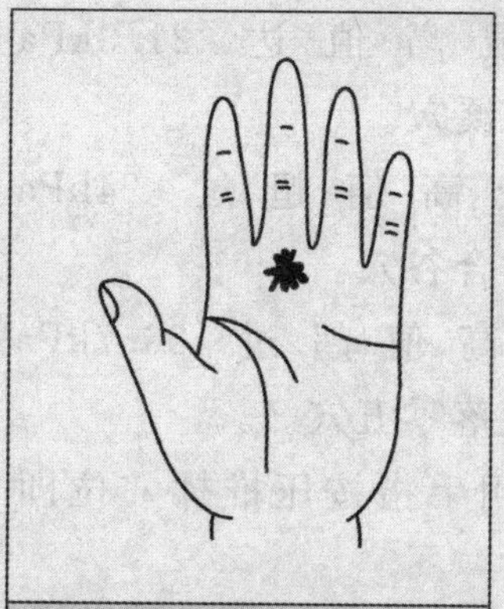
图 215

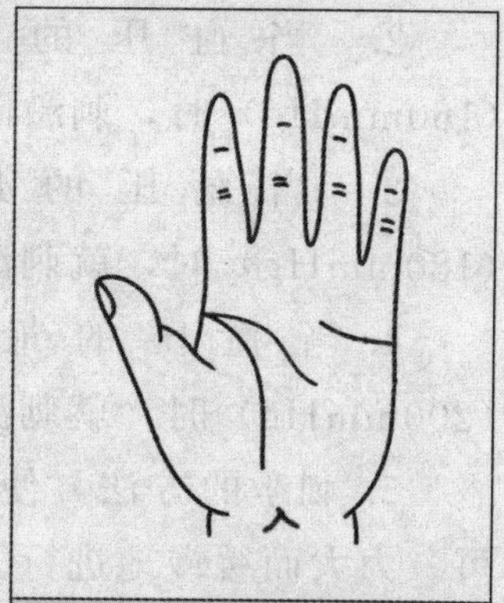
图 216

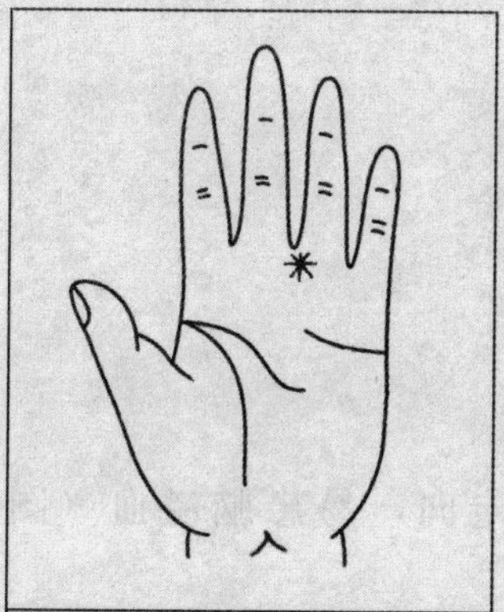
图 217

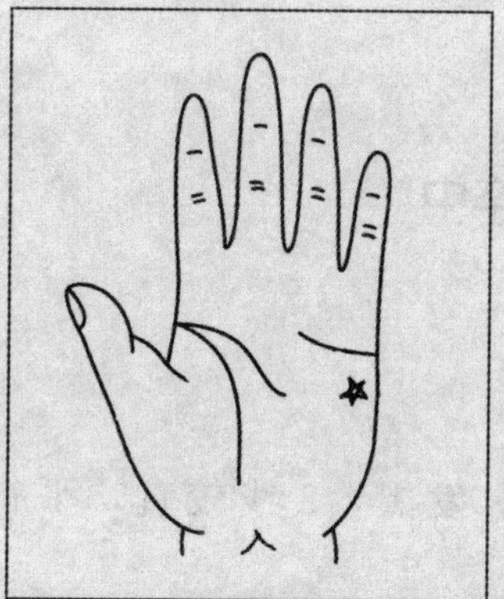
图 218

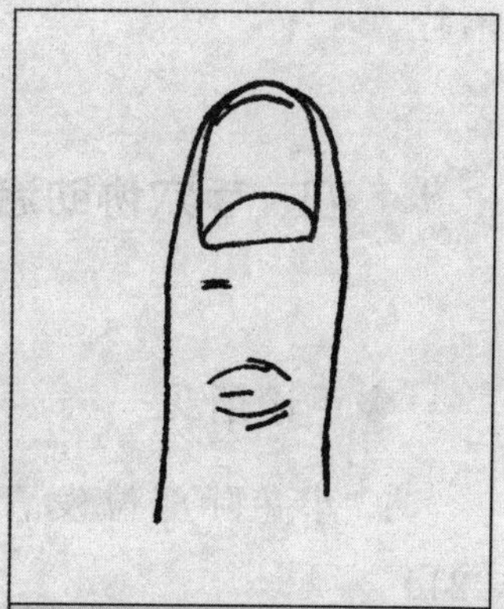
图 219

7. 在平原靠近兑位出现“★”纹时，多在 50～60 岁出现偏瘫；但愈后较好（图 218）。

8. 多为短甲，尤大拇指为扁平的阔甲（图 219）。拇指多短而坚硬，高血压患者的半月瓣多偏大、超过或达到指甲的 1/3。

◆治疗方法

1. 取穴：血压反应区内的穴位，阳溪穴，位于当反翘起拇指时，指根所产生的 2 条肌腱之间凹陷的部位；合谷穴，在拇指和食指两骨间，离连接处约拇指第一节长度；落零五穴，位于食指与中指的肌腱之间，朝手腕方向下移约 3 厘米处。血压高的人，在特定的部位，都能摸到特别明显的脉动（图 220）。

2. 当血压的最高值达 21.3kPa (160mmHg) 时，刺激阳溪穴。

3. 当血压的最高值超过 24kPa (180mmHg) 时，就刺激合谷穴。

4. 当血压的最高值超过 26.7kPa (200mmHg) 时，就刺激落零五穴。

5. 刺激的方法，使用手指按压推揉穴位即可。力大而缓慢地进行。

6. 当上述方法不奏效时，应即刻送往医院治疗。

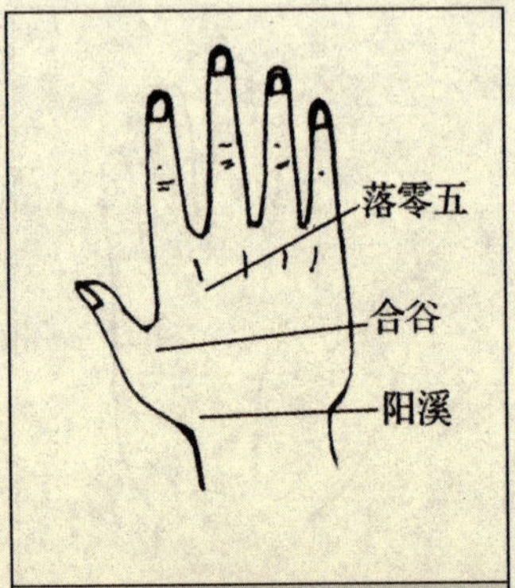

图 220

四、手穴协助治卒中

◆手诊所见

1. 小鱼际部位发青、发黑，2 线较直，平行走向，易患脑溢血（图 221）。

2. 食指桡侧有紫红色线条，3 线突然断截，消失不见或被干扰线切断，或形成“▲”状、火状是卒中的脑溢血症先兆（图 222、图 223、图 224）。

3. 大小鱼际色泽鲜红，浮于皮肤之上，表示其人易患高血压，易出现卒中偏瘫等症状。中指根凹陷或色紫暗，更能确定（图 225）。

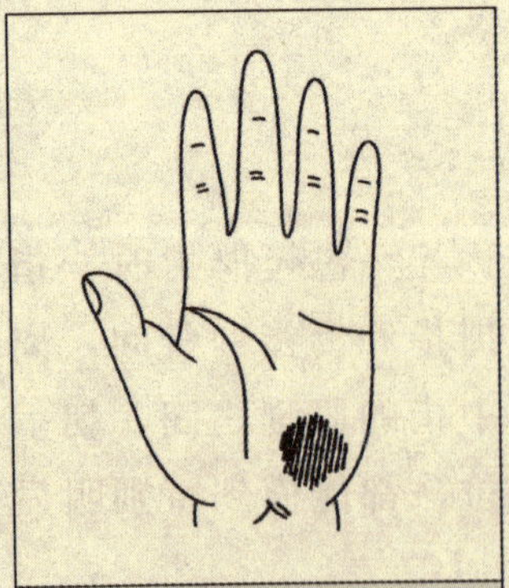
图 221

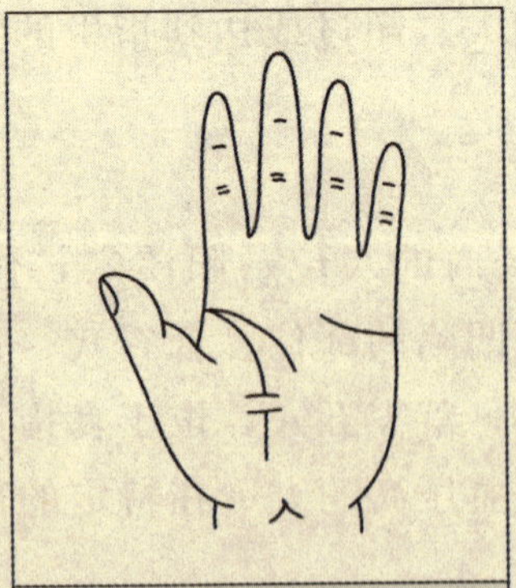
图 222

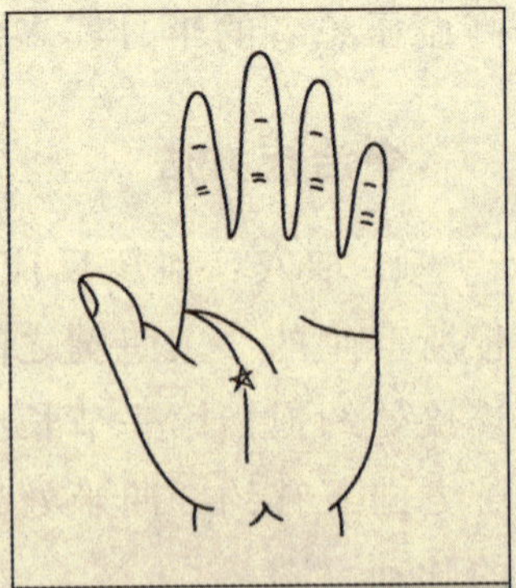
图 223

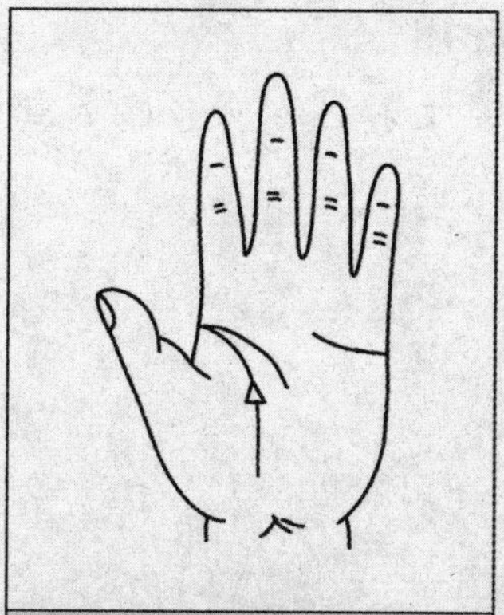
图 224

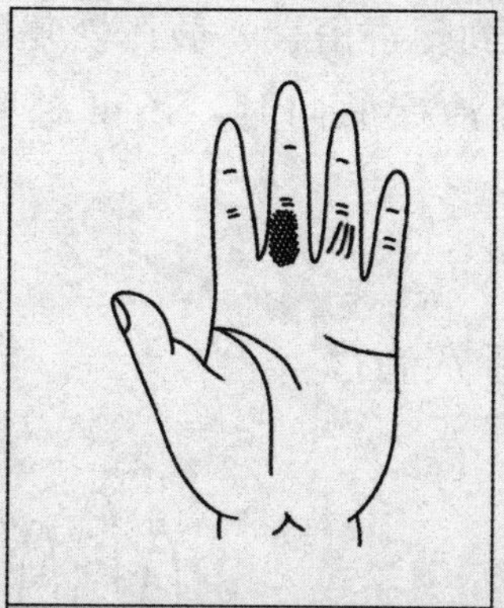
图 225

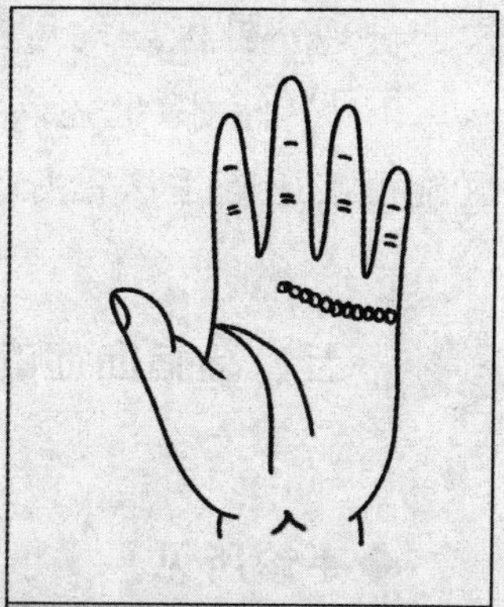
图 226

4. 1 线有链岛状纹，2 线与 3 线清晰完整，提示可能因脑血管瘤或脑血管畸形而发生意外（图 226）。

◆**治疗方法**

1. 取穴：少冲穴，位于手背，小指指甲生长之际，临无名指侧稍下方；关冲穴，位于无名指指甲生长之际，靠小指侧的稍下方；商阳穴，位于食指指甲生长之际，临拇指侧稍下方；肾穴，位于掌侧，小指第一节横纹中央；肝穴，位于掌侧，无名指第二节横纹中央；心穴，位于中指掌侧，第一节横纹中央；健理三针区，位于心包区下方，靠腕关节侧；外关穴、脊椎反射区等（图 227、图 228）。

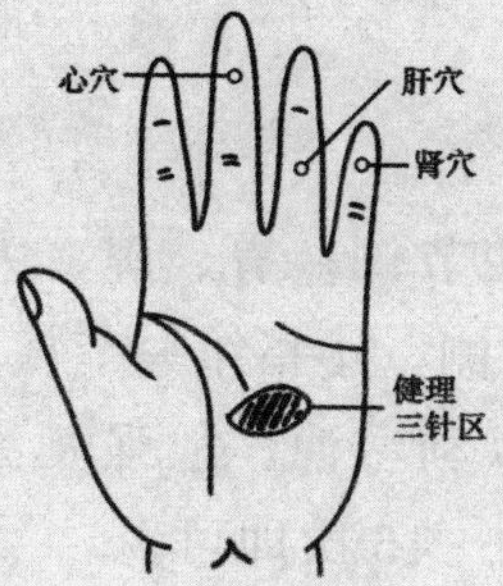

图 227

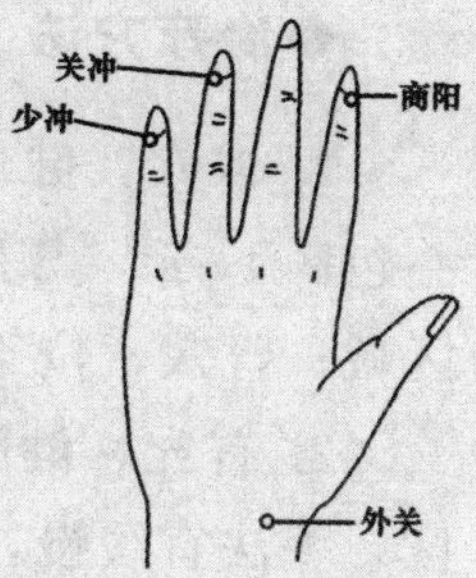

图 228

2. 首先，当未出现偏瘫、口眼㖞斜、语言障碍等症状，而仅有卒中先兆时，按压特效穴位，如少冲、关冲、商阳等穴。每日 10～20 次中等力量刺激。若时常对这些穴位刺激，可预防脑溢血的发生。

3. 若卒中已发生，在积极药物治疗的同时，捏压少冲、关冲、商阳、肝穴，每穴 10～20 次，轻缓进行，可起到治疗的辅助作用。另外，外关穴是非常有效的穴位，可按压之。

4. 若卒中已 3 个月以上，成为卒中后遗症期时，按压肾穴、肝穴、心穴、健理三针区，均可达到促进语言、肢体恢复的作用。

5. 另外，除上述穴位治疗的同时，还可对脊椎反射区、脊、腰、腿区施行按压等手法治疗。

五、高脂血症的手穴治疗

◆手诊所见

1. 艮位发黄，或苍白。

2. 掌心下部青暗（图 229）。

3. 胃、脾、大肠区出现岛纹（图 229）。

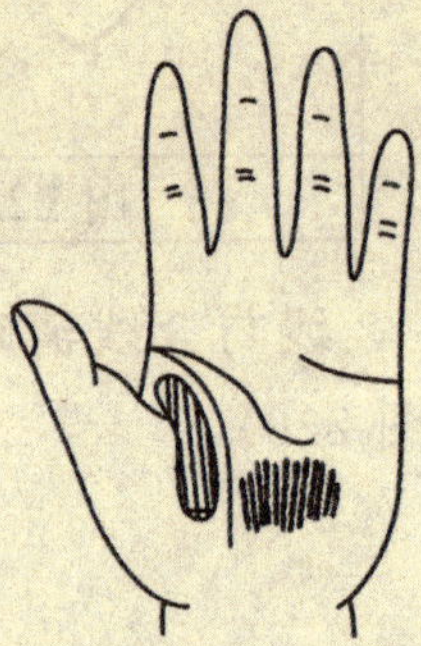

图 229

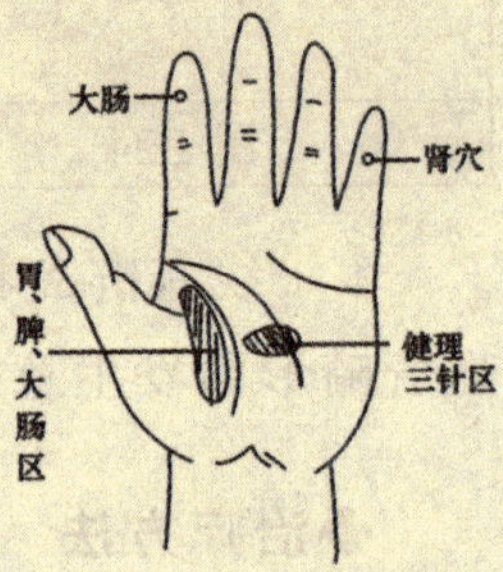

图 230

◆治疗方法

1. 取穴：健理三针区，位于心包区下方，靠腕关节侧；胃、脾、大肠区，位于大鱼际与生命线之间区域；肾穴，位于掌侧，小指第一节横纹中央（图 230）。

2. 首先，健脾以利湿浊，故强刺激按压健理三针区及胃、脾、大肠区，手法宜缓慢，10～15 次即可。

3. 对于高龄的有肾虚的患者，加按压肾穴、大肠穴，手法缓慢，10～15 次即可。

4. 治疗本症，贵在坚持，一般均有比较好的效果。

六、手穴治疗健忘

◆手诊所见

1. 掌色苍白，大小鱼际萎缩，纹理紊乱，肌肉弹性较差（图 231）。

2. 手心处青暗，坤位色暗（图 231）。

3. 坤位可见星状纹（图 231）。

4. 第3线尾可找到岛纹。

◆**治疗方法**

1. 取穴：肾穴，位于掌侧，小指第一节横纹中央；肝穴，位于掌侧，无名指第二节横纹中央；命门穴，位于掌侧，小指第二节横纹中央；手心，位于掌部中央；心穴，位于中指掌侧，第一节横纹中央；胃、脾、大肠区（图232）。

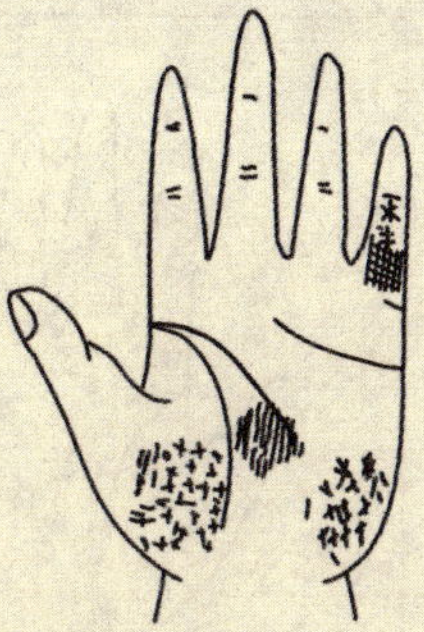

图231

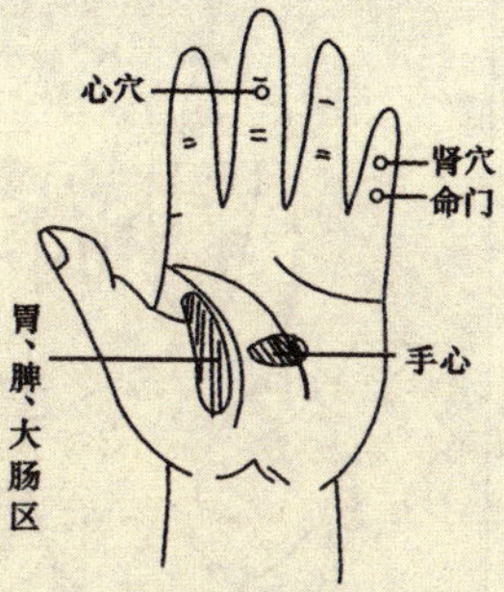

图232

2. 对心脾不足的健忘，我们首先按压手心、心穴，胃、脾、大肠区可行推搓，以使皮肤潮红，这可使心脾功能恢复。每日行20～30次刺激即可。

3. 对高龄的肾精虚衰的健忘，我们首先按压肝穴、肾穴、命门穴，可达到补益肝肾之功。每日操作刺激20次左右。坚持上述方法是会取得效果的，且长期刺激此3穴，还有延缓衰老的作用。

七、常按手穴防眼花

◆**手诊所见**

1. 中指根部出现一个灰暗隐隐的半圆形环。
2. 在1线的无名指下，有细小的岛纹，多屈光不正（图233）。
3. 在2线与3线连接处出现细小的岛纹，多为老花眼（图234）。
4. 在中指的根部两侧，有青暗色出现。若一边重，一边轻者，表示两眼视力不等，颜色深的一侧视力差。大拇指侧为左眼，小指侧为右眼（图235）。

◆**治疗方法**

1. 取穴：治疗老花眼的特效穴位，在手背、手掌侧，均各有一个。老眼点，位于手掌侧，小指根部横纹（掌指关节横纹）中央；养老穴，位

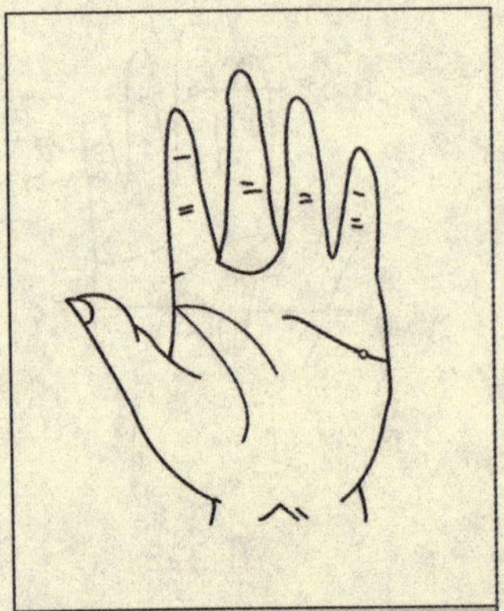
图 233

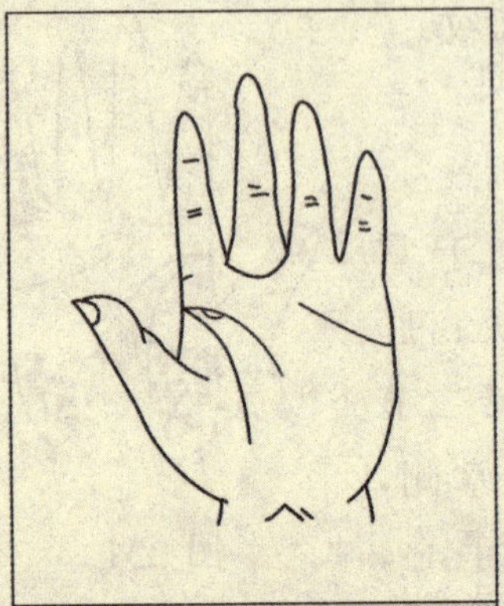
图 234

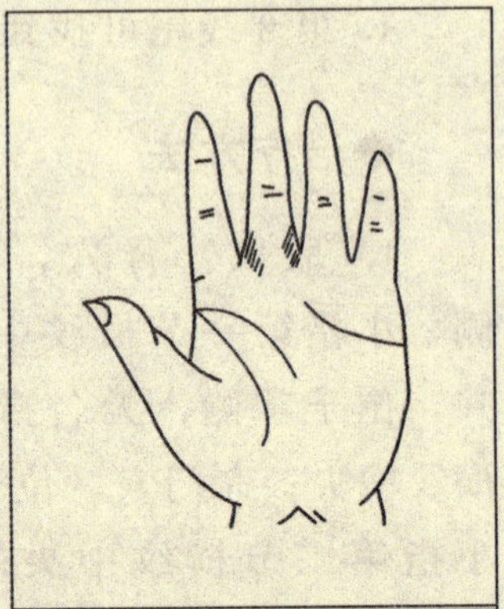
图 235

于手腕背，靠小指侧，尺骨小头下方凹陷的部位（图 236、图 237）。另外，肝穴，位于掌侧，无名指第二节横纹中央；肾穴，位于掌侧，小指第一节横纹中央（图 236）。

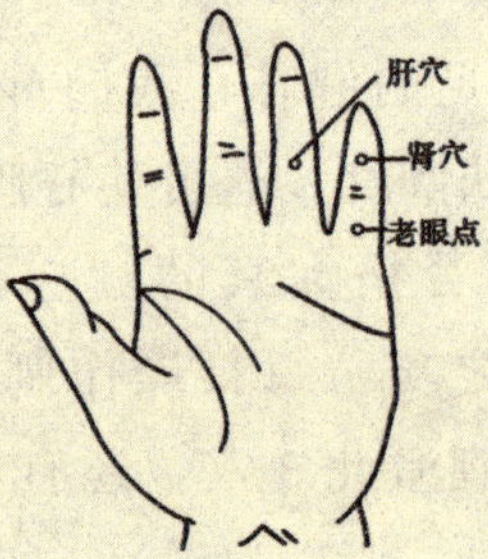

图 236

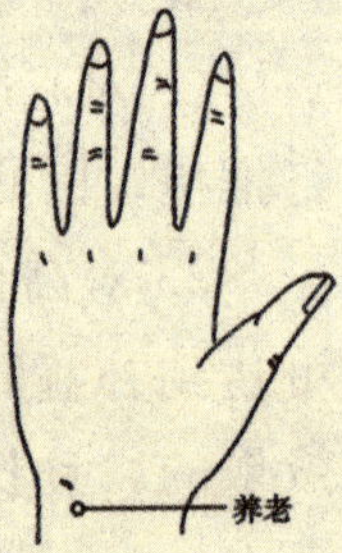

图 237

2. 老眼点、养老二穴，正如其名，对于 45 岁以上，觉得“最近报纸老看不清楚”的人来说，均是特效的穴位。当老花眼在逐渐严重时，对老眼点和养老穴做按压，即会感觉到酸痛胀。因此须继续按压，早 10～15 次，晚 20～30 次。老花眼是一个慢性退行改变的过程，所以需每天坚持做。

3. 对于老花眼严重，且年龄较大，病程已较长的人，可辅助刺激肝穴、肾穴。若手指按压，早晨 10 次左右，晚上睡前 15 次左右。

4. 养老穴不只对于老花眼才有效，对于眼睛疲劳以及高龄老人的眼疾，亦有相当程度的治疗效果。

八、更年期综合征的手穴按摩治疗

◆诊断要点

1. 一般发生于妇女绝经（45～55 岁）前后，出现月经紊乱或经闭。

2. 阵发性烘热感，并伴额面、颈部及胸背部的皮肤潮红，心率加快，热后随即出汗，汗后则畏寒，每次发作持续数秒或数分钟，轻者每日数次，重者可十余次，以至更多，且夜间更甚。

3. 情绪不稳定，易激动，紧张或抑郁，烦躁不安，失眠多梦，头昏头痛，眩晕耳鸣，血压波动。

4. 排除肿瘤、心血管、神经、精神及内分泌腺等器质性病变。

◆手诊所见

掌状

掌上多汗，或过分干燥，掌红赤，手易抖动，巽位红赤明显，而坎位陷下，小鱼际松软，艮位青（图 238）。

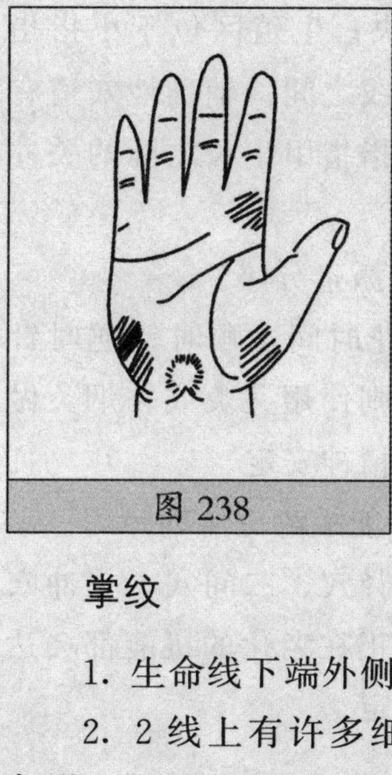

图 238

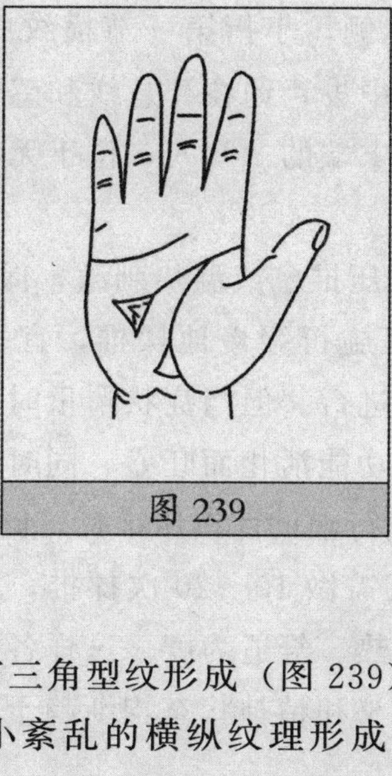

图 239

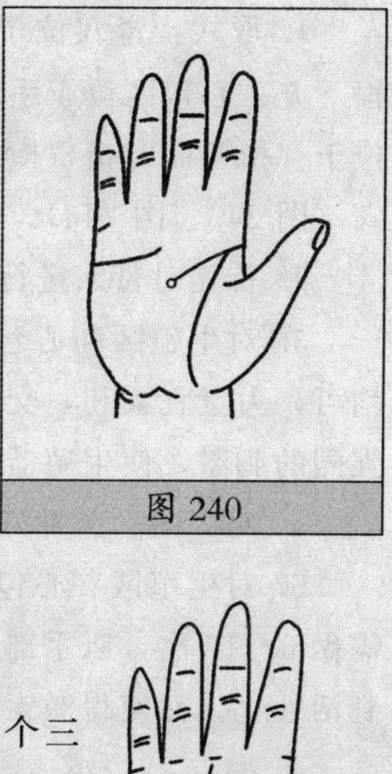

图 240

掌纹

1. 生命线下端外侧有三角型纹形成（图 239）。

2. 2 线上有许多细小紊乱的横纵纹理形成一个三角形。

3. 2 线尾部可有岛纹（图 240）。

4. 从 5 线下端有一细线向小指伸去，表示其人感情脆弱，易激动，易抑郁，或交替出现（图 241）。5 线易变为弯曲状。

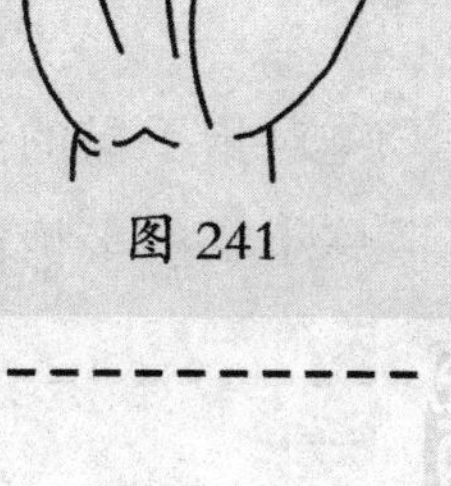

图 241

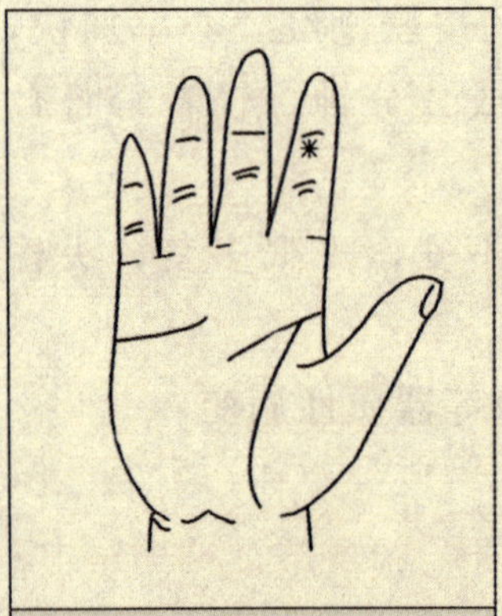

图 242

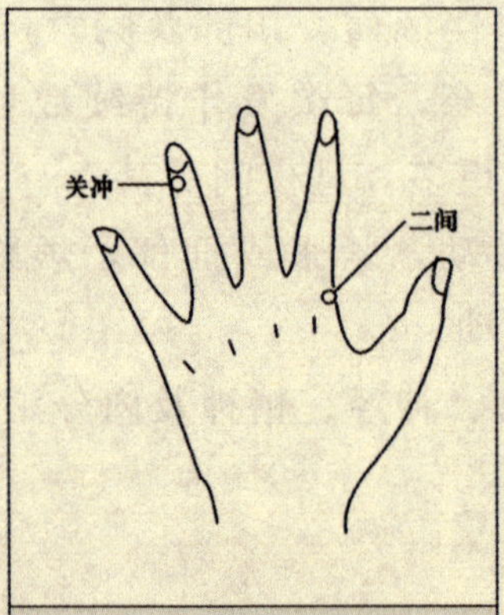

图 243

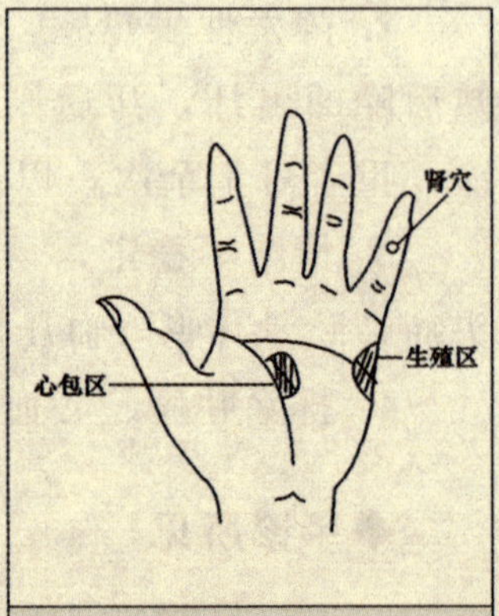

图 244

5. 食指的第二指节上有火状纹（图 242）。

◆治疗方法

1. 取穴：肾穴位于掌侧，小指第一节横纹中央；生殖区位于小指指根下方；心包区位于手掌中央，约在智慧线和感情线之间。辅助性穴道有位于食指弯曲时指根横纹末端的二间穴，位于无名指指甲生长之际的关冲穴（图 243、图 244）。

2. 首先对肾穴进行按压推拿或温热刺激，促进激素分泌。

3. 对生殖区和心包区施行缓慢地揉推，宜多花时间，顺时针逆时针均可，力量宜柔和，交替进行。但当症状严重时，则使用艾灸或香烟灸做强烈的刺激，使生殖器的功能活化而旺盛，同时使精神安定。

4. 对二间、关冲穴进行辅助性按压推揉，同样能缓解更年期障碍。

5. 对生殖区、心包区需做 10～20 次揉推，对肾穴、二间穴、关冲穴需做 5～15 次，以手部发热、舒适为度。这样各种正在老化的机能都会达到活性化，而使得激素分泌和精神状态均渐趋于稳定。

九、手保健操

对指手操的主要目的是锻炼手指的对称活动，兴奋大脑皮质运动区，锻炼小脑的平衡能力。中医认为：“肾为作强之官，技巧出焉”，对指手操对补益肾气大有裨益。另外，手与人体十二经脉相联络，所以对指手操对十二经脉均有刺激作用，故可起到健脑补肾、疏通经络、调理气血的作用，以达到益寿延年的目的。

◆**具体方法**

1. 微屈 5 指，呈空心握拳状。然后以大拇指对挤食指，必须使两指指尖相掐，啄米状刺激 15 次。主治阳痿、遗尿病症。

2. 微屈 5 指，呈空心握拳状，然后以大拇指对挤中指，必须使两指指尖相掐，啄米状刺激 15 次。主治头痛、耳目痛等病症。

3. 微屈 5 指，呈空心握拳状，然后，以大拇指对挤无名指，方法、次数同上。主治腰膝酸软、牙痛等症。

4. 手法、次数同上，以大拇指对挤小指，主治急性肩周炎、手部疾患等。

第三篇 躯 干

躯干是人体奇经八脉循行的主要部分，任脉行于腹面正中线，其脉多次与手足三阴经及阴维脉交会，能总任一身之阴经，故称“阴脉之海”。行于背部正中的督脉，其脉多次与手足三阳经及阳维脉交会，能总督一身之阳经，故称为“阳脉之海”。可见躯干部于人体之重要，了解躯干部的穴位并进行有效的推拿按摩，就可拥有一个健康的身体。

躯干按摩的各种手法

一、按法

用手掌、手指或肘部，紧贴体表，按在治疗部位或经络、穴位上，逐渐加力，按而留之，称为按法。具有活血止痛，开通闭塞的作用。

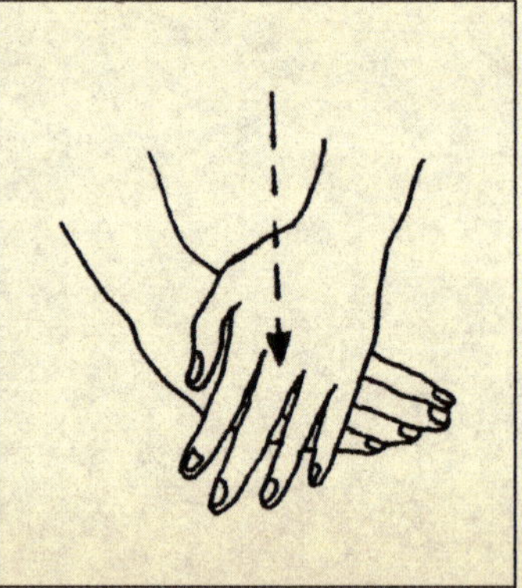
图 1 双掌按法

(1) 掌按法：全掌、掌根或鱼际部着力向下按压，可单手或两手重叠按压。按腰背部，用间断性的按法，或由上而下或由下而上地逐渐移动，反复施之。按腹部时，用力宜稳妥，勿猛，轻柔缓和，并须随患者呼吸起伏，呼气时按压，吸气时放松（图 1、2）。

(2) 指按法：用拇指或食、中指罗纹面着力按压，多用于经穴和阿是穴。用力多以患者略感到酸胀、沉麻为适度（图 3）。

(3) 肘按法：屈肘鹰嘴部按压，多用于腰部、臀部或环跳穴处（图 4）。

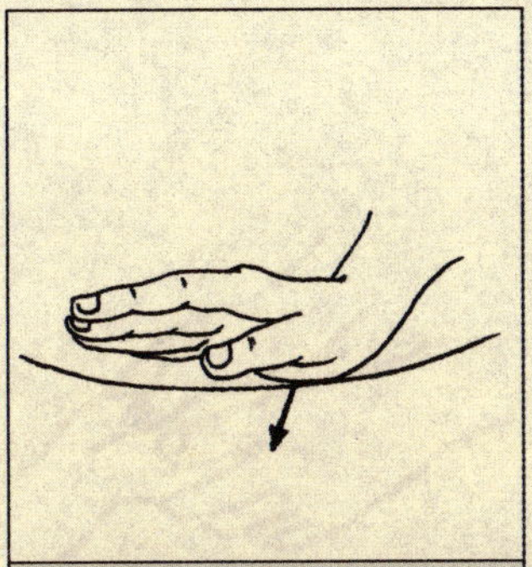
图2 单掌按法

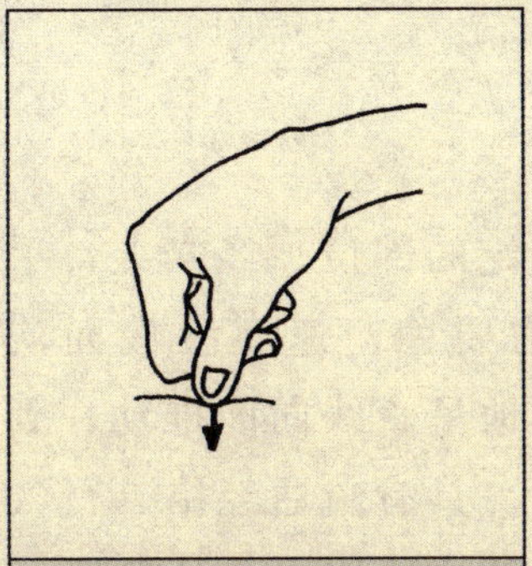
图3 指按法

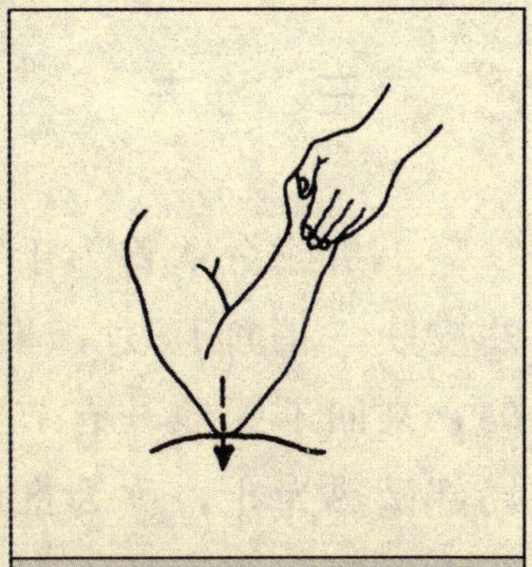
图4 肘按法

二、摩法

用手指或手掌贴附在治疗部位上，肘部微屈，腕部放松，指掌自然伸直，来回直线或顺、逆时针方向，轻缓柔和、均匀协调地摩动，称摩法。此法作用力温和而浅，仅达到皮肤及皮下，适用于全身各部。常在按摩疗法开始、结束及变换手法时应用。具有镇静、安神、活血止痛的作用。

（1）指摩法：指面贴在治疗部位上，以腕部前臂做环旋摩动，可单手或双手同时操作（图5）。

（2）掌摩法：全掌贴在治疗部位上，以腕部前臂做环旋摩动，可单手或两手同时操作。常用于腹、腰、背部。在腹部掌摩时要沿升、横、降结肠的走向，从中心逐渐向四周扩展，反复施之（图6）。

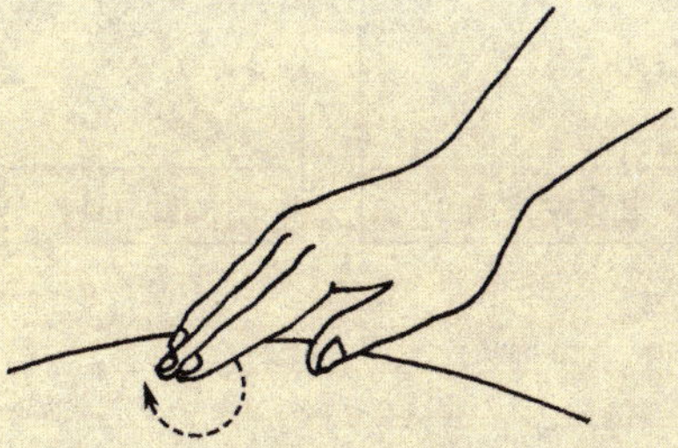
图5 指摩法

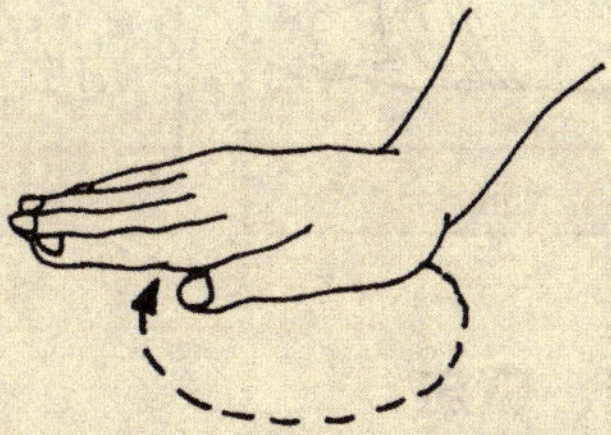
图6 掌摩法

三、推法

手指或全掌着力于一定的部位、经穴上，手贴皮肤，稍加压力，推力要稳，速度缓慢而均匀，来回不断地、有节奏地呈直线向前推动，到局部微热为止，称为推法。具有疏通经络、行气活血、解痉止痛的作用。该法适用于全身各部。

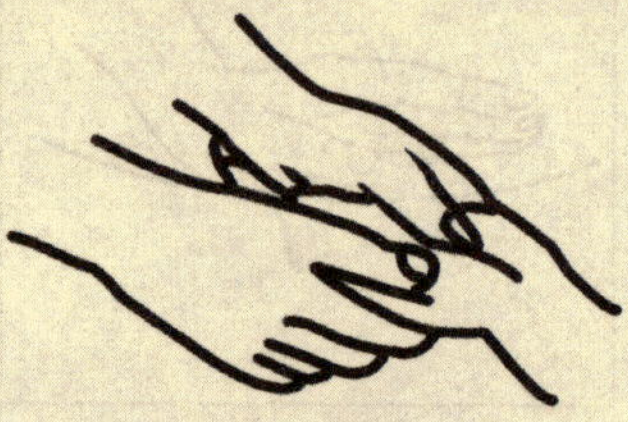

图7　指推法

（1）指推法：右手拇指端或罗纹面在一定的部位、穴位上做旋转推动，用力较轻，速度较快。为小儿上肢及背部常用手法之一（图7）。

（2）肘推法：用肘部着力于一定部位，进行单方向的直线推动，常用于腰、背部（图8）。

（3）鱼际推法：大鱼际或小鱼际着力，向前推进，亦可两手同时操作，又称侧推法。常用于背、腰及四肢（图9）。

（4）掌推法：掌根面着力推进，又称平推法。常用于四肢及背腰部（图10）。

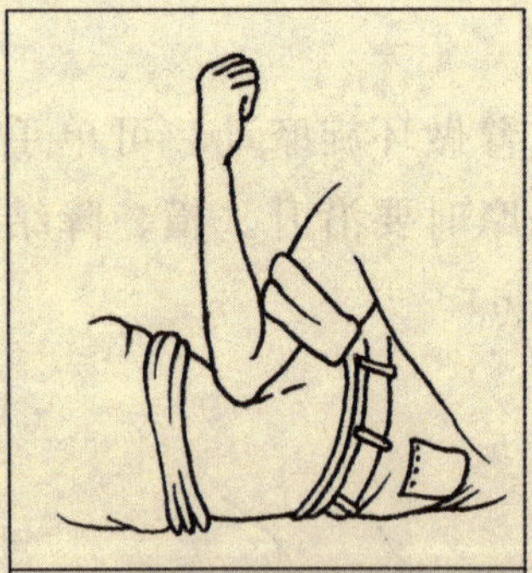

图8　肘推法

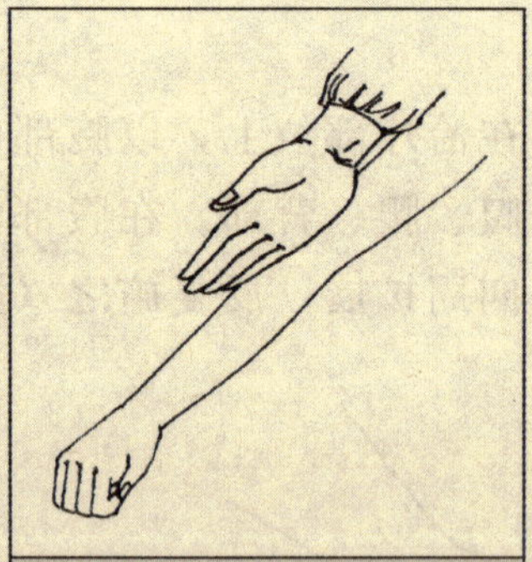

图9　鱼际推法

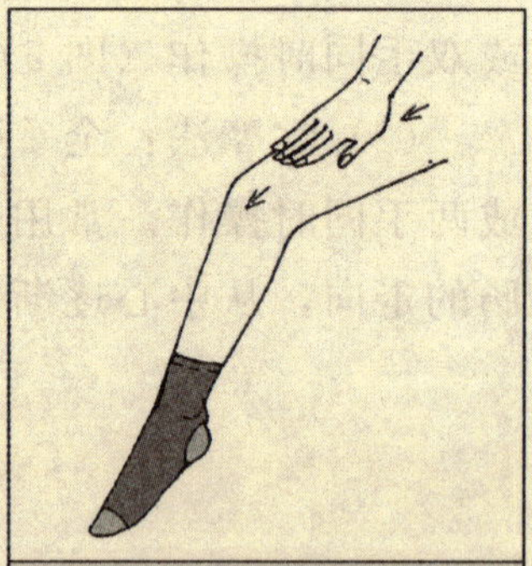

图10　掌推法

四、拿法

拇指和食、中指或拇指和其余四指置于治疗部位或穴位上，对应钳形用力，捏而提起称为拿法。操作时，一拿一放要连贯柔和，力量适度，一般以拿提时感觉酸胀、微痛，放松后感觉舒展的程度为宜。此法多用于颈、肩、腹、背、腰及四肢。具有疏通经络，扶风散寒，活血止痛的作用（图 11）。

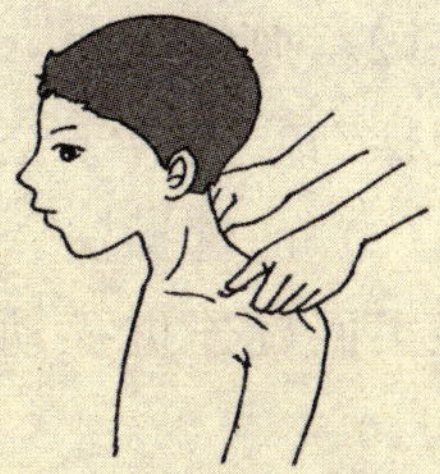
图 11　拿法

五、揉法

单、双手指或手掌紧贴于一定部位、穴位或病变的周围，由浅到深做轻柔缓和的反复回旋和移动，称为揉法。用力的轻重，受力的深浅，揉动频率的快慢，可根据患者具体情况而定。此法具有通络散结、活血化淤、消肿止痛等作用。

（1）掌揉法：以掌根部或大小鱼际着力，紧贴皮肤，以腕关节带动前臂做小幅度的反复回旋揉动。适用于腹、肩、背、腰及臀腿部（图 12）。

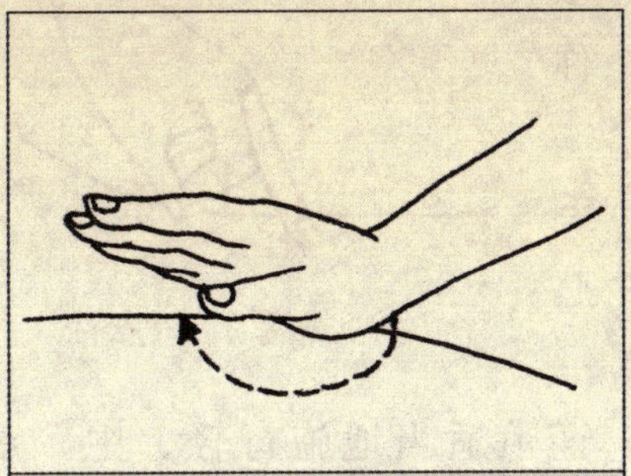
图 12　掌揉法

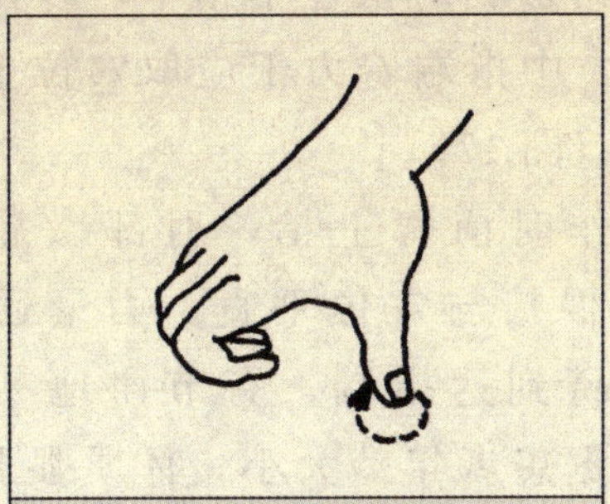
图 13　拇指揉法

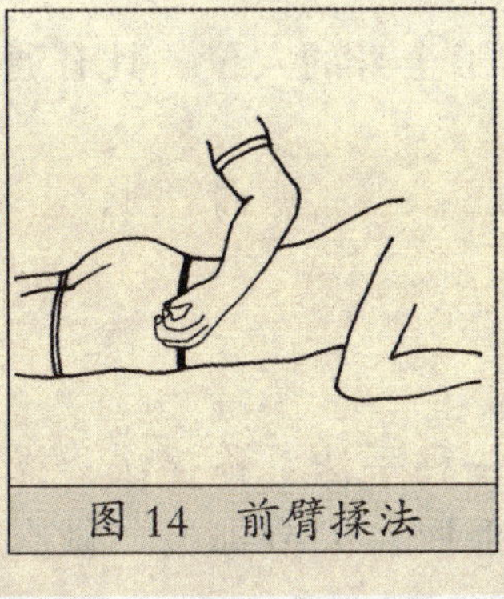
图 14　前臂揉法

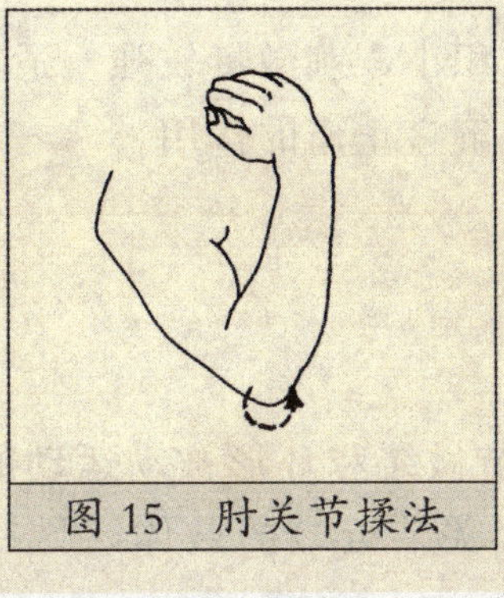
图 15　肘关节揉法

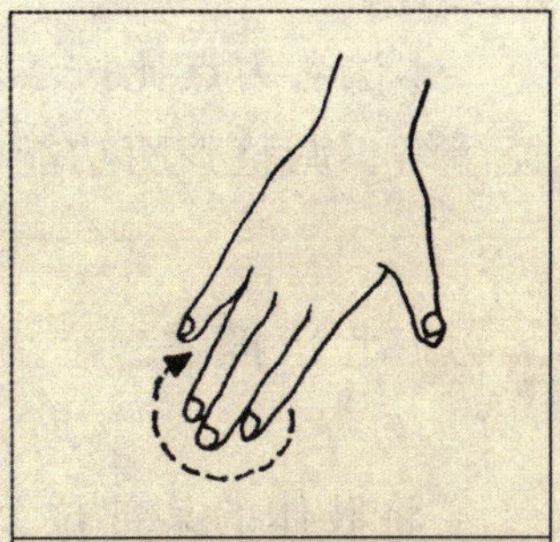
图 16　三指揉法

（2）拇指揉法：以拇指或其余四指面紧贴应取部位，做不间断的反复回旋揉动。适应于全身各部（图 13）。

（3）前臂揉法：肘部前臂紧贴于应取部位，以肘关节的屈伸带动前臂做轻柔回旋连贯揉动，用力要轻而不浮，重而不滞。适用于背、腰、臀部（图 14）。

（4）肘关节揉法：以肘部关节着力于应取部位，以肩关节的摆动做轻柔回旋揉动。适用于背部及腰部（图 15）。

（5）三指揉法：以食指、中指、无名指三指指腹着力于应取部位，做轻柔回旋揉动。适用于全身各部（图 16）。

六、点法

掌指关节微屈，食指、无名指置于中指背侧，拇指指腹抵在中指末节腹侧，三指如钳形相对扶住中指节，以扶持中指挺力，中指端着力于应取穴位上，称为点法（图 17）。

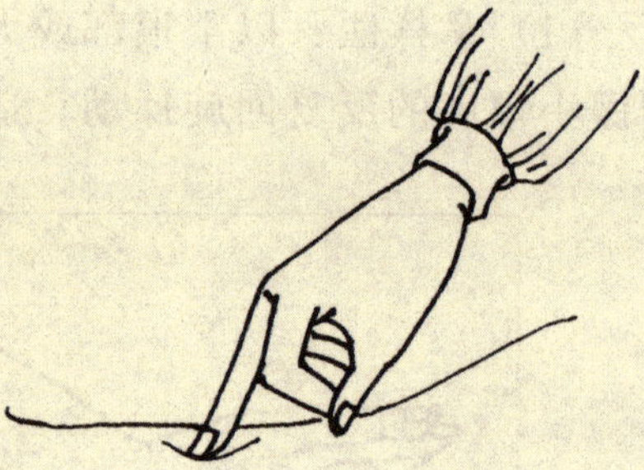

图 17　点法

操作时前臂上抬，肘部微屈，手指指端保持与穴位垂直，力量通过上臂、前臂到达指端，有节律地一点一松。根据患者年龄大小，体质强弱，谨慎适当地施行轻、中、重点力，以得气为目的，感到酸、麻、胀、沉痛，并多有向患部周围或上下放射为佳。

本法着力点比按法面积小，刺激量较强。适用于全身的穴位。具有通经活络、调整脏腑功能、解痉止痛的作用。

七、摇法

将肢体的某部位关节做缓和环形被动运动的一种手法，称摇法。操作时一手扶住或握住被摇关节近端的肢体，另一手握住关节远端，做有规律的缓和回旋、屈伸、外展、内收运动。摇转幅度由小到大，一定要根据被摇关节的生理活动范围及病情因势利导，适可而止。摇的动作宜缓和稳妥，速度宜慢。此法具有滑利关节、松解关节束粘连、恢复关节功能的作用。临床常用于颈椎、肩关节、腰椎、髋关节、踝关节的按摩（图 18、图 19、图 20、图 21）。

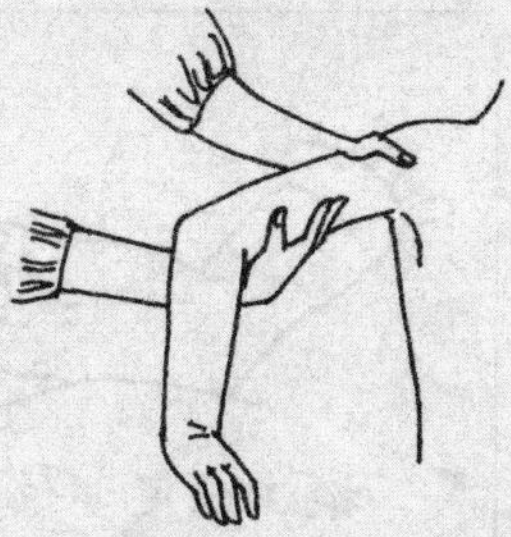
图 18　托肘摇法

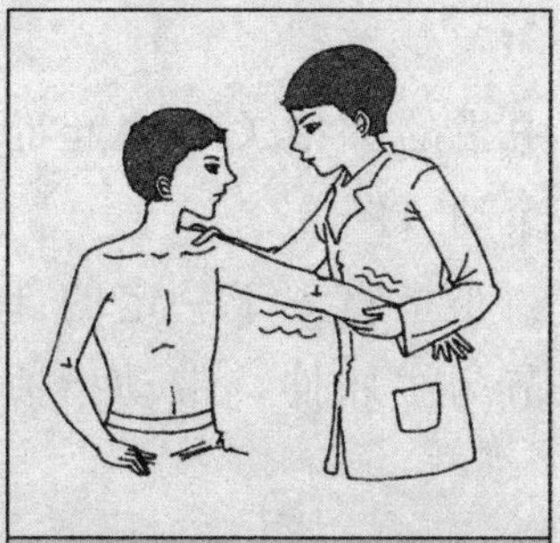
图 19　掘手摇法

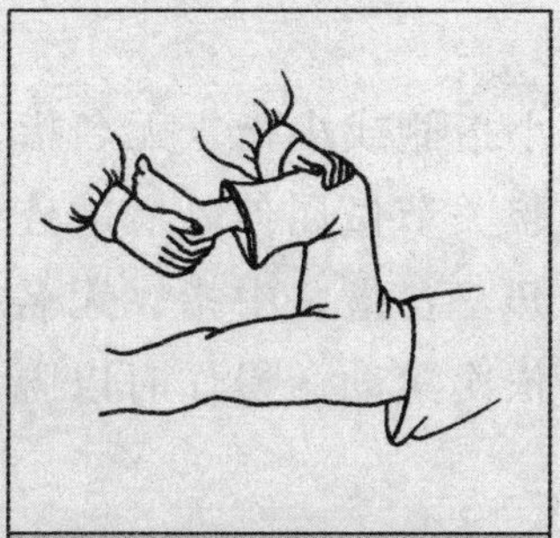
图 20　髋关节摇法

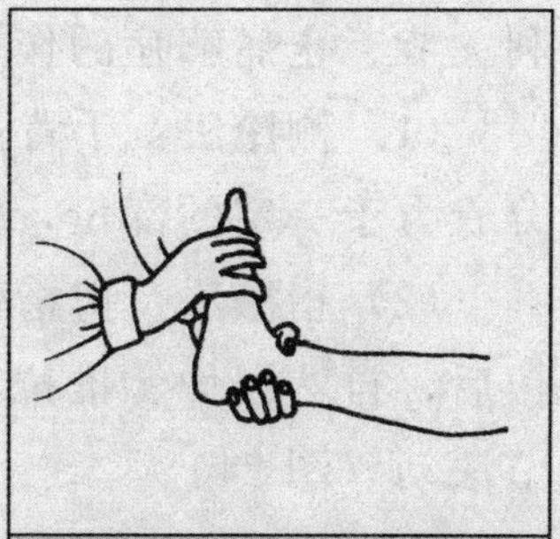
图 21　踝关节摇法

八、捏法

拇指与食、中指或拇指与其余四指置于一定的部位或穴位上，不断用力做相合的收缩和连续移动，称为捏法。操作与拿法相似，只是用力较轻，适用于浅表的肌肤组织。具有疏通经络、行气活血的作用（图 22）。

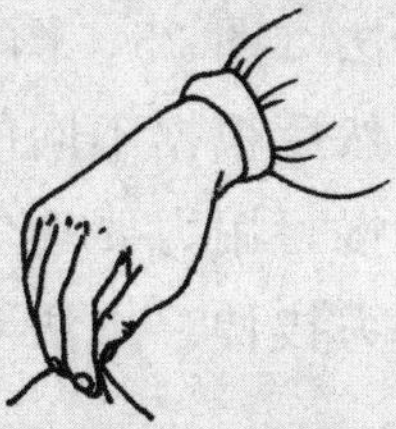
图 22　捏法

九、擦法

手背、小指、无名指、中指和食指着力于一定的部位上，以腕关节为主动，屈伸、外转，使手掌连续来回滚动，称为擦法。操作时肘关节微屈，肩和肘部放松。滚动时要求均匀、柔和、连贯、深透有力，避免来回触打。适用于肩背、腰臀及四肢等肌肉较丰满的部位。具有疏经活络、滑

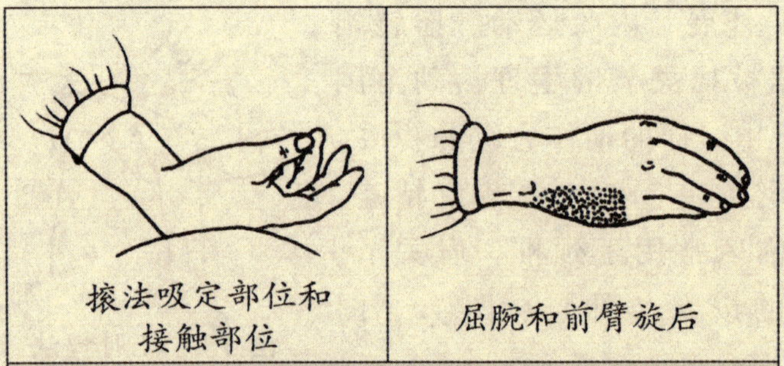

图 23 侧㨰法

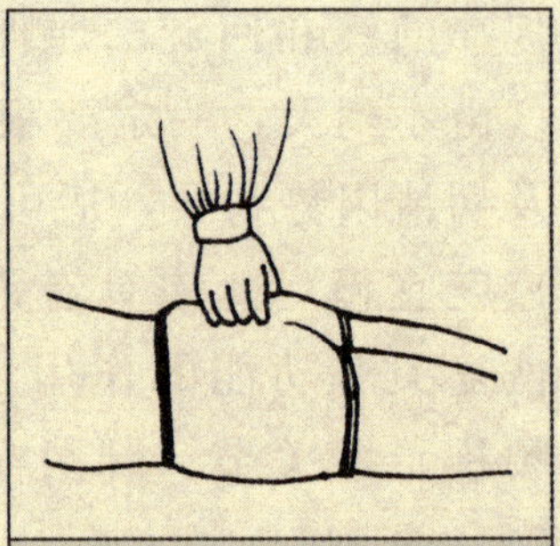

图 24 指㨰法

利关节、止痛解痉的作用。

（1）侧㨰法：手背近小指侧或小指、无名指、中指的掌指关节突起部分着力于一定的部位，使腕关节做屈伸外展的连续滚动（图 23）。

（2）指㨰法：拇指张开，食指、中指、无名指、小指直立于一定的部位后，自然屈伸、推拉，依次滚动。操作时以腕关节为主屈伸，带动指关节滚动（图 24）。

十、拔伸法

单手或双手握住患肢的远端，进行对抗拔伸，使其伸展的方法，称为拔伸法（图 25、图 26、图 27）。操作时要仔细检查患肢关节功能活动幅度，然后根据不同的部位和病情适当控制拔伸的力量和牵拉的方向。动作要缓慢，用力要均匀、稳妥而持久，一般不应使患者感到疼痛，绝不能突然用力拔伸。本法对于四肢的错位、伤筋有良好的整复作用。

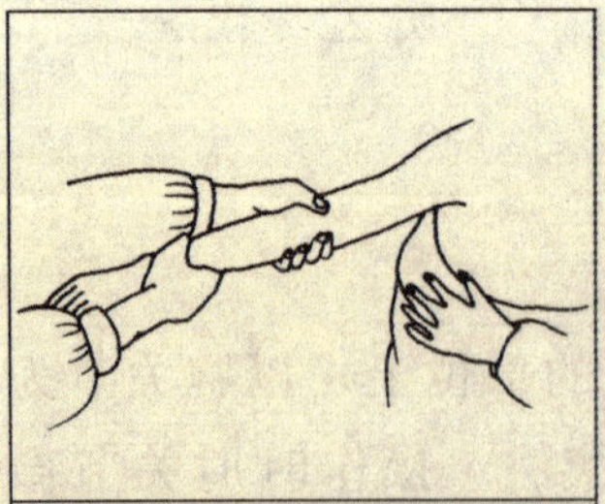

图 25 肘关节拔伸法

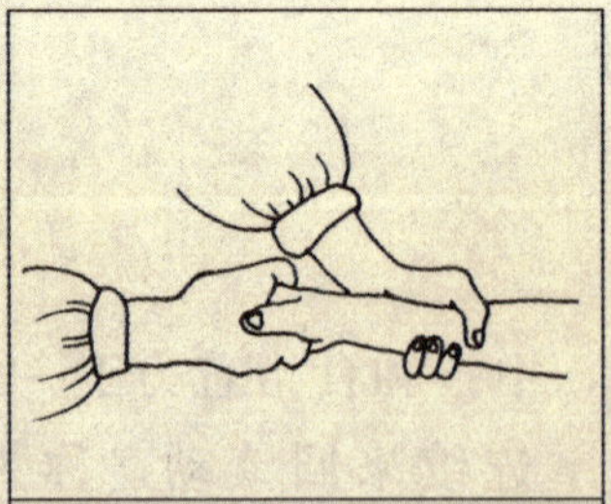

图 26 腕关节拔伸法

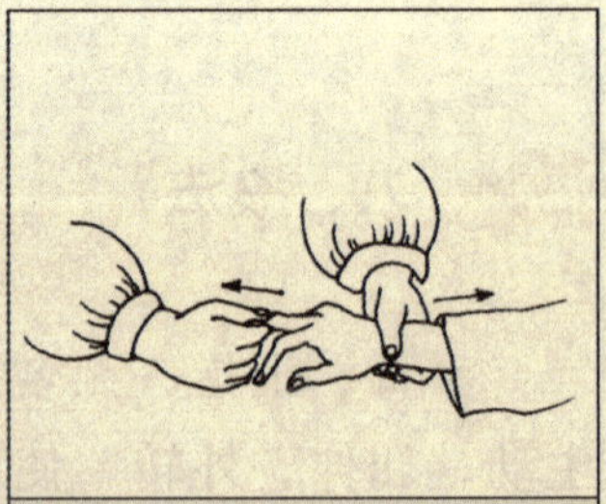

图 27 腕关节拔伸法

十一、扳法

两手向相反方向或同一方向用力扳动肢体，使脊柱、关节在功能活动范围内伸展或旋转，达到使错斜部位复正，称为扳法。

操作时术者屏气施术，动作要轻巧、果断而快速。用力要稳妥、准确。两手配合协调，扳动幅度不能超出关节的生理活动范围，切忌强拉硬扳，急躁从事。

本法对腰椎小关节错缝所致的腰腿痛有很好的治疗效果。具有滑利关节、活血化淤、整骨复位、解痉止痛的作用。

（1）腰部斜扳法：患者肌肉放松，侧卧，病侧在上。术者一手抵住患者肩前部，另一手抵住髂前上棘后部，两手同时向相反方向用力，使腰部猛然旋转，常可听到“咔嗒”响声或患者突然感到轻松，随即停手（图28）。

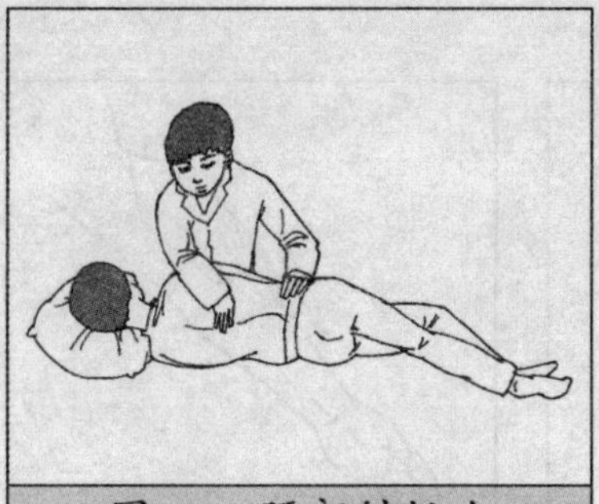

图28 腰部斜扳法

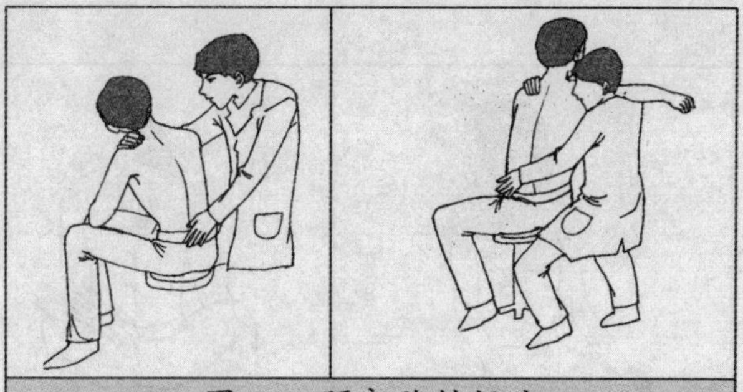

图29 腰部旋转扳法

（2）腰部旋转扳法：患者坐位，腰部放松。辅助手固定患者下肢及骨盆。术者坐于患者后侧方，一手拇指按住应取的脊椎棘突，另一手从患者腋下穿过扶住项背部，使腰部尽量前屈位，再向患侧旋转。旋转至最大限度时再使腰部向健侧方向扳动（图29）。

十二、叩法

五指半屈，彼此略分开，拇指抵住食指，手腕放松，用小指侧和掌之尺侧叩击应取部位，可听到清脆的“咔嗒”声（图 30）。操作肘腕部发力，指端用力，动作要平稳、灵活、轻快而有弹性，两手交替上下如击鼓状。适用于肩背及四肢部位，多在治疗结束前施用。具有促进局部血液循环、消除疲劳、调和气血的作用。

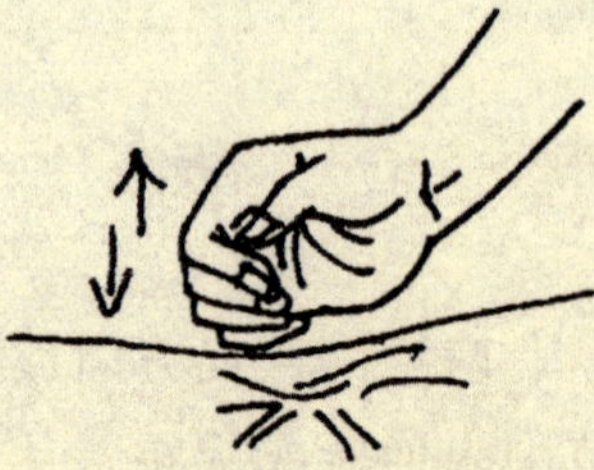

图 30 叩法

十三、擦法

手掌或手指紧贴皮肤，稍用力下压，并做上下或左右方向的连续不断往返，轻快疾速擦之，称为擦法。操作时压力要均匀适当，不要过重，以深达皮肤及皮下使之产生温热感为宜。根据不同部位，有掌擦法和指擦法两种（图 31、图 32）。适用于肩背、胸腹及四肢部。具有祛风散寒、温通经络、消肿止痛的作用。

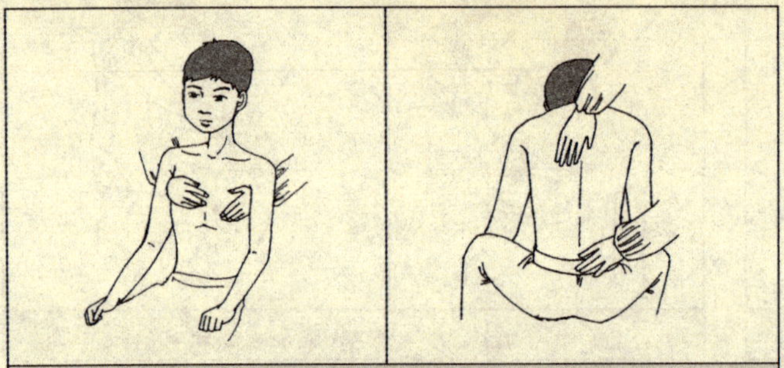

图 31 掌擦法

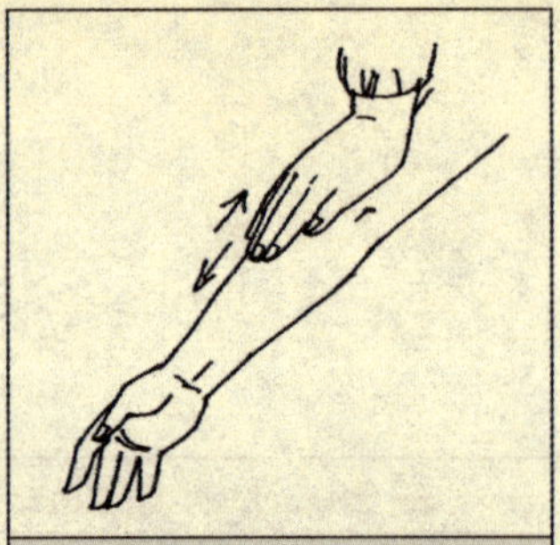

图 32 指擦法

十四、搓法

两手掌面挟住应取部位，相对适当用力，做方向相反的来回快速、上下移搓，称为搓法（图 33）。操作时手法要轻快、有节律，两手用力要对称，搓动要快，移动要慢，以局部发热为度。此法适用于四肢部位，以上肢最为常用，一般作为其他手法施术后的结束手法。具有疏通经络、行气活

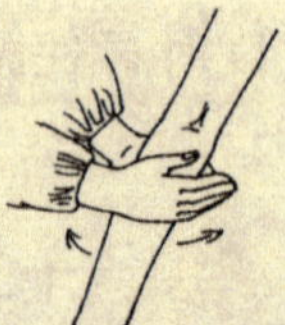

图 33 搓法

血、缓痉止痛的作用。

十五、拨法

按而动之为拨法。即用拇、食、中指的指端或拇指的侧面按于穴位或肌腱的一侧，顺肌腱走行的垂直方向，或在粘连的两个肌腱中间，向上下或左右适当用力来回拨动，称为拨法，也称弹拨法、指拨法、拨络法（图 34）。操作时弹拨至肌肉有酸、麻、胀感为宜。本法适用于腰背及四肢部位，具有解痉止痛、松解软组织粘连、通经活络的作用。

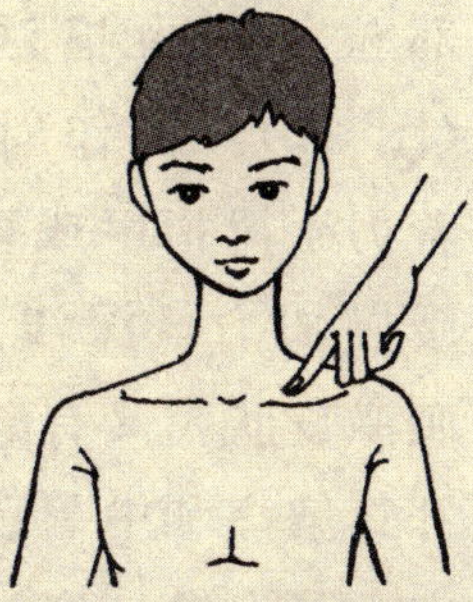

图 34　拨法

十六、抹法

指、掌于应取部位紧贴皮肤，均匀用力，做纵横直线或弧形曲线连续往返抹动（图 35）。根据治疗部位，单手或双手同时操作均可，动作强度不大，作用柔和，轻而不浮，重而不滞。常用于头面及掌指部位。对头痛、头晕、指掌麻木等症，用本法做辅助治疗。具有清头明目、通经活络的作用。

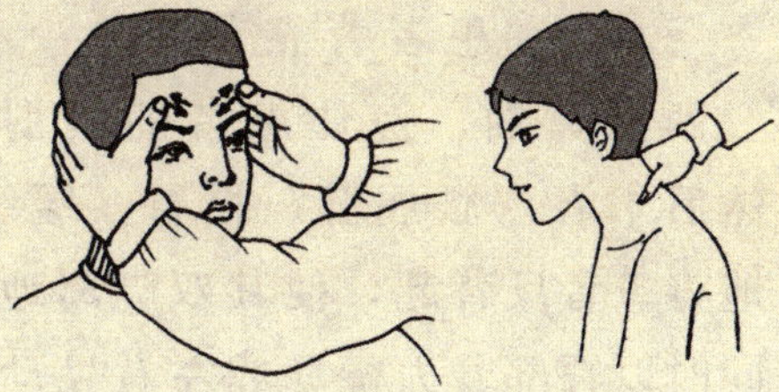

图 35　抹法

十七、勒法

用屈曲的食、中指第二节夹持患者手指根部，拇指置于食指弯内，急拉滑开，发出“嘎”声。如此反复数次，称为勒法（图 36）。常用于治疗手指麻木或屈伸不利等症。具有通利关节、消炎止痛、改善末梢血液循环和刺激末梢神经的作用。

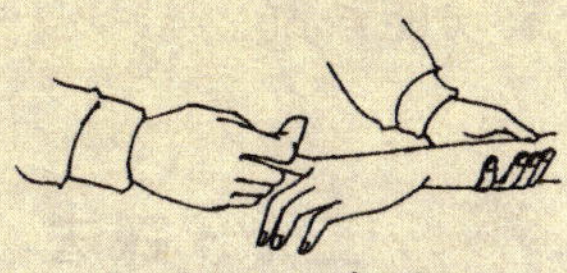

图 36　勒法

十八、掐法

用指甲切按于需取穴位、部位，称为掐法或指切法（图 37）。操作时运力于指，着力于拇指甲或食、中指甲，缓慢加力，深浅适度，以不刺激皮肤，又有酸、胀、痛感为宜。适用于全身各部穴位。常用于急症的开窍解痉和中暑、晕厥、惊风等症。取穴于人中、太冲、合谷、内关等穴。具有镇惊安神、活血止痛的作用。

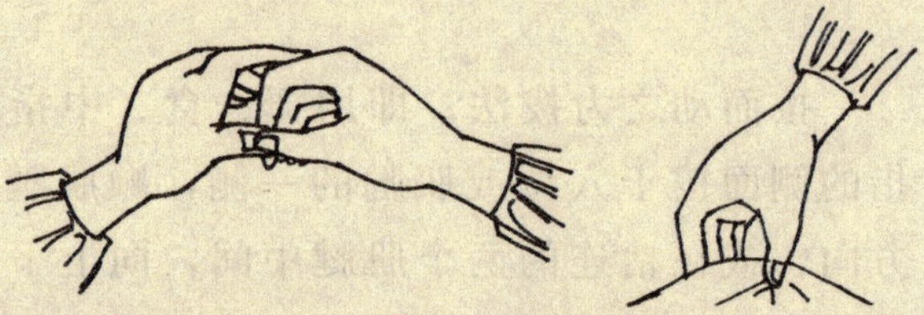

图 37 掐法

十九、背法

术者和患者背靠背站立，术者两肘弯曲，挽住患者的两肘，然后术者弯腰屈膝，挺臀，缓缓地将患者反背起，使其双脚离地，同时以臀部着力颤动或左右晃动，以牵伸患者腰脊柱（图 38）。操作时嘱患者全身肌肉放松、臀部紧对术者尾骶部。术者两足分开与肩同宽，两膝的屈伸和臀部的颤动要协调一致。此法常用于腰部闪挫疼痛和腰椎间盘突出症，及腰椎小关节功能紊乱。

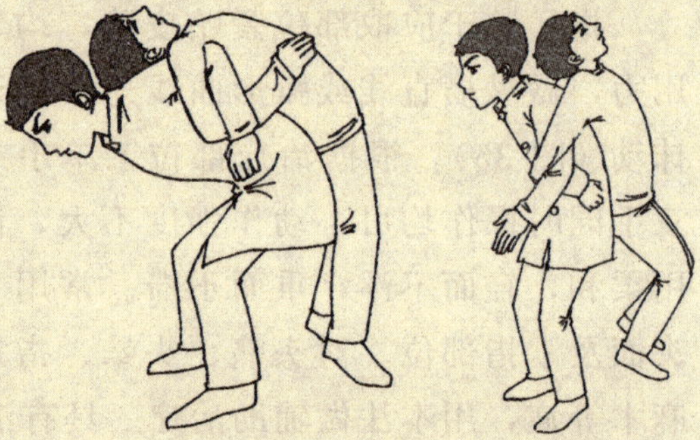

a. 弯腰屈膝挺背　b. 伸膝顶臀颤动

图 38 背法

二十、踩法

足掌踩踏肢体的一定部位，称为踩法（图 39）。操作时患者俯卧，全身放松，自然呼吸，切勿憋气用力，胸部和大腿部各垫枕头。术者单手或双手握住预先设置好的环架或持杖，以提气轻身，控制自身重量。踩踏时根据患者体质和病情轻重，择一足尖、足跟或全足掌着力，于患者腰骶部及大腿部进行踩压、揉搓或点穴，先轻后重，逐渐加力，一踩一松，以患者能耐受为度。

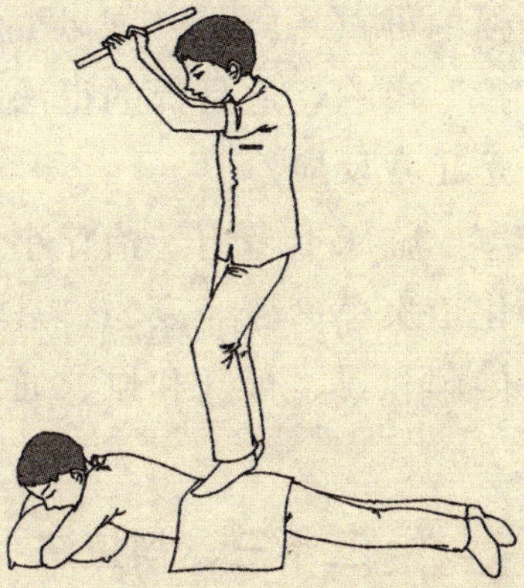
图 39　踩法

本法刺激性大，一定要谨慎实施，临床常用于腰椎间盘突出症的治疗。具有解痉止痛、开通闭塞、舒经活血的作用。

二十一、捻法

拇指和食指指腹于手指、足趾处稍用力做对称的反复交错、上下、左右、均匀和缓地如捻线状的捻动，称为捻法（图 40）。操作时动作要灵活、快速、用力不可呆滞。此法多用于指、趾关节。具有疏通关节脉络闭塞的作用，对于内外伤所引起的指、趾关节红肿有较好的治疗效果。

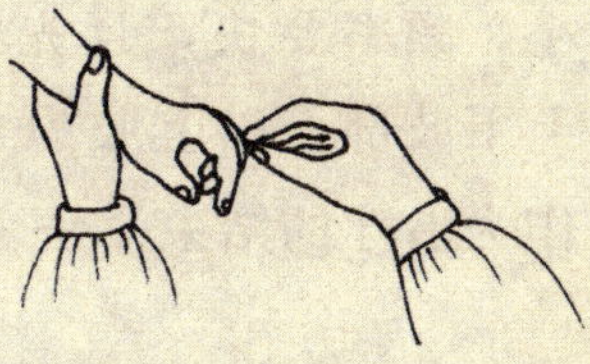
图 40　捻法

二十二、捏脊法

患者俯卧，裸露背脊，全身肌肉放松。术者两手自然握成半拳状，拇指伸直，食指和中指横抵在尾骶部的长强穴上，两拇指与食指合作，将皮肤轻轻捏起，两手交替沿督脉循环线向前推进，随捏随推，向上抵至大椎穴为止，如此反复 3 遍（图 41）。在推、捏、捻、放的过程中，每推捏 3 下就须向后上方用力提一下，以加强对脏腑腧穴的刺激，调节脏腑功能。提的力量要因人而异，年龄大的、体质

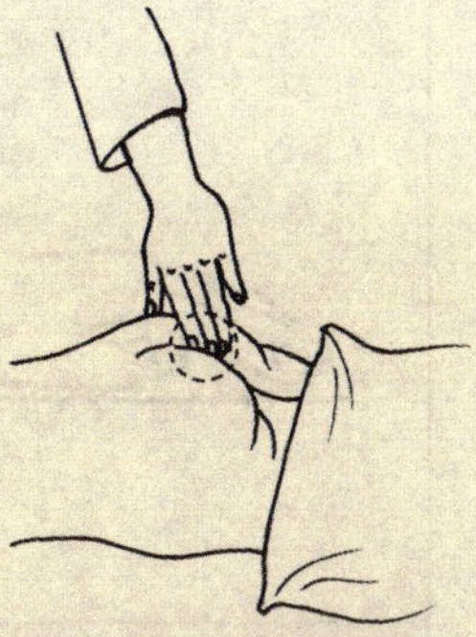
图 41　捏脊法

强的可重一点；年龄小的、体质弱的可轻一点，可能会听到清脆的“得拉”声响，这是提的得法的良好现象。背脊皮肤出现微红，偶有灼热感也是正常反应。

临床上多用于治疗小儿积滞、疳症、遗尿及小儿的保健。对成人的消化道疾患、神经衰弱、月经不调及强身防病等均有一定的效果。本法具有健脾和胃、行气和血、通经解痉的作用。

二十三、抖拉法

两手握住患肢远端，在向远端轻轻牵拉的基础上，微微送劲将肢体像波浪一样上下左右连续抖动数次，称为抖拉法（图42）。操作时患肢肌肉放松，抖动幅度要小，频率要快，且先慢后快。本法适用于上下肢部，以上肢为常用，并与搓法合用，作为治疗的结束手法。具有滑利关节、调理气血的作用。

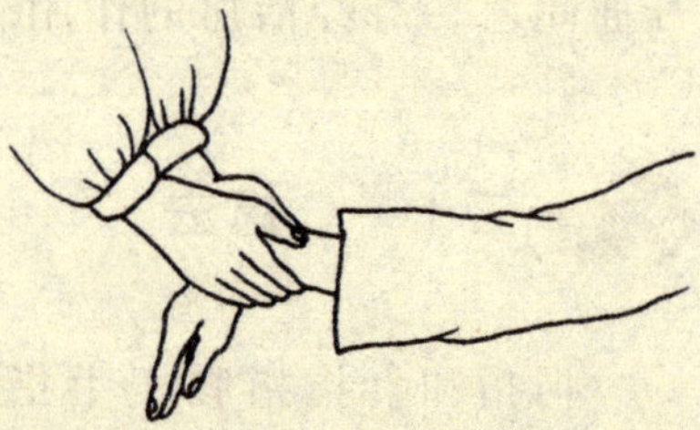

图 42　抖拉法

二十四、震颤法

手掌或中指着力于施治部位或穴位，做上下、左右急剧高频率连续震颤，称为震颤法（图 43、图 44）。操作时，前臂和手部的肌肉要强力地做

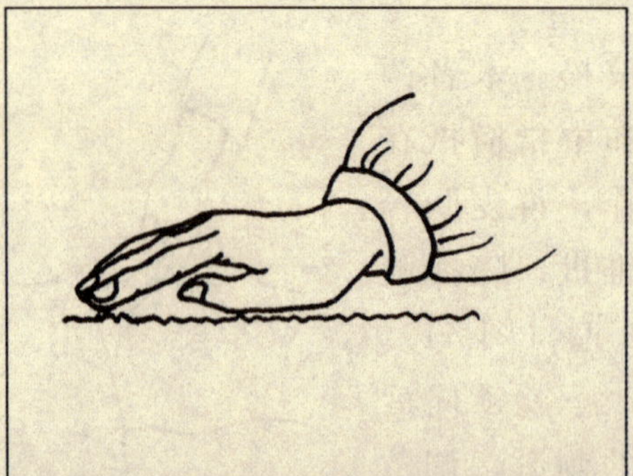

图 43　掌颤法

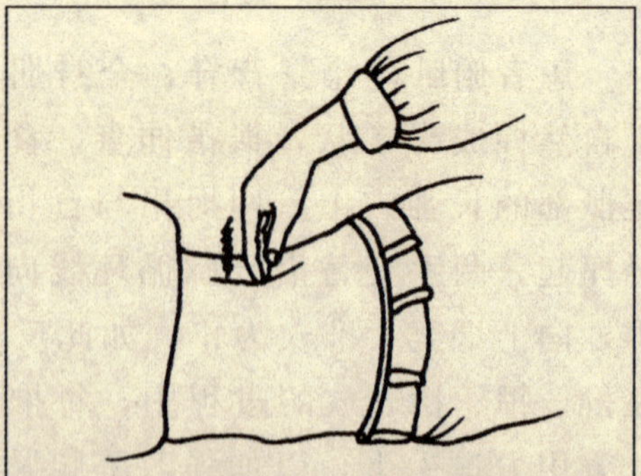

图 44　指颤法

静止性用力，意集气随，发力于手指、掌，不可用力下按。本法特点是速度快、频率高、刺激小。具有祛淤消积、顺理气血、镇静安神的作用。适用于全身各部经穴。常用作治疗胸腹胀痛、消化不良、头痛、失眠、健忘等症的辅助手法。

二十五、点按法

中指或拇指的指端着力于一定部位、穴位，向一定方向做短时间反复按压，边点边按，称为点按法（图 45、图 46）。操作时，指端与被点按部位呈 45°～90°，发力于腕部，着力于指端，以局部有酸、麻、胀感为宜。本法适用于全身各穴位。具有疏通经络、镇静止痛的作用。

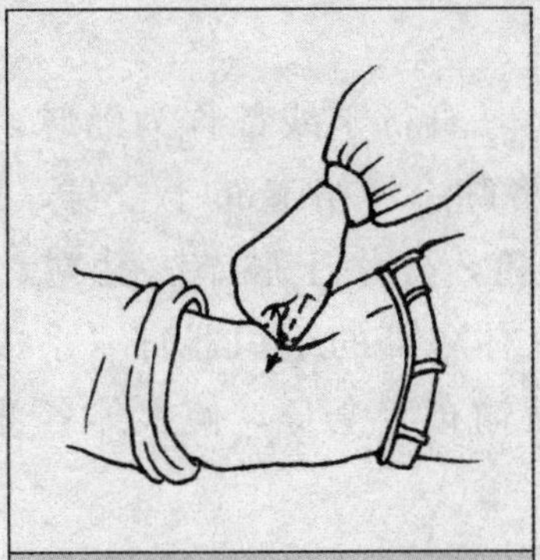

图 45　拇指点按法

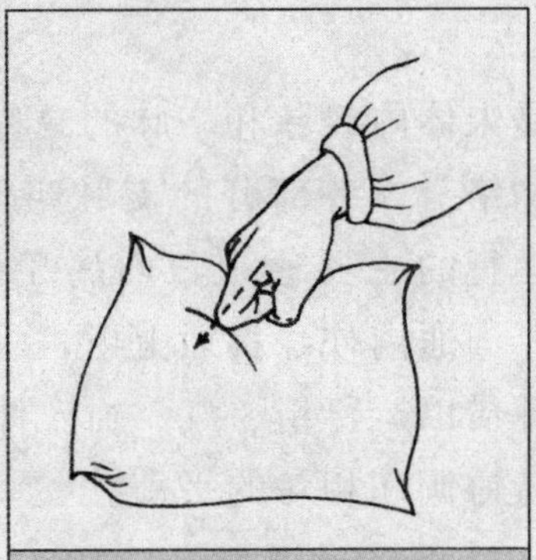

图 46　屈食指点按法

二十六、疏散法

两手指放松微屈，拇指和四指自然分开，以指腹着力于头部做轻快掠弹，如拂掸灰尘样，高频率地来回疏动，称为疏散法。本法是一种很轻的手法，操作时，发力于腕，着力于指端，动作轻柔、快速、协调、按由前额到颞部、头顶部及枕部的顺序反复疏动数次。可以疏通经络，安神缓痛、祛风散寒。对头痛、头晕、失眠等症有治疗作用。

躯干按摩的常用穴位

第一节 经 络

中医学认为在人体内存在着一个经络系统，由于经络系统的存在，将人体各部组织、脏腑、器官联系沟通，才使人体成为一个有机的统一整体。《灵枢·海论篇》中所说："夫十二经脉者，内属于脏腑，外络于肢节"。就是指这个意思。

经络学说是中医学基础理论之一，对临床各科均有普遍的指导意义，与针灸和推拿的关系尤为密切，是针灸和推拿的主要理论依据。正如《灵枢·经脉篇》中所说："经脉者，所以能决死生、处百病、调虚实，不可不通"。

经络是人体内经脉和络脉的总称。凡直行干线都称为经脉，而由经脉分出来的网络身体各部分的支脉叫作络脉。经络遍布于全身，是人体气、血、津液运行的主要通道，内属于脏腑，外络于肢节、孔窍、皮毛、筋肉、骨骼，沟通内外，贯通上下，将人体各部的组织器官联系成一个有机的整体，并借以运行精、气、血、津液输布于全身，使人体各部的功能活动得以保持协调和相对的平衡。

一、经络的组成

经络系统是由经脉和络脉组成的。其中经脉包括十二经脉和奇经八脉，以及附属于十二经脉的十二经别、十二经筋、十二皮部。经脉有十五络、浮络、孙络等。

十二经脉即手太阴肺经、手厥阴心包经、手少阴心经、手阳明大肠经、手少阳三焦经、手太阳小肠经、足阳明胃经、足少阳胆经、足太阳膀胱经、足太阴脾经、足厥阴肝经、足少阴肾经。它们是经络系统的主体，故称为"正经"。

奇经八脉是指督脉、任脉、冲脉、带脉、阴维脉、阳维脉、阴跷脉和阳跷脉。它们纵横交错于十二经脉之间，进一步密切了经络之间的联系。能调节十二经脉的气血。十二经脉中气血旺盛，可以注蓄于奇经；十二经脉的气血不足，也可由奇经补充。

十五络是由十二经脉和任、督两脉各自别出一络，加上脾之大络，共计十五条，称为“十五络”，分别以十五络所发出的腧穴命名。

十二经别：十二经别是十二正经离、入、出、合的别行部分，是正经别行深入体腔的支脉。

十二经筋：十二经筋是十二经脉之气结聚于筋肉关节的体系，是十二经脉的外周连属部分。

十二皮部：十二皮部是十二经脉功能活动反映于体表的部位，也是络脉之气散布的所在。

上述十二经脉、奇经八脉、十五络、十二经别、十二经筋和十二皮部等共同组成经络系统，成为不可分割的整体。

二、经络的作用

◆经络的生理功能

1. 经络具有联系脏腑和肢体的作用：人体的五脏六腑、四肢百骸、五官九窍、皮肉筋骨等组织器官，虽各有不同的生理功能，但又共同进行着有机的整体活动，使肌体的内外上下保持着协调统一，构成一个有机的整体。而这种相互联系，有机配合主要是依靠经络系统的联系沟通作用实现的。由于十二经脉及其分支纵横交错。入里出表、通上达下联系了脏腑器官，奇经八脉沟通于十二经之间，经筋皮部联结了肢体筋肉皮肤，从而使人体的各脏腑组织器官有机地联系起来。

2. 经络具有运行气血、濡养周身、抗御外邪、保卫机体的作用。人体的各个脏腑组织器官均需要气血的温养濡润，才能发挥其正常的作用。气血是人体生命活动的物质基础，必须依赖经络的传注，才能输布周身，以温养濡润全身各脏腑组织器官，维持机体的正常功能。如营养之和调于五脏，洒陈于六腑，这就为五脏藏精，六腑传化的功能活动提供了物质条件。所以《灵枢·本藏篇》说："经脉者，所以行血气而营阴阳，濡筋骨，利关节者也"。这就指明了经络具有运行气血，调节阴阳和濡养全身的作用。由于经络能"行血气而营阴阳"，营养运行于脉中，卫气行于脉外，使营卫之气密布于周身，加强了机体的防御能力，起到了抗御外邪，保卫机体的作用。故《灵枢·本藏篇》说："卫气者，所以温分肉，充皮肤，肥腠理，司开合者也"。

◆经络学说的临床应用

1. 说明病理变化：在正虚邪乘的情况下，经络又是病邪传注的途径，当体表受到病邪侵袭时，可通过经络由表及里，由浅入深。如外邪侵袭肌表，初见发热、恶寒、头痛、身痛等症，由于肺合皮毛，外邪循经内舍于肺，继而可见咳嗽、喘促、胸闷、胸痛等肺部病症。此外，经络也是脏腑之间，脏腑与体表器官之间病变相互影响的渠道。如心病移热于小肠，肝病影响到胃等，这是脏腑病变通过经络传注而相互影响的结果。内脏病变又可通过经络反映到体表组织器官，如肝病引起的胁痛，肾病所致的腰痛，心火上炎可致舌部生疮，大肠、胃腑有热可致牙龈肿痛等等，都说明经络是病邪传注的途径。

2. 指导辨证论治：由于经络有一定的循行部位和脏腑络属，可以反映所属脏腑的病症，因而在临床上，就可以根据疾病所出现的症状，结合经络循行的部位及所联系的脏腑，作为辨证归经的依据。例如头痛一症，即可根据经脉在头部的循行分布而辨别，其痛在前额者，多与手阳明大肠经有关；痛在两侧者，多与手少阳三焦经有关；痛在颈项者，多与手太阳小肠经有关；痛在巅顶者，多与手厥阴心包经有关。

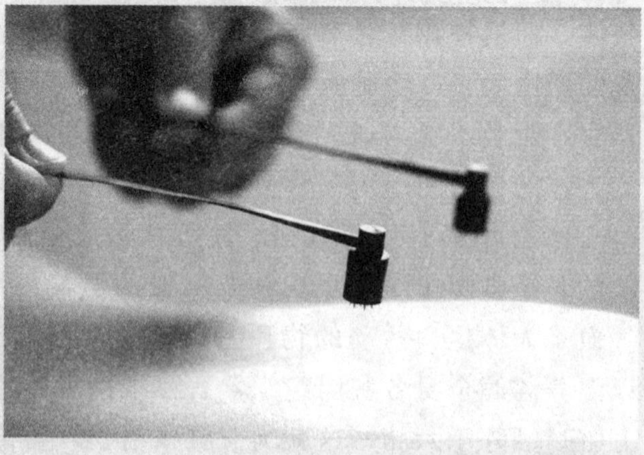

综上所述，经络学说，不论在生理、病理、诊断和治疗等方面，广泛运用于临床各科，所以它是中

医学一个重要的组成部分。

三、经络的分布

经络与经脉都有一定的分布部位，同时，它们之间又有相互连接、交叉、交会、分离、汇合等错综复杂的关系。具体分述如下。

◆十二经的分布规律

凡是循行分布于上肢的称“手经”；循行分布于下肢的称“足经”；分布于四肢内侧（上肢指屈侧）的称“阴经”；分布于四肢外侧（上肢指伸侧）的称“阳经”。阴经中分布于四肢内侧前缘的称太阴经；分布于四肢内侧后缘的称少阴经；分布于四肢内侧中间的称厥阴经。阴经中分布于四肢外侧前缘的称阳明经；分布于四肢外侧后缘的称太阳经；分布于四肢外侧中间的称少阳经。在头、身、四肢的分布规律是：手足三阳经中的“阳明”在前，“少阳”在中，“太阳”在后；手足三阴经中的“太阴”在前，“厥阴”在中，“少阴”在后。

◆各经相互联系和交接规律

1. 阴经与阳经：多在四肢部交接。如手太阴肺经在腕后与手阳明大肠经交接；手少阴心经在小指与手太阳小肠经交接；手厥阴心包经自掌中与手少阳三焦经交接；足阳明胃经从足跗上与足太阴脾经交接；足太阳膀胱经从足小趾斜行至足心与足少阴肾经交接；足少阳胆经从足跗上与厥阴肝经交接。

2. 阳经与阳经（指同名经）：多在头面部交接。如手阳明大肠经和足阳明胃经都通过鼻旁，手太阳小肠经和足太阳膀胱经均通于目内眦，手少阳三焦经和足少阳胆经均通于目外眦。

3. 阴经与阴经（即三阴经）：在胸部交接。如足太阴脾经与手少阴心经交接于心中；足少阴肾经与手厥阴心包经交接于胸中；足厥阴肝经与手太阴肺经交接于肺中。

十二经脉还有络属与表里传注的关系。所谓“属”，即该条经脉归哪一个脏或腑统属的叫“属”，所谓“络”，即与该经的脏腑为表里配合的叫“络”（见下表）。

经络与脏腑络属关系

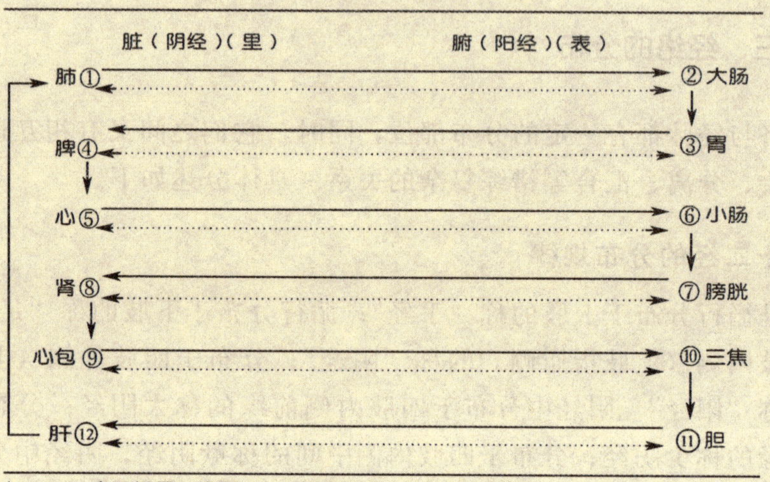

（←…→ 表示络属、表里，→ 表示传注）

从上表中看出将十二经脉中的手足阴阳经的表里关系，及脏与腑之间分成六组“络属联系”，阴经属脏络脏，阳经属腑络腑，再通过手足同名经的交接，支脉和络脉的沟通，便构成了十二经脉周而复始，如环无端的循行传注系统。

第二节　腧　穴

腧穴是脏腑、器官、经络之气输注在身体表面聚集的特定部位，亦是脏腑病理变化反映到体表的一种表现点，是针灸、推拿施术的部位，对不同部位的腧穴用不同的手法治疗，可达到调整机体内部机能的目的，从而获得治疗的效果。

一、腧穴的分类

腧穴分为十四经穴、经外奇穴、阿是穴、特定穴等四类。

◆十四经穴

十四经穴分布于十二经脉及任、督两脉上的腧穴，简称“经穴”。推拿或针灸一定部位的经穴，可主治本经所络属脏腑、组织、器官的有关病症。现有的361个经穴中，绝大部分是在晋代以前发现的，其后的医家在此基础上不断地实践，予以总结，充实提高，成为现代被肯定的十四经穴的定位、定名和系统的理论。

◆经外奇穴

经外奇穴是指有一定的穴名，又有明确的位置，但尚未列入十四经系统的腧穴，被称为“经外奇穴”。自明代以后，特别是新中国成立以后发现的经外奇穴已不少，这些腧穴对某些病症有特殊的治疗作用，往往比“十四经穴”的作用还强，有时在具体施治过程中，运用循经取穴（即十四经穴）的同时，适当配合一些经外奇穴，可提高疗效。经外奇穴与经络系统有一定联系，其中一部分逐步列入了经穴。

◆阿是穴

阿是穴又称“不定穴”“天应穴”“压痛点”等。这一类腧穴既无具体名称，又无固定位置，而是根据局部病症的反应点或压痛点来取穴的，所以又称“以痛为腧”。阿是穴多位于病变的附近，少数在其距离较远的部位。

◆特定穴

特定穴是指具有特殊作用的一些腧穴。由于其主治功能不同，所以有不同的名称。

1. 五腧穴：是一些位于四肢远端（肘、膝以下）常用穴位的总称。其中属于五脏（五条阴经）的穴位有五个腧穴，即井、荥、输、经、合共二十五穴。

2. 原穴、络穴：原穴是脏腑原气经过和留止的部位。绝大部分位于四肢腕踝关节附近。“络”即联络之意，络穴是分布于表里两经交接联络之处的穴位。十二经的络穴皆位于四肢肘膝关节以下，加之任脉络穴鸠尾位于腹，督脉络穴长强位于尾骶部，脾之大络大包穴位于胸胁，共十五穴，故称“十五络穴”。

3. 腧穴、募穴：腧穴是脏腑经气输注于背腰部的腧穴；募穴是脏腑经气汇聚于胸腹部的腧穴。它们均分布于躯干部，与脏腑有密切关系。

4. 八脉交会穴、交会穴：是指奇经八脉与十二经脉之气相交会的八个腧穴，故称“八脉交会穴”。它们分布于四肢腕踝关节的上下。交会穴是两经以上的经脉相交或会合处的腧穴，多分布于躯干部。

5. 八会穴：“会”即聚会之意，八会穴即脏、腑、气、血、筋、脉、骨、髓的精气聚会的八个腧穴，故称“八会穴”。分布于躯干部和四肢部。

6. 郄穴：“郄”有空隙之意。郄穴是指体内气血聚会于某些空隙处的重要穴位，多分布于四肢肘、膝关节以下。

7. 下合穴：是指手足三阳六腑之气下合于足三阳经的六个腧穴，故称下合穴。主要分布于下肢膝关节附近。

二、腧穴的治疗作用

凡一切腧穴，包括十四经穴、经外奇穴、阿是穴等，均有一定的治疗作用。根据腧穴作用的程度和范围，可分为以下几种。

◆近治作用

这是一切腧穴主治作用所具有的共同特点。这些腧穴均能治疗该穴所在部位及邻近组织、器官的病症。如眼区的睛明、承泣、四白、瞳子髎各穴均能治疗眼病；耳区的听宫、听会、耳门、翳风诸穴，皆能治疗耳病；胃部的中腕、建里、梁门诸穴，皆能治疗胃病。总之，在推拿治疗过程中，运用局部取穴治疗局部病症是经常采用的。

◆远治作用

这是十四经穴主治作用的基本规律。在十四经腧穴中，尤其是十二经脉在四肢肘、膝关节以下的腧穴，不仅能治局部病症，而且还可以治疗本经循行所及的远端部位的脏腑、组织、器官的病症，有的甚至具有影响全身的作用。例如合谷穴，不仅能治疗手腕部病症，而且还能治疗颈部和头面部病症，同时，还能治疗外感病；足三里穴不仅能治疗下肢病症，而且对调整整个消化系统的功能，甚至对人体防卫、免疫反应方面都具有很大的作用。

◆特殊作用

经过临床实践证明，推拿某些腧穴，对机体的不同状态，可起着双向的良性调整作用。如推拿天枢穴，不但能治疗便秘，而且还能治疗泄泻；按揉内关穴，可治疗心动过缓，可使心率恢复正常；心动过速时，按揉内关穴，也可使心率减慢。此外，腧穴的治疗作用还具有相对的特异性，如大椎穴退热，至阴穴矫正胎位等，均是其特殊的治疗作用。

总之，十四经穴的主治作用，归纳起来大体是：本经腧穴能治本经病，表里经腧穴能相互治疗表里两经病，邻近经穴能治疗局部病。各经腧穴的主治既有其特殊性，又有其共同性。

三、成人推拿的常用穴位

◆头面部常用穴（图 47）

人中

【位置】鼻中隔下方，人中沟上 1/3 处。

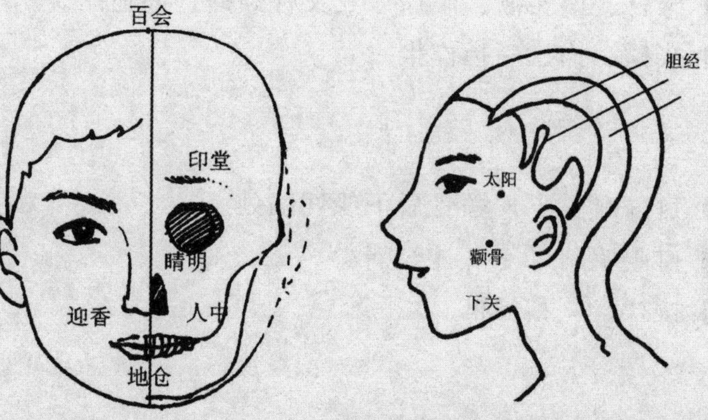

图 47　头面部常用穴

【主治】休克、昏迷、中暑、癫痫、惊厥。
【手法】掐。

迎香

【位置】鼻翼外缘旁开5分，当鼻唇沟中。
【主治】鼻塞、鼻衄、口㖞、胆道蛔虫症。
【手法】按、一指禅推。

地仓

【位置】口角旁开5分。
【主治】口㖞、面肌抽搐。
【手法】一指禅推。

下关

【位置】颧弓下缘，下颌骨髁状突之前方。
【主治】耳病、牙痛、口噤、口眼㖞斜。
【手法】按揉、一指禅推。

太阳

【位置】眉梢与外眼角中间，向后1寸凹陷中。
【主治】感冒、偏头痛、眼痛、三叉神经痛、高血压。
【手法】按揉、掐、一指禅推。

颧

【位置】目外眦直下，颧骨后下缘凹陷处。
【主治】口眼㖞斜，三叉神经痛。
【手法】按揉、一指禅推。

睛明

【位置】目内眦角上方1分。

【主治】近视、眼痛、口眼㖞斜。
【手法】按揉、一指禅推。

印堂

【位置】两眉头中间。
【主治】头痛、高血压、失眠、小儿惊厥。
【手法】按揉、一指禅推、掐。

百会

【位置】两耳尖直上联线的中点。
【主治】头痛、失眠、高血压。
【手法】按揉、一指禅推。

胆经

【位置】颞部、耳郭上方1～2寸，自前发际至枕后所连成的弧形区。
【主治】头痛、眩晕、高血压。
【手法】疏散法。

◆颈项部常用穴（图48）

风池

【位置】胸锁乳突肌与斜方肌之间凹陷中，正对枕骨与第一颈椎之间。

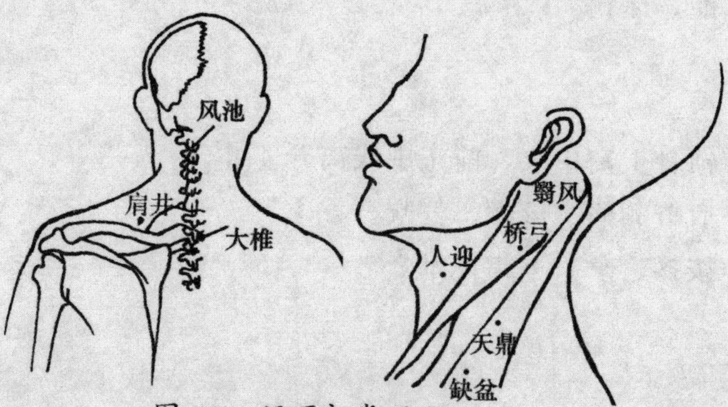

图48 颈项部常用穴

【主治】感冒、头痛、眩晕、高血压、颈项强痛、目疾。

【手法】点、按揉、拿、一指禅推。

肩井

【位置】大椎穴与肩峰连线中点。

【主治】头项强痛、肩臂疼痛、感冒、难产、乳痛。

【手法】点按、拿。

大椎

【位置】第七颈椎棘突下间隙。

【主治】颈项强痛、高热、哮喘、癫痫、精神病。

【手法】擦、点按、一指禅推。

天鼎

【位置】胸锁乳突肌后缘下 1/4 折点处，在第六颈椎横突处。

【主治】落枕、肩臂顽痛、暴喑、咽喉肿痛、呃逆。

【手法】点按、弹拨、拿、一指禅推。

桥弓

【位置】胸锁乳突肌表面线条状区域。

【主治】高血压、眩晕、头痛、失眠。

【手法】推、抹。

缺盆

【位置】锁骨上窝中央，前正中线离开 4 寸。

【主治】肩臂顽痛、咳嗽、气喘。

【手法】按揉、拿、一指禅推。

翳风

【位置】乳突前下方，平耳垂后下缘的凹陷中。

【主治】耳聋、耳鸣、口眼㖞斜、牙痛、口噤。
【手法】按揉、一指禅推。

人迎

【位置】喉结旁开 1.5 寸，颈总动脉与胸锁乳突肌之间。
【主治】咽喉肿痛、失音、瘿瘤、高血压。
【手法】一指禅推、按揉。

◆肩背部常用穴 (图 49)

肺腧

【位置】第三胸椎棘突下，旁开 1.5 寸。
【主治】咳嗽、气喘、咯血、感冒、胸背痛。
【手法】按揉、点、一指禅推。

心腧

【位置】第五胸椎棘突下，旁开 1.5 寸。
【主治】胸闷、心悸、心绞痛、失眠、虚汗。
【手法】按揉、点、一指禅推。

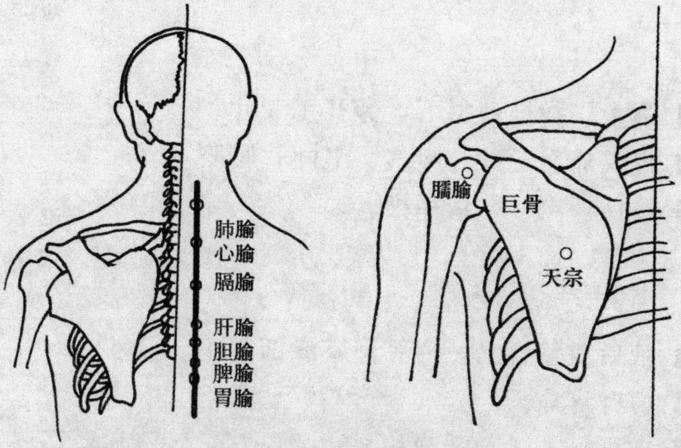

图 49　肩背部常用穴

膈腧

【位置】第七胸椎棘突下，旁开 1.5 寸。

【主治】呕吐、呃逆、气喘、咳嗽、贫血。

【手法】按揉、点、一指禅推。

肝腧

【位置】第九胸椎棘突下，旁开 1.5 寸。

【主治】胁痛、黄疸、胆道疾患。

【手法】按揉、点、一指禅推。

胆腧

【位置】第十胸椎棘突下，旁开 1.5 寸。

【主治】胆道疾患、白细胞低下。

【手法】按揉、点、一指禅推。

脾腧

【位置】第十一胸椎棘突下，旁开 1.5 寸。

【主治】腹泻、呕吐、痢疾、便血、水肿、消化不良。

【手法】按揉、点、一指禅推。

胃腧

【位置】第十二胸椎棘突下，旁开 1.5 寸。

【主治】胃脘痛、泛酸、嗳气、呕吐、腹胀。

【手法】按揉、点、一指禅推。

臑腧

【位置】腋后皱襞直上，肩胛岗下缘凹陷中。

【主治】肩臂疼痛。

【手法】按揉、点、拿、弹拨。

天宗

【位置】肩胛骨岗下窝中央。
【主治】颈项强痛、肩臂疼痛、乳痛。
【手法】按揉、点、拿。

巨骨

【位置】锁骨肩峰端与肩胛骨之间的凹陷中。
【主治】肩臂挛痛。
【手法】点、按揉。

◆**腰臀部常用穴（图 50）**

命门

【位置】第二腰椎棘下间隙。
【主治】阳痿、遗精、月经不调、腰痛。
【手法】擦、按揉。

肾腧

【位置】第二腰椎棘突下，旁开 1.5 寸。
【主治】遗尿、遗精、阳痿、月经不调、耳聋、腰痛。

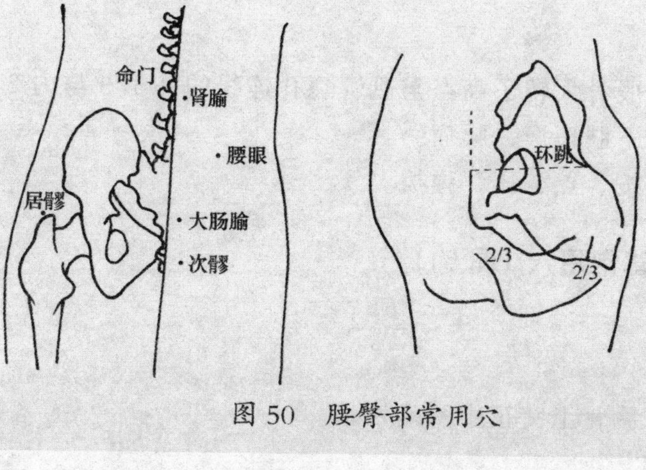

图 50　腰臀部常用穴

【手法】按揉、点、拿、擦、一指禅推。

腰眼

【位置】第四腰椎棘突下，旁开 3～4 寸凹陷中。
【主治】腰腿痛、月经不调、带下。
【手法】按揉、弹拨、拿。

大肠腧

【位置】第四腰椎棘突下，旁开 1.5 寸。
【主治】腰腿痛、泄泻、便秘。
【手法】按揉、点、擦。

次髎

【位置】第二骶后孔，在髂后上棘与后正中线之间。
【主治】月经不调、遗精、阳痿、腰腿痛、下肢痿痹。
【手法】按揉、点、弹拨。

居髎

【位置】髂前上棘与股骨大转子高点连中点。
【主治】腰痛、下肢痿痹。
【手法】按揉、点、弹拨。

环跳

【位置】股骨大转子高点与骶管裂孔连线的外 1/3 与内 2/3 交界处。
【主治】下肢痿痹、腰痛。
【手法】按、点、压、弹拨。

◆胸腹背常用穴（图 51）

天突

【位置】胸骨上窝正中凹陷处。

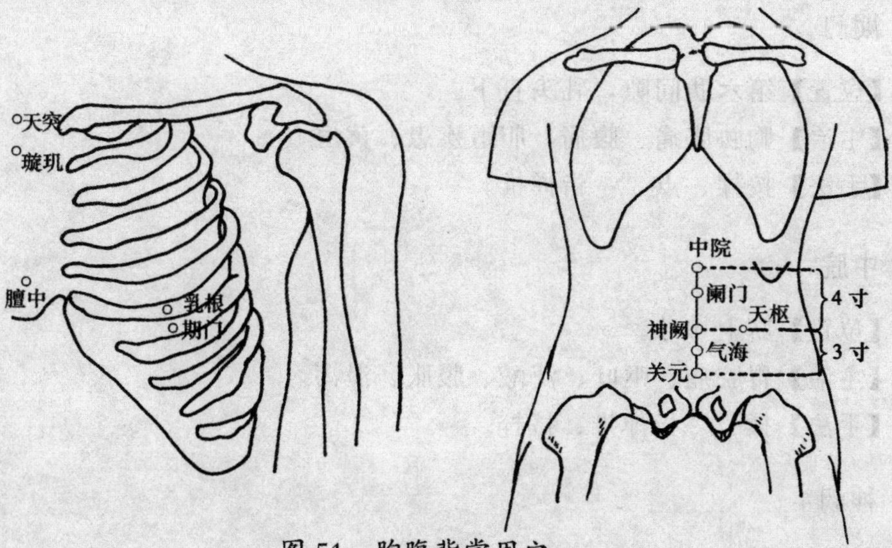

图 51 胸腹背常用穴

【主治】咳喘、呃逆、噎膈、咽喉肿痛、暴喑。
【手法】点、按揉、一指禅推。

璇玑

【位置】前正中线，胸骨柄中央。
【主治】发热、气急、呕吐、胸痛。
【手法】推、按揉、一指禅推。

膻中

【位置】前正中线，平第四肋间隙。
【主治】咳喘、胸痛、心悸、乳痛、呕吐、噎膈。
【手法】推、按揉、一指禅推。

乳根

【位置】第五肋间隙，乳头直下。
【主治】乳少、乳痛、咳喘、胸痛。
【手法】推、按揉、一指禅推。

期门

【位置】第六肋间隙，乳头直下。

【主治】胸胁胀痛、腹痛、胆道疾患、黄疸。

【手法】按揉、点、一指禅推。

中脘

【位置】脐上 4 寸。

【主治】胃脘痛、呕吐、泛酸、腹胀、泄泻。

【手法】揉、一指禅推、挤拧。

神阙

【位置】脐中。

【主治】腹痛、泄泻、脱肛、虚脱。

【手法】揉、推摩。

气海、关元

【位置】前正中线，脐下 1.5 寸为气海穴，脐下 3 寸为关元穴。

【主治】腹痛、遗尿、遗精、阳痿、月经不调、泄泻便秘、尿潴留、体质虚弱。

【手法】揉、推摩。

天枢

【位置】脐旁 2 寸。

【主治】腹胀、泄泻、痢疾、便秘。

【手法】揉、推摩。

阑门

【位置】脐上 1.5 寸

【主治】腹痛、泄泻、便秘、月经不调、疝气。

【手法】按法、揉法。

◆上肢部常用穴（图 52）

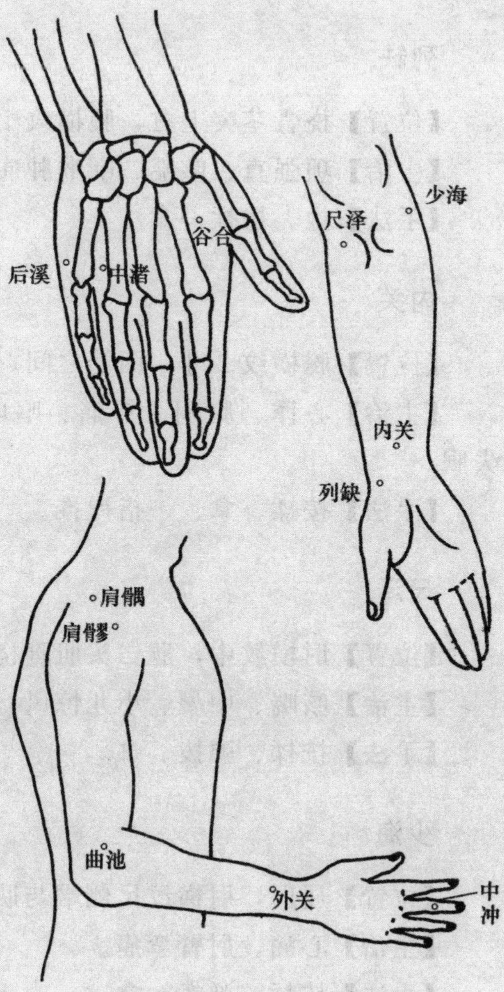

图 52 上肢部常用穴

中冲

【位置】中指指甲根桡侧角后，或中指端正中取穴。

【主治】昏迷、惊厥、休克。

【手法】掐法。

合谷

【位置】掌背第二掌骨桡侧缘中点。

【主治】头痛、牙痛、鼻衄、口眼㖞斜、咽喉肿痛、感冒、发热、多汗、滞产。

【手法】按揉、拿。

中渚

【位置】掌背第四、五掌骨间，掌骨小头后凹陷中。

【主治】落枕、头痛、耳鸣、耳聋、腰痛、热病。

【手法】按揉、拿。

后溪

【位置】手掌尺侧赤白肉际，握拳时掌远纹尺侧端。

【主治】落枕、腰背痛、目赤、耳聋、小便不利。

【手法】推、按揉、掐。

列缺

【位置】桡骨茎突上方，腕横纹1.5寸。

【主治】项强直、咳喘、咽喉肿痛。

【手法】推、按揉、拿。

内关

【位置】腕横纹2寸，两筋之间。

【主治】心悸、胸闷、胃痛、呕吐、休克、癫痫、手指挛痛、偏瘫、失眠。

【手法】按揉、拿、一指禅推。

尺泽

【位置】肘横纹中，肱二头肌腱桡侧缘。

【主治】咳喘、中暑、小儿惊风，肘臂挛痛。

【手法】按揉、弹拨、拿。

少海

【位置】屈肘，肘横纹尺侧端与肱骨内上髁连线中点。

【主治】心痛、肘臂挛痛。

【手法】按揉、弹拨、拿。

外关

【位置】腕背横纹上2寸，尺桡骨间，与内关相对应。

【主治】耳聋、耳鸣、偏头痛、胁肋痛、上肢痹痛、偏瘫。

【手法】按揉、拿。

曲池

【位置】屈肘，肘横纹桡侧端与肱骨外上髁连线中点。

【主治】感冒、肘臂挛痛、偏瘫、高血压、腹痛、吐泻。

【手法】按揉、拿。

肩髎

【位置】肩峰前下方，与肱骨大结节之间。肩平举时，肩部前方凹陷中。

【主治】肩臂挛痛、偏瘫。

【手法】按揉、拿。

肩髃

【位置】肩峰后下方。肩平举时，肩部后方凹陷中。

【主治】肩臂挛痛

【手法】按揉、拿。

◆下肢部常用穴（图 53）

涌泉

【位置】足底前 1/3 处，趾屈曲时凹陷处。

【主治】昏迷、休克、惊风、头痛、高血压。

【手法】掐、揉、擦。

至阴

【位置】足小趾外侧趾甲旁约 0.1 寸。

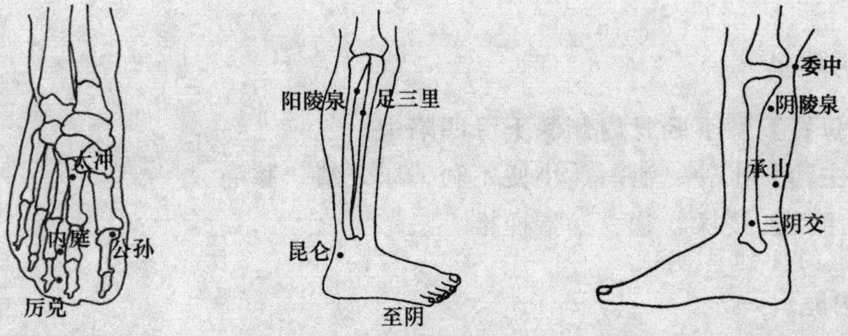

图 53　下肢部常用穴

【主治】头痛、目痛、胎位不正、难产。

【手法】掐、揉。

昆仑

【位置】外踝高点与跟腱之间凹陷处。

【主治】头痛、项强、腰痛、难产、脚跟肿痛。

【手法】按揉、拿。

太冲

【位置】足背第一、二跖骨结合部之前凹陷处。

【主治】头痛、眩晕、目赤肿痛、胁肋疼痛、卒中、月经不调、小儿惊风。

【手法】按揉、拿、一指禅推、掐。

公孙

【位置】足内侧缘，第一跖趾关节后下缘，赤白肉际取穴。

【主治】胃痛、腹泻、腹胀。

【手法】按揉、拿、一指禅推。

三阴交

【位置】足内踝尖上 3 寸，胫骨内侧后缘。

【主治】月经不调、遗精、阳征、遗尿、尿闭、失眠、肠鸣泄泻。

【手法】按揉、拿、一指禅推。

阴陵泉

【位置】膝下胫骨内侧髁下缘凹陷中。

【主治】水肿、泄泻、小便不利、尿失禁、膝痛。

【手法】按揉、拿、一指禅推。

内庭

【位置】足背第二、三跖趾关节缝端。

【主治】牙痛、鼻衄、头痛，胃腹疼痛。

【手法】按揉、拿、一指禅推。

足三里

【位置】外膝眼下 3 寸，距胫骨前嵴外 1 寸。

【主治】胃腹疼痛、呕吐泄泻、肝胆疾患、休克、高血压、下肢瘫痪、膝关节疼痛。

【手法】按揉、拿、一指禅推。

阳陵泉

【位置】腓骨小头前下方 5 分凹陷中。

【主治】胁肋疼痛、肝胆疾患、筋急拘挛、筋弛萎软。

【手法】按揉、拿、一指禅推。

承山

【位置】腘横纹下 8 寸，腓肠肌两肌腹之间凹陷的顶端。

【主治】腰痛、下肢瘫痪、小儿惊风、腓肠肌痉挛、痔疾、便秘。

【手法】按揉、点、拿、一指禅推。

委中

【位置】腘窝横纹中央。

【主治】腰痛、下肢瘫痪、吐泻、小便不利、膝关节疼痛。

【手法】按揉、点、拿、一指禅推。

四、小儿推拿的常用穴位

◆头面部常用穴位（图 54）

天门

【位置】为线状穴位，自眉心至前发际止。

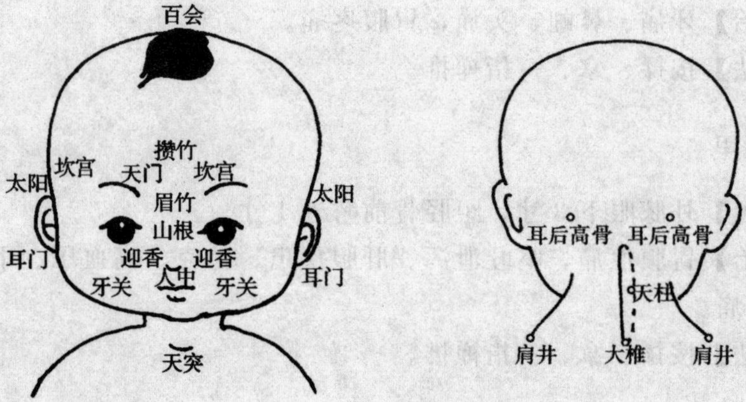

图 54　头面部常用穴位

【主治】发热、头痛、感冒、精神萎靡、惊恐不安。

【手法】推，30～50 次。自眉心推向前发际，称开天门，又称推攒竹。

坎宫（眉弓）

【位置】线状穴位，自眉头起沿眉毛向眉梢处止。

【主治】发热、感冒、头痛、惊风、目赤痛。

【手法】分推，30～50 次。

眉心

【位置】两眉内端连线的中点，相当印堂穴。

【主治】惊风、抽搐、目赤肿痛、斜视。

【手法】掐、推、揉；掐 3～5 次，推揉 30～50 次。

山根（山风）

【位置】鼻根部、眉心穴下方。

【主治】惊风、抽搐、鼻塞、鼻干。

【手法】掐、推、揉；掐 3～5 次，推、揉 30～50 次。

牙关

【位置】颞下颌关节处，相当成人下关穴。

【主治】口噤、齿痛。

【手法】拿、按、揉5～10次。

太阳（额阴阳，太阴）

【位置】同成人太阳穴，古人把右侧太阳穴称太阴穴，与左侧太阳穴一起，合称阴阳穴（额阴阳）。

【主治】感冒、头痛、汗闭或多汗、惊风、目赤肿痛、斜视。

【手法】掐、推、揉；掐3～5次，推、揉30～50次。

耳后高骨（耳背高骨）

【位置】耳后颞骨乳突处。

【主治】感冒、头痛、惊风。

【手法】运法、揉：30～50次。

◆项背部常用穴（图55）

天柱

【位置】线状穴位，项部正中线，自枕骨大孔下方至第七颈椎棘突。

【主治】外感发热、呕吐、腹泻。

【手法】推法，100～500次，自上而下推天柱能止吐，自下而上推天柱能止泻。

脊

【位置】线状穴位，背部正中线，自第七颈椎棘突至尾骨端。

【主治】发热、腹泻、咳喘、疳积、体弱易感外邪。

【手法】推法、捏法；推100～300次，捏3～5次。自上而下推脊能清热，自下而上捏脊能健脾补肾，培养天元。

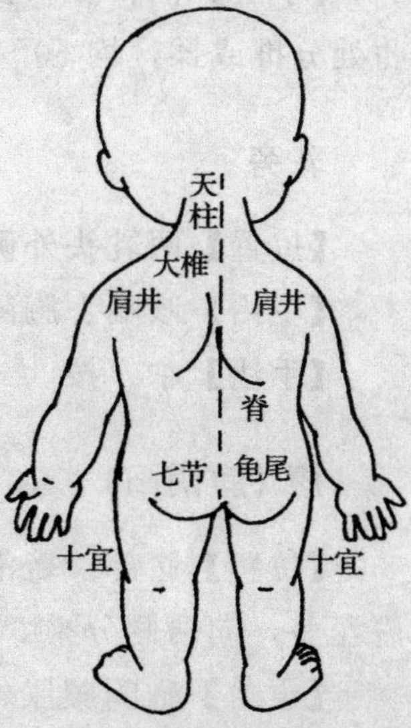

图55　项背部常用穴

七节骨

【位置】线状穴位，自命门至尾骨尖。

【主治】泄泻、便秘。

【手法】推法，100～300 次。推上七节骨能温阳止泻；推下七节骨能泻热通便。

龟尾（尾闾）

【位置】尾骨端。

【主治】腹泻、痢疾。

【手法】揉、掐；揉 100～300 次，掐 3～5 次。

◆胸腹部常用穴（图 56）

膻中

【位置】同成人膻中穴。

【主治】痰壅咳喘、气促气闭、腹痛、呕吐泄泻、发热抽搐。

【手法】推、揉。自膻中穴向两侧胁肋处分推或揉，均 50～100 次。

乳旁

【位置】两乳头外侧 5 分。

【主治】咳喘、胸闷、呕吐。

【手法】拿、按。

腹（腹阴阳）

【位置】腹部。若沿肋弓边缘或自中脘至脐，向两侧分推，则称为推腹阴阳。

【主治】胸闷腹胀、泄泻便秘、消化不良、呕吐恶心。

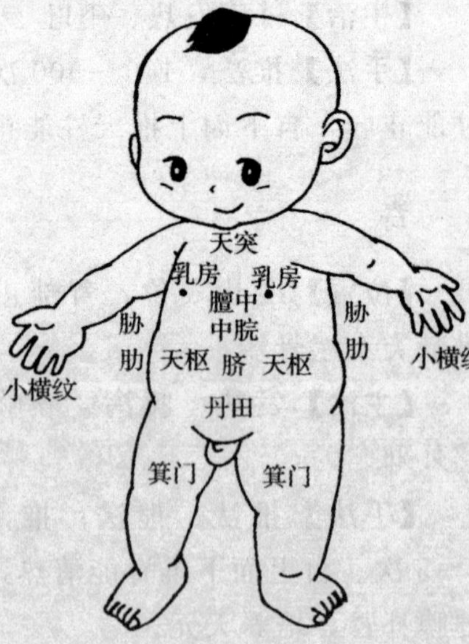

图 56　小儿胸腹部常用穴

【手法】摩、推。摩腹 5 分钟；分推 100～200 次。

胁肋

【位置】面状穴位，两侧胁肋部，自腋下至天枢穴。
【主治】咳喘痰积、胸闷腹胀。
【手法】搓，50～100 次。

脐

【位置】同成人神阙穴，脐眼处取穴。
【主治】腹痛腹胀、食积便秘、肠鸣泄泻。
【手法】揉，100～300 次。

丹田

【位置】脐下 2～3 寸间。
【主治】腹痛腹泻、遗尿或尿潴留、脱肛疝气。
【手法】揉、摩，揉丹田 50～100 次；摩丹田 5 分钟。

◆上肢部常用穴（图 57）

脾经

【位置】拇指远端指节掌面，或拇指桡侧缘一线。
【主治】腹泻、腹胀、乳食不消、身体虚弱、疳积、黄疸。
【手法】补脾土有二法，一种是旋推拇指远端指节的掌面；另一种是屈患儿拇指指间关节，由拇指桡侧缘的远端推向近端，300 次。清脾土，拇指伸直由拇指远端推向近端。

肝经

【位置】食指远端指节掌面。
【主治】惊风、目赤肿痛、烦躁不安。
【手法】旋推为补，直推为清，肝经宜清不宜补。

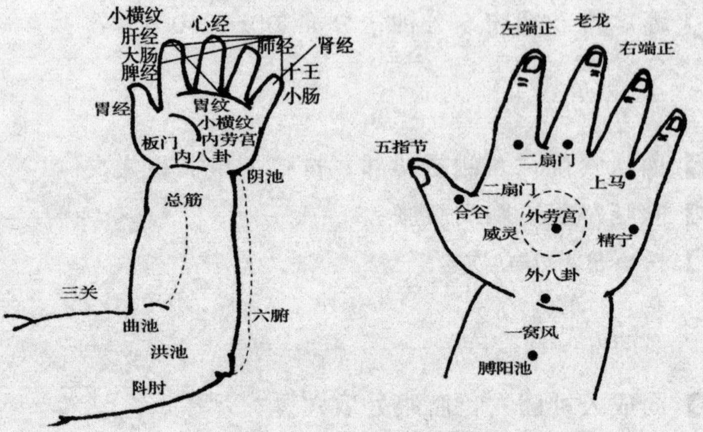

图 57 小儿上肢部常用穴

心经

【位置】中指远端指节掌面。

【主治】发热、神昏、惊风、小便赤热不利、口疮、烦躁不安。

【手法】掐法，推法。旋推为补，掐、直推为泻。心经宜清不宜补。

肺经

【位置】无名指远端指节掌面。

【主治】感冒、咳喘、痰壅、虚汗、脱肛。

【手法】推、掐、揉。旋推为补，掐、直推为泻。

肾经

【位置】小指远端指节掌面。

【主治】小便不利，大便秘结，先天不足，久病体虚。

【手法】推，自小指远心端推向近心端为清；自小指近心端推向远心端为补。

胃经

【位置】拇指近端指节掌面或拇指近端指节桡侧缘。

【主治】呕吐、呃逆、泄泻。

【手法】推法，自远心端推向近心端为清；自近心端推向远心端为补。

大肠

【位置】食指桡侧缘一线。

【主治】泄泻、痢疾、腹胀、便秘。

【手法】推，100～300 次。指尖推向虎口为清，反之为补。

小肠

【位置】小指尺侧缘一线。

【主治】小便黄赤不利、泄泻、遗尿、尿闭。

【手法】推 100～300 次。指尖推向指根为清，反之为补。

板门（版门）

【位置】手掌大鱼际处，大指节下5分。

【主治】腹胀、呕吐、泄泻、食欲不振。

【手法】揉、推法，100～300 次。板门推向横纹，能止泻；横纹推向板门，能止吐。

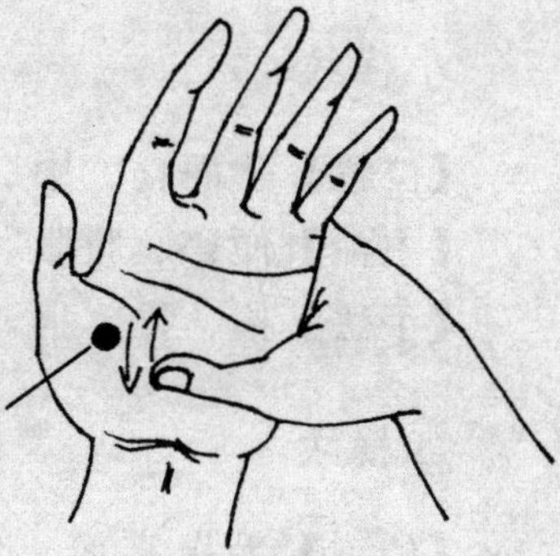

大横纹（横门、总筋、腕阴阳）

【位置】线状穴位，即腕掌侧横纹，大横纹中点（对中指处），为总筋；大横纹尺侧端为阴池穴，桡侧端为阳池穴，阴池穴和阳池穴合称为腕阴阳；总筋的稍近心侧称横门穴，但一般临床上并不如此详分。

【主治】口舌生疮、小便赤涩，潮热、痰鸣咳喘、腹胀泄泻、夜啼、四肢抽搐。

【手法】掐、推，自总筋向两侧阴池、阳池穴分推，称分阴阳；自阴池、阳池穴向总筋合推称合阴阳。

内劳宫

【位置】即成人劳宫穴，第三、四掌骨间，握拳时中指、无名指尖之间。

【主治】发热、烦渴、口疮、齿龈糜烂。

【手法】揉、运，揉 100～300 次；运 10～30 次。

内八卦

【位置】环绕掌心周围的八个穴位的总称。一般以左手取穴，近第三掌骨小头处为离，按顺时针方向排列，依次为坤、兑、乾、坎、艮、震、巽。

【主治】咳喘痰鸣、胸闷纳呆、腹胀呕吐。

【手法】运，100～300 次。

小横纹

【位置】掌面食、中、无名、小指掌指关节横纹处。

【主治】便秘、腹胀、小便赤涩、烦躁、口疮、唇裂。

【手法】掐、推，掐 5 次；推 100～300 次。

四横纹

【位置】手指掌面，食指、中指、无名指与小指的近侧指间关节处横纹。

【主治】腹胀腹痛、疳积、痰壅气喘、气血不和、惊风、口唇破裂。

【手法】掐、推，掐各 5 次，推 100～300 次。

三关

【位置】线状穴位，前臂桡侧缘，自腕部阳池穴至肘部曲池穴。

【主治】本穴性温热，能培补元气，发汗行气，常用于虚症、寒症的治疗。如风寒外感、头痛、腹痛、泄泻、痢疾、麻疹透发不畅，及疳积、体弱多病等。

【手法】推法，100～300 次。自腕推向肘，称推上三关。

六腑

【位置】线状穴位，前臂尺侧缘，自尺骨鹰嘴至阴池穴。

【主治】本穴性寒凉，能泻实清热，常用于热症、实症的治疗。如发热、便秘、小便赤涩、神昏谵语、腹胀腹痛、惊风、木舌、重舌等症。

【手法】推法，100～300 次。自肘推向腕，称退六腑或推下六腑。

天河水

【位置】线状穴位，前臂掌侧正中线，自总筋穴至洪池穴。

【主治】本穴性凉，能退热除烦，治疗诸热症。如高热惊风、口渴咽干、口舌生疮、夜啼、外感发热、阴虚潮热等。

【手法】推法，自腕推至肘部，称清河水。

外劳宫

【位置】手掌背面，正对掌心劳宫穴处。

【主治】感冒、腹胀腹痛、泄泻、脱肛、遗尿、疝气。

【手法】揉、掐，揉 100～300 次；掐 5 次。

外八卦

【位置】手掌背面，与内八卦穴相对。

【主治】胸闷、腹胀、便秘。

【手法】运法，100～300 次。

五指节

【位置】拇指指间关节及食、中、无名、小指的近侧指间关节背面横纹。

【主治】惊风、吐涎、惊恐不安、咳嗽多痰。

【手法】掐、揉，掐各指节 3～5 次；揉 30～50 次。

老龙

【位置】中指端取穴或于中指背面，指甲床的近心端取穴。

【主治】惊风、抽搐。

【手法】掐法，5 次，或醒后即止。

十王

【位置】十指指尖取穴或于十指指甲侧面取穴。

【主治】高热神昏、惊风。

【手法】掐法，各掐 5 次，或醒后即止。

端正

【位置】中指桡侧指甲角旁为左端正，尺侧指甲角旁为右端正。

【主治】斜视；掐左端正止泄泻，掐右端正止呕吐，捏右端正止鼻出血。

【手法】掐、揉、捏，掐 5 次；揉、捏各 50 次。

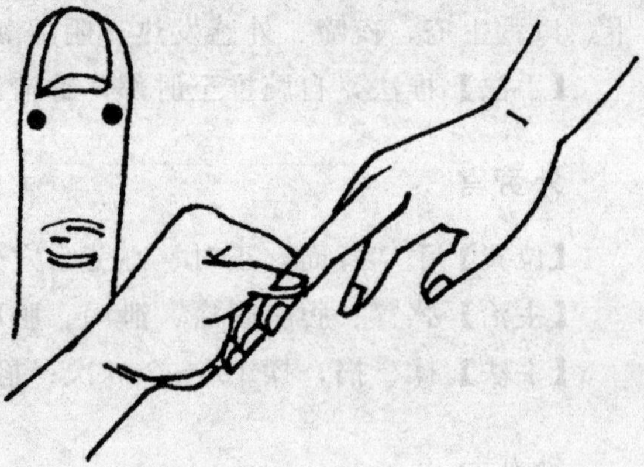

精宁

【位置】手背第四、五掌骨间，掌指关节后 5 分。

【主治】气逆痰喘、干呕、噎膈、痞积。

【手法】掐法，5～10 次。

威灵

【位置】手背外劳宫穴的桡侧，第二、三掌骨歧缝间。

【主治】惊风、暴卒。

【手法】掐法，掐 5 次或醒后即止。

一窝风

【位置】腕背侧横纹正中。

【主治】感冒、头痛、腹痛、寒疝、关节痹痛。

【手法】揉法，100～300 次。

膊阳池

【位置】前臂背侧正中，离筋横纹 3 寸。
【主治】便秘、尿赤、头痛。
【手法】掐、揉，掐 3～5 次，揉 100～300 次。

二扇门

【位置】手背第三掌骨小头两侧。
【主治】惊风抽搐、身热无汗。
【手法】揉、掐，掐 3～5 次，揉 100～300 次。

◆下肢部常用穴（图 58）

百虫

【位置】髌骨内上方肌肉丰厚处，股内侧肌隆起是穴。
【主治】惊风、抽搐、下肢痿软。
【手法】拿、揉、按。

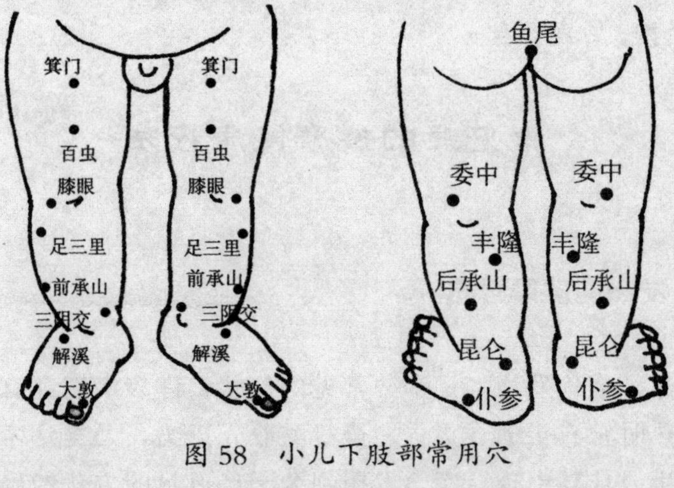

图 58　小儿下肢部常用穴

箕门

【位置】线状穴位，大腿前内侧，腹股沟至百虫穴。
【主治】小便赤涩不利、尿闭、水泻。
【手法】推，100～300次。

前承山

【位置】小腿前方，与后承山穴相对。
【主治】惊风，下肢痿软。
【手法】掐，揉，掐5次；揉30次。

后承山

【位置】小腿内侧，膝与内踝连线中点，或即取成人承山穴取。
【主治】腹泻、转筋、惊风、下肢痿软。
【手法】拿、掐，各5次。

膝眼

【位置】即成人膝眼穴。髌骨下缘，髌韬带内外凹陷中，外侧称外膝眼，内侧称内膝眼。
【主治】惊风、抽搐、下肢痿软。
【手法】按，5次。

常见病的按摩健康疗法

一、发热的按摩疗法

身体发热，俗称发烧，是十分常见的症状，许多疾病都有发热之症出现。人在发热时常有头痛、头昏、全身酸胀、乏力，乃至痉挛、恶心、呕吐等现象发生或伴随出现。医学发展到今天，退热的方法的确不少，如打退热针、吃退热药、冰浴、冷敷、冬眠等等，但均有轻重不一的副作用或不良反应。

◆按摩疗法

掐穴退热：对还在发热的患者用掐穴的手法，施用较大的力量掐住大椎穴、合谷、三阴交等穴位，有退热作用。当然，一般而论，掐穴退热在降低体温方面的幅度不如打退热针那样大，但掐穴对于发热的治疗作用却不仅仅限于退热。这种疗法还可减轻伴随发热出现的头昏、头痛、全身酸软不适、恶心、呕吐等症状。掐穴退热，在掐穴时首先要患者采取可以长时间坚持的体位，然后对可以退热及有减轻发热的穴位，施行不间断的强刺激和重压，每次施行时间可达半小时以上。

二、支气管炎也能按摩治疗吗

支气管炎有急慢性之分。急性支气管炎是由于病毒、细菌感染及烟尘等化学性刺激气管黏膜而引起。慢性支气管炎可由急性支气管炎转化而成，也可因支气管哮喘、支气管扩张等疾病，使支气管分泌物引流不畅，血液循环供给不足，或气管周围组织增生所致。其症状表现为：①急性支气管炎。初期常先有喉痒、干咳等上呼吸道感染症状，并伴有疲乏、怕冷、头痛、低热、背部酸痛等。1～2 天后咳出少量黏痰或稀薄痰，逐渐转为黄浓痰或白黏痰。②慢性支气管炎。常在秋末冬初，气候寒冷时发病。早晚咳嗽加重，痰多，白色稀薄或为黏稠痰。如久病不愈，病情加重，可转化为肺气肿。

◆按摩疗法

1. 患者仰卧，术者站于其旁。用手掌推摩胸部数次。

【取穴】中府、尺泽、鱼际穴。

2. 患者俯卧，术者站于其旁。用手掌揉按上背部数次。按压脊柱、肺腧穴及痛点处，使之有酸胀感放射到胸部为好。

上述手法有通宣理肺、止咳化痰的作用。

三、低血压的按摩治疗

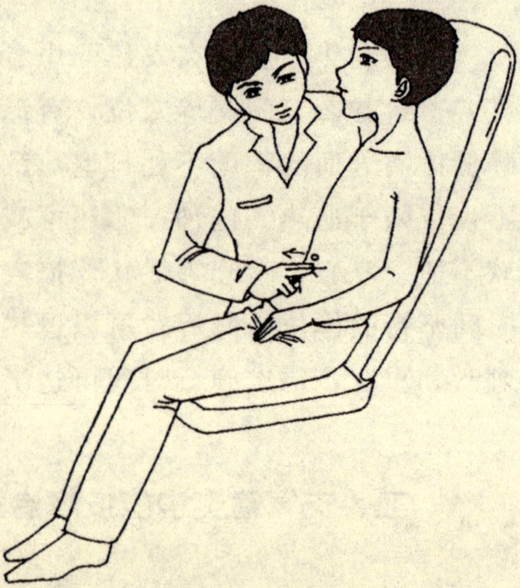

本病是指收缩压（高压）与舒张压（低压）均低于正常数值，即高压低于 12kPa（90mmHg），低压低于 8kPa（60mmHg），叫做低血压。

◆按摩疗法

1. 患者俯卧，术者站于其旁。在腰背部沿脊柱自下而上（由腰腧穴至大椎穴及两侧的皮肤）做捏提法数次。痛点部位多施手法，捏提时手法要缓和有力。

2. 患者坐位，术者站于其旁。用拇、食、中指捏提中脘穴。

上述手法有升压作用。

四、心慌能用按摩治疗吗

患者自觉心跳心慌，一般多呈阵发性，常因情志波动或过度劳累而发作，且多同时伴有失眠、健忘、眩晕、耳鸣等症。本症可见于多种心脏病，如二尖瓣狭窄、心肌炎、部分心律失常等等，另外也是其他一些疾病的兼症，如神经官能症等。

用按摩方法较彻底地根治这种疾病较为困难，需要长期持之以恒。但对发作时的控制症状以及短时间的疗效还是比较明显的。

◆按摩疗法

1. 用两拇指同时按揉其两手腕内关穴，力量宜重，以有较强的酸胀感为度，并持续半分钟。

2. 术者用一手握住其手掌，并使掌心朝上，另一手用拇指指腹从腕

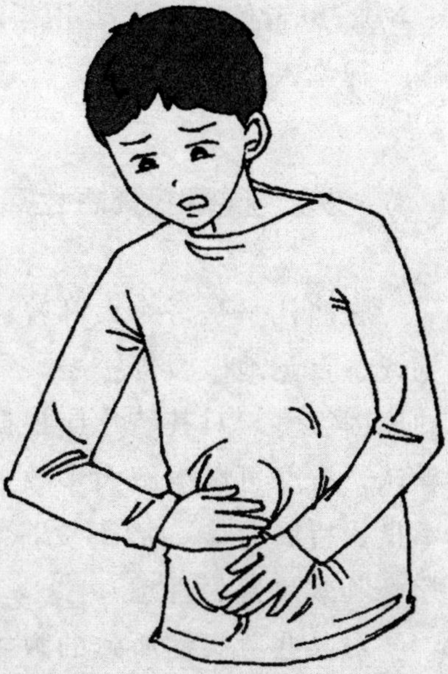

部神门穴处开始，沿纵向朝上做短距离的往返推抹，力量宜重滞，推动要慢，时间约 1 分钟。完毕再进行另一侧。

3. 正坐，术者站其侧面，一手用掌心贴在其前胸正中偏左处。另一手用掌心贴在其与前胸手掌相对应的后背，然后两手相对用力做轻微的持续挤按，约 1 分钟。

4. 仰卧或坐位，用手掌按在其胸前心脏区域（左胸），然后做轻微缓慢的摩揉，即边揉边做顺时针的环旋移动，约 3 分钟。

5. 俯卧，用两拇指同时按揉其背部两心腧穴，有轻微胀感即可，持续半分钟。

6. 俯卧，用两拇指指腹从肩胛内上角开始，沿着两肩胛内缘向下向外分推 30 次，力量稍重，但一定要均匀柔和。

7. 俯卧，用一掌根按揉其背部两侧肌肉，并且边按揉边向下移至腰部，力量宜轻柔，每侧从上到下做 2 遍。

五、怎样按摩治疗心口疼

心口疼是指胸骨后或心前区阵发性疼痛的症状。大多由冠状动脉粥样硬化性心脏病引起。也可见于风湿性心脏病和梅毒性心脏病的患者。多在体力劳动和情绪激动时发作，患者常有胸闷和发憋的感觉。有时可放射到颈、咽部或左肩、左臂，一般持续 3～5 分钟。大多数发生在中年以上患者，中医称为“胸痹”“真心痛”“厥心痛”。

◆按摩疗法

1. 患者仰卧，术者居其右侧，先以双手拇指按压双侧内关穴半分钟，然后用手掌自胸部向上，经肩前至上肢内侧做推法 3～5 次，再在心前区做轻柔的揉搓法 3～5 分钟。

2. 患者俯卧，术者用手掌按揉后背部至双下肢数次，并重点按压心俞、神堂穴。

六、腹痛的紧急止痛手法

腹痛几乎是每个人都曾经历过的一种痛苦，有不少人在发生腹痛时自觉或不自觉地做腹部按摩，或多或少能产生减轻腹痛的程度。当然，腹痛的原因很多，对其治疗应根据病情采取有针对性的医疗措施。不过，应当承认，按摩可以缓解大多数人的腹痛，不论其原因属于哪一种。对于消化不良、胃肠痉挛、腹部受凉、肠虫症、肠粘连等所致的腹痛，用按摩治疗，其效果甚为理想。

对某些急腹症所致的腹痛，按摩可能不宜用作主要的治疗措施，但可以用其缓解令人难受的腹痛，而且简便易行，见效迅速。一般说来，使用科学的腹部按摩不能明显缓解的病例，均有可能系比较严重的或需要手术的病症。

◆按摩疗法

真正能迅速止腹痛的按摩手法有如下几种：

1. 腰大肌掐捏术：对腹痛的患者，让其正坐或仰卧，或俯卧，先不必做任何准备，便可直接用双手的拇指与屈曲的食指及其他手指，用力钳挟住患者两侧腰部最大的一块肌肉群，并且用力牵拉住，然后突然滑脱，使腰肌像拨琴弦似地从双侧手中弹出。此法简便易行，如此捏掐上 5 次，可治疗尿道结石、肠痉挛、胆结石引起的腹痛。掐捏时应用力使被掐腰肌产生强烈的酸胀感；滑脱时一定要突然，使肌肉群像拨琴弦一样迅速掉出。经 3～5 次掐捏无止痛作用时，则应寻求其他处理措施。

2. 足三里掐穴法：首先找到中国传统医学经络理论指定的“足三里”穴，然后让患者采用最能缓解其疼痛的体位，术者将拇指掐入足三里穴位中，其他四指可协同用力掐穴，使患者感到重度酸胀为好。可对双侧足三里穴同时掐住，并可交替掐穴。每次掐足三里穴可掐 30～40 分钟之久。

3. 抚腹法：对腹痛的患者，让其仰卧或向右侧侧卧。术者温暖双手之后，以手掌先向心窝开始，直向脐下→抚至耻骨联合，然后轻轻回抚至心窝，再稍重一些依上述顺序做十数次或数十次按摩。此后，在患者右下腹轻轻揉按半分钟，继而循右下腹→右上腹→左上腹→左下腹→下腹下部揉按数次的程序，反复按摩数次。在此期间，如果触及到腹部包块，可轻轻对包块进行按摩。当按摩包块时，发现包块有变动或缩小，多系胃肠痉挛性包块，坚持按摩可使其消失。包块消失，腹痛将立即停止；如属胃肠痉挛，按摩止痛的效果十分迅速而且无副作用；如系消化不良，按摩有相当的治疗价值，并非仅仅止痛而已。

4. 推腹法：对腹痛患者，除对腹部变动的包块可以边按边使用手掌慢慢推动之外，尚可以用双手掌贴住下腹壁，以中度力量轻轻地缓缓地向上腹推移，当手推移至脐上 5 厘米左右的高度（水平）即停止，不要用力推向双肋下，以免损伤肝脾。如此反复推腹十数次，可使下坠的内脏回复原位，对内脏下垂所致的腹痛和腰部胀痛有其他手法难以达到的疗效。

上述治疗腹痛的方法，可以在按摩有效时继续进行下去，直至腹痛基本停止为止。如某种手法按摩效果不明显，可将上述手法轮番施用。

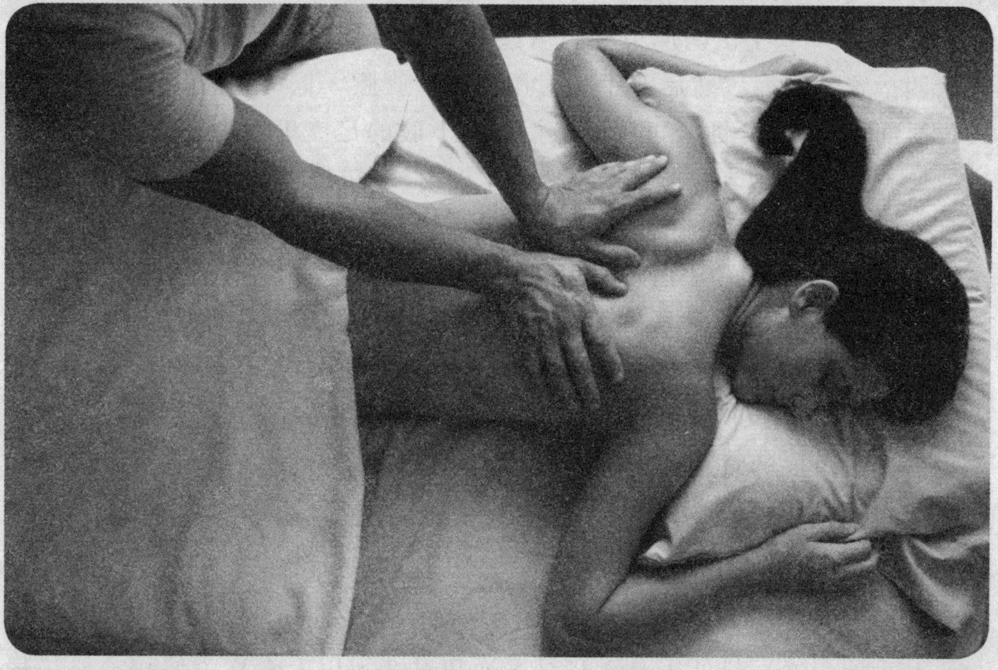

七、按摩止腹泻

腹泻主要是指大便次数增多，一日数次或十多次，便质溏软或呈稀水状，这些症状属现代医学的急慢性肠炎。中医则可分为虚症和实症的腹泻，实症者其泻下症状猛烈，气味臭秽，且发病较急，故为急性腹泻；虚症者则泻下症状迁延日久，患者体质虚衰，故为慢性腹泻。急性腹泻的致病原因亦可分为三类（请参见“呕吐”的三种分类），若治疗不当，则可转为慢性腹泻。

对急性腹泻者应彻底治愈，否则迁延日久成为慢性，治疗就较困难了。慢性腹泻者则应持之以恒，方能见效。

◆按摩疗法

1. 仰卧，摩腹，既在患者腹部（以肚脐为中心）做逆时针的缓缓抚摩，用力由轻逐渐加重，时间约 10 分钟。完毕后再用一手食、中指在其下腹部的气海穴处做震颤法，时间越长越好。

2. 仰卧，双手由两侧束握患者腰部，两拇指分别按压脐旁的天枢穴，其余四指置于腰后。然后双手相对用力挤压腹腰，同时拇指用力按揉天枢穴，时间为 1～2 分钟。再用拇指按揉两下肢的足三里穴约 1 分钟。

3. 俯卧，在患者腰骶部，用双手掌根由长强穴开始交替推至腰阳关穴，反复推 20 次。再用食、中指点揉长强穴 1 分钟，以较强的胀痛感为宜。

4. 俯卧，用捏脊法由下而上操作 5 遍。

5. 俯卧，用一手掌根在其脊柱两侧膀胱经做揉推，即边按揉边向下移动，由上往下反复操作 5 遍。

6. 俯卧，在其脾腧、大肠腧、次髎等穴各按揉 1 分钟。然后用一手掌横擦其脾腧节段的背部和骶部八髎穴，均以透热为度。

八、按摩可治便秘

凡大便干燥、排便困难、秘结不通超过 2 天以上者称为便秘。便秘是日常生活中最常见的疾病之一，发达国家的国民患便秘的比率要比发展中国家高，而且不论西方人或东方人，女性患病率都高于男性。

生活紧张、节奏加快是造成越来越多的人患便秘的原因之一。据查，在美国，通便药是最畅销的药物之一。

便秘可分为弛缓性便秘和痉挛性便秘。弛缓性便秘是因为肠蠕动功能不佳，使食物长久滞留于肠中，水分在肠内被过多吸收而造成。痉挛性便秘的起因主要是因为精神过于紧张，使肠处于过敏状态，所以大肠常会有痉挛的现象，而使食物滞留肠中。

在印度瑜伽中，认为人一天吃三顿饭就应排便三次，如每天排便一次，就已经算便秘了。

一般来讲，千万不要强忍便意。女性之所以患便秘的人多，是因为女性常有忍便的习惯。

◆按摩疗法

1. 坐位，用两拇指轻柔地按揉面部四白穴，保持轻微的酸胀感 1 分钟，再按揉其两前臂的支沟穴（外关穴上 3.3 厘米处）1 分钟。然后术者站其后，用中指按揉中府穴 1 分钟，并用手掌横擦其胸上部。

2. 仰卧，摩腹，力量由轻渐重，顺时针方向操作 5～10 分钟。然后用一掌根从上腹向下腹缓慢地推 3 遍。

3. 仰卧，用两侧小鱼际挤捧脐腹部的筋肉 2 分钟。再按揉天枢穴 1 分钟。

4. 俯卧，双手拇指按揉其骶部两大肠腧 1 分钟，刺激可稍重。然后用拳面击法击打腰骶部 1 分钟，着重在八髎穴处。再用一侧小鱼际在骶部八髎穴做斜擦，以透热为度。

5. 侧卧，在其腰部两侧分别采用腰椎斜扳法，以有“咔嗒”响声为宜。然后分别在前 1/3 脚底的内外两侧，用拇指重力按揉 1 分钟。完毕后再进行另一侧下肢。

◆应注意的问题

在按摩的同时，患者也应主动配合，做一些辅助治疗。①每日晨起时

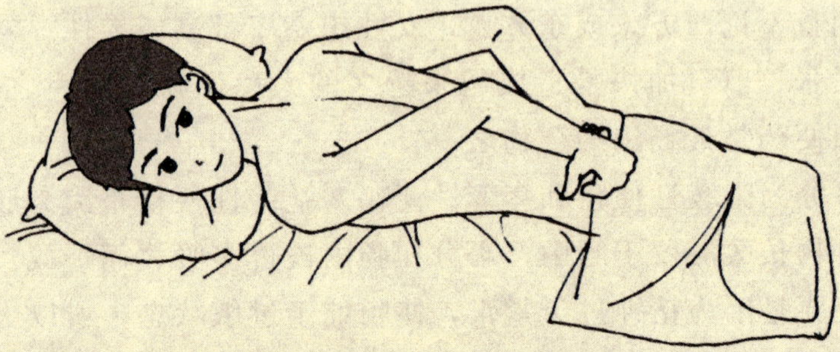

饮用少量盐开水或一杯凉开水。多吃含纤维素丰富的蔬菜、水果。②养成定时大便的习惯，每天不管有无便意都按时去厕所。另外，可常做下蹲、起立动作。③切忌长期服用泻药。

九、胃疼的按摩疗法

胃痛，俗称心口病，是一种常见的症状，中医又称“胃脘痛”，包括急性胃炎、慢性胃炎、溃疡病等，均可引起胃痛。其主要表现为胃脘部疼痛。

急性胃炎发病较急，上腹持续性疼痛，或胃内不适，恶心呕吐，时常伴有腹泻。

慢性胃炎起病较缓，常为隐痛、胀痛、食欲减退、食后饱胀。

溃疡病为上腹有节律性的疼痛。如胃溃疡多在进食后 1～2 小时发作，十二指肠溃疡多在饭前 1～2 小时发作疼痛，当进食后，疼痛可缓解，疼痛的性质可为隐痛、胀痛、灼痛，并可放射至背部 8～12 胸椎区，伴有嗳气、吞酸、饱感等现象。胃溃疡的压痛点多在上腹部偏左，而十二指肠溃疡的压痛点多在上腹部偏右，这是两种溃疡的区别点。

◆按摩疗法

1. 仰卧，用两手拇指按压其胸骨剑突，然后沿着两侧肋缘推下来，反复 20 次，再从上腹部的正中线上向两旁推开，反复推 20 次，推时力量宜重滞，移动可缓慢。

2. 仰卧，把整个手掌（一侧）平放于其上腹部正中，然后做轻柔的顺时针环旋抚摩，约10分钟。

3. 仰卧，用拇指指腹按揉其中脘、足三里穴，力量由轻而重，按揉出酸胀感，每穴1分钟。

4. 俯卧，用一掌根沿其脊柱两侧由上而下各按揉5遍，并在胃腧、脾腧穴的位置重点按揉1分钟。

5. 俯卧，用捏脊法在其背腰部由下向上操作5遍，力度适宜，以患者略感舒适为宜。

6. 若因暴饮暴食所致者，则用力拿肩井穴，其作用为催吐。若因心情抑郁等引起的兼有胁痛者，可用力按揉其两足背的太冲穴1分钟。

十、如何按摩止住呕吐

呕吐是一种症状，可由多种因素引起，为了准确地施治，我们将其简单地分类。读者在治疗前，则应首先判断一下患者的症状属于何种类型。

一类：因为饮食不干净或不节制而引起，食物在胃中不消化，因此吐出时有酸馊腐臭味。另外还伴有不想吃东西，上腹胀满而痛等现象。

二类：因为感冒或睡觉时腹部受寒等引起。表现为突然恶心呕吐，伴有怕冷、腹部疼痛而不敢用手按压，但用热敷的方法却可以缓解疼痛。

三类：这类呕吐患者一般平常胃肠功能就不好，食量小，多吃一点就腹胀，很容易呕吐，吐物清稀，而且面少血色，并多见大便稀薄，倦怠乏力等多种虚弱的表现。

对患者宜多加安慰，不可过分埋怨，因为心情不愉快可加重呕吐。另外，实施治疗时应有耐心方能见效。

◆按摩疗法

1. 正坐，用拇指轻按在鸠尾穴上缓缓地按揉，时间较长，而且力量由轻渐重，直至穴位上稍有酸胀微痛感为止。

2. 正坐，用一侧大鱼际，从胸前膻中穴起，沿着正中线向中脘穴方

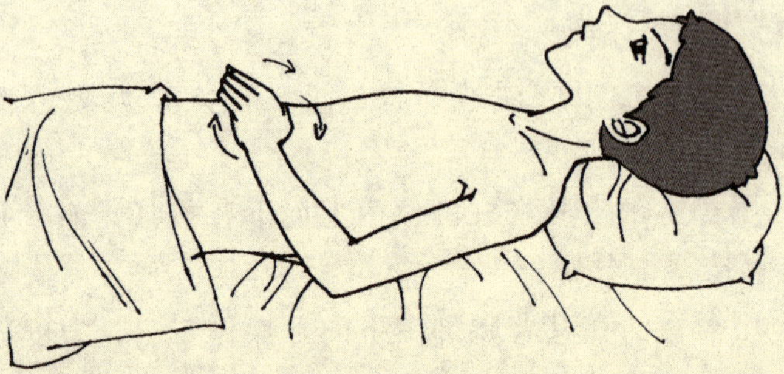

向推动，手法轻柔而缓慢，反复推 20 次。

3. 正坐，用拇指按揉其两手内关穴，力量由轻逐渐加重，至有酸胀感，并保持 2 分钟。需说明的是：属于一类的呕吐，因系饮食不洁或进食过多所致，故不干净或过多的食物还是吐出来为好。因此在按揉内关穴时应加重力量，让患者感到胀痛剧烈，反射性地引起呕吐。还可以用力拿捏肩背上部，产生催吐作用。吐后患者一般都感觉轻松一些，这时可给其少许温开水喝下，然后让患者躺卧床上。

4. 仰卧，摩腹，即在其上腹部做轻柔的顺时针环旋抚摩，时间 10 分钟左右，以患者感觉舒服为佳。

5. 俯卧，用拇指按揉其背部的脾腧、胃腧穴以轻微酸胀为度，每穴 1 分钟。然后用指拨法推拨其背腰部的脊柱两侧肌肉，每侧由上而下反复 5 遍。

6. 对于恶心欲呕的患者，尤其是属于二类情况者，可首先用一只手拳面击打其上背部，击打时力量宜重而快速，且有节奏地击打 5～10 次，这样可以缓解症状。

7. 用拇指按揉其两侧足三里穴，每穴均保持酸胀半分钟。若患者情志不舒畅，可如前法按揉其两侧太冲穴。

十一、按摩排出胆结石

胆结石是指胆道系统（包括胆囊与胆管）的任何部位发生结石的疾病。胆结石的症状主要有：胆绞痛、有或无黄疸、嗳气、吞酸、腹胀、厌油食等。其中胆绞痛是最令人痛苦的。其发生大都在饱餐或进高脂肪餐后数小时内，或在腹部受到震动后发作。发作时，中上腹或右上腹开始呈持续钝痛，以后持续加重至难以忍受的剧痛。患者常坐卧不安、弯腰，打滚、哭喊，用拳头紧压腹部，疼痛常放射至右肩胛处或右肩部，痛时常伴大汗淋漓、面色苍白、恶心呕吐等。

急性发作较严重者，需尽快送医院。一般按摩治疗，对慢性阶段病症有一定作用，对有些急性发作的疼痛，也有很好的缓释效果。

◆按摩疗法

首先是针对急性发作的治疗：

1. 坐位，先在患者背部肝腧穴至脾腧穴的脊椎两旁，用拇指按压找到压痛敏感点，然后屈指重力点按并揉动 1～2 分钟。再分别在双下肢的胆囊穴（阳陵泉穴下 3～7 厘米间的敏感点）和足背太冲穴，用拇指重力按揉各 2～3 分钟。以上 3 个部位的刺激交替进行而且要强烈，直到患者疼痛减轻缓解为止。

对于缓解期或慢性阶段的治疗，一般是在上述治疗方法的基础上进行。

2. 坐位，用拇指按住肩后及肩胛骨，其余四指按进腋窝之中，反复拿揉肩后背部的肌肉，以右侧为重点，着力由轻渐重操作 1～2 分钟。再

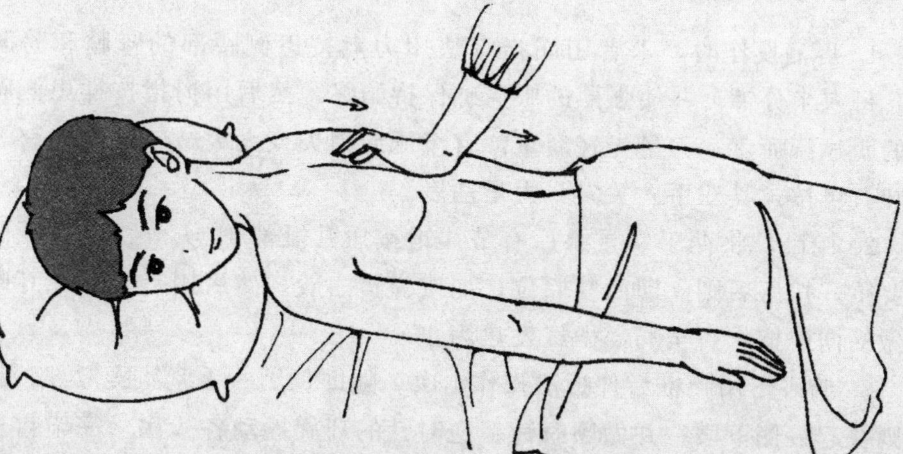

将两手从其双侧腋下插入，在两胁肋部顺肋间隙做来回摩擦，以透热为度。

3. 俯卧，用一掌根在其背部脊柱两侧膀胱经由上而下边揉边移动，尤其在右侧肩胛骨下方着重按揉，每侧膀胱经操作3～5遍。对于背部肌肉丰厚的患者，则可用肘推法操作。

4. 仰卧，摩腹，重点在右上腹，手法宜轻柔，时间为5～10分钟。然后用手掌根部做分推腹阴阳法10次，力量由轻渐重而适度。完毕再用拇指按揉双下肢的阳陵泉、足三里穴各1分钟，均以酸胀为度。

十二、按摩治疗肾绞痛

肾绞痛是泌尿系结石（如肾结石、尿道结石等）所引起的一种以疼痛为主的症状。其特点是：突然发作一侧腰腹剧烈疼痛，常常使患者倒床滚动，疼痛可向患侧背部、腹部，同侧大腿及外阴部放射，一般兼有小便涩痛，量少，色黄带血，或排尿中断，尿中排出砂石等症。疼痛发作时常伴有恶心呕吐。

手法治疗本症，着重在于止痛，疼痛缓解后的排石主要还靠药物和饮水疗法，但按摩同样也有促进排泄作用。

◆按摩疗法

1. 疼痛发作时，术者用屈指点法用力点按患侧腰部的肾腧和膀胱腧穴，每穴半分钟，并使强烈的胀痛感保持始终。然后用拇指按揉患侧腰背部的明显压痛点，力量先轻后重，直至压痛消失或大大减轻。若伴有恶心呕吐，可按揉其双手内关穴，力量适度。

2. 俯卧，将两手掌重叠后有节律地按压其骶部15～20次。按压时用力要重，按压后则立即回复原位，如按弹簧一般。然后用一手掌在其腰骶部做横向摩擦，直至局部微红发热为止。

3. 俯卧，用腰椎后伸扳法操作1次。随即仍用一手紧压腰散部，另一手则托起一侧下肢，并做顺时针、逆时针的环旋摇动各6次。完毕再进行另侧。

4. 仰卧，用指揉推小腹，即一拇指从其一侧髂骨前面的骨突出部开始，顺着小腹的边缘，边揉边向下移动，缓慢地移至阴部后又从头开始，如此反复揉推5～10遍。再如法操作另侧。

5. 用拇指按揉其双腿的三阴交、阴陵泉穴，力量由轻而重，按揉出较强的酸胀感，并使之保持半分钟（每穴）。

十三、脱肛的手法治疗

本病为排便时肛门脱出的一种病症，轻则便后自行收回，重则每当大便时，肛门脱出后不能自行缩回，而必须用手按回，一般脱出部分有黏液分泌。本病还可伴有头昏、心慌、倦怠等全身症状。中医认为本病的主要原因是气虚下陷，多见于产妇分娩时过分用力，或长期大便干燥，泻痢日久不愈以及老年人病后等。有的人身体虚弱，在站立工作过久或讲话太多，劳累后都可能引起脱肛。

◆按摩疗法

1. 仰卧，摩腹，即以肚脐为中心，逆时针环旋缓慢摩动5～10分钟。然后用拇指按揉中脘、天枢、气海穴各1分钟。再用一侧小鱼际从下腹向上边震颤边推动，缓慢地推移至肚脐为止，反复5遍。

2. 侧卧，双手拇指按压在其一侧髋骨处的腹部边缘，其余指头按在臀部及腰部，然后拇指向外拨揉腹侧肌肉，力量逐渐加重，尽量柔和地操作1分钟后再换另一侧如法治疗。

3. 仰卧，用手在其肚脐两侧做拿揉，柔和而缓慢地用力提拿起来，持续片刻再突然放手，重复操作10次。完毕后用拇指按揉其两下肢的阳陵泉、足三里穴，较重地刺激各1分钟。

4. 俯卧，在其腰部用力做分推20次。再用两拇指分别按揉腰眼、大肠腧穴各1分钟，以较强的酸胀感为宜。

5. 俯卧，用拇指重力点按次髎穴1分钟，食、中指按揉长强穴1分钟。再用一侧手掌在骶部做横向摩擦，以热感深透入内为佳。

6. 坐位，用拇指按揉其头顶百会穴2分钟，意念上感觉拇指的功力吸住了百会穴。再按揉肺腧穴半分钟。然后术者立其后面正中，两手食、中指分别按揉胸部两侧的中府穴 1 分钟，最后以手掌横擦胸上部结束，仍以透热为度。

◆应注意的问题

另外，还有一个简易的辅助治疗办法，可以自我治疗。找一拳头大小的鹅卵石，置于火上烤热，用布包好放于软垫上，患者将肛门对准石头坐于其上，每日可做 2～3 次。

十四、按摩治疗泌尿系统感染

泌尿系统感染以尿频、尿急、尿痛、排尿困难为主要特征，可伴有发热、腰痛、小腹坠胀等症。其由于病菌感染肾、输尿管、膀胱、尿道等所致，为肾盂肾炎、膀胱炎、尿道炎等病的总称。一般多见于女性，尤以初婚女性为多。

手法治疗对于本病症较轻者或病初起时均有明显效果，但若病情严重以及反复发作者则最好去医院，采用抗生素治疗。

◆按摩疗法

1. 仰卧，用拇指用力按揉双下肢的三阴交、阴陵泉穴，以强烈的酸胀感为宜，每穴 1 分钟。

2. 仰卧，用一掌根贴在其小腹部的中极穴处，做频率较快的揉动，约 2 分钟。

3. 俯卧，用两手拇指同时用力按揉其脊柱两侧的肾腧穴，保持轻微的酸胀感 2 分钟。

4. 俯卧，用捏脊法从腰至颈肩部反复操作 3 遍。

5. 俯卧，将两手掌相叠按在其骶部，然后用力做揉动，最好揉遍整个骶骨表面，时间约 2 分钟。再用一侧小鱼际在骶部八髎穴做斜向的摩擦，以有热感深透为佳。

6. 俯卧，术者两手轻握拳，并用拳面交替叩打整个腰骶部，即肾腧穴至尾骨之间的范围，时间约1分钟。

十五、按摩可促进截瘫患者的康复

截瘫是由于各种原因造成脊髓组织的受损，引起下半截身体瘫痪，最常见的病因是外伤引起。本病的症状很多，主要表现有：瘫痪的下半截身体没有感觉（即痛觉、触觉、温度觉等），不能活动。临床上还把截瘫分为痉挛性和弛缓性，前者表现为肌肉无明显萎缩，肌肉张力较强；后者则见肌肉明显萎缩，肌肉张力较低或消失。另外还将截瘫根据其损伤程度，分为完全性和不完全性截瘫（即有一点感觉和活动）。鉴于截瘫的临床分类，按摩手法也有一定要求，对弛缓性截瘫手法宜重，时间宜短；对痉挛性截瘫手法宜轻柔，时间长一些。一般对不完全性截瘫，按摩治疗效果较好。在治疗中，手法操作要从近端开始，再依次至远端，且只能在截瘫病情稳定后，才给予按摩。

◆**按摩疗法**

1. 俯卧，在背腰部脊柱两侧，由上向下先用掌根揉推各2遍，力量稍重，再用拇指一边按揉背腧穴，一边揉推各2遍。然后用双手掌在损伤以下背腰部节段，稍用力的作分推法，反复3遍。

2. 俯卧，以拇指按揉脊柱两旁的压痛点、肾腧穴各1分钟，其后弹拨指下筋肉数下。再肘压环跳穴1分钟，点按承扶、委中、承山穴各半分

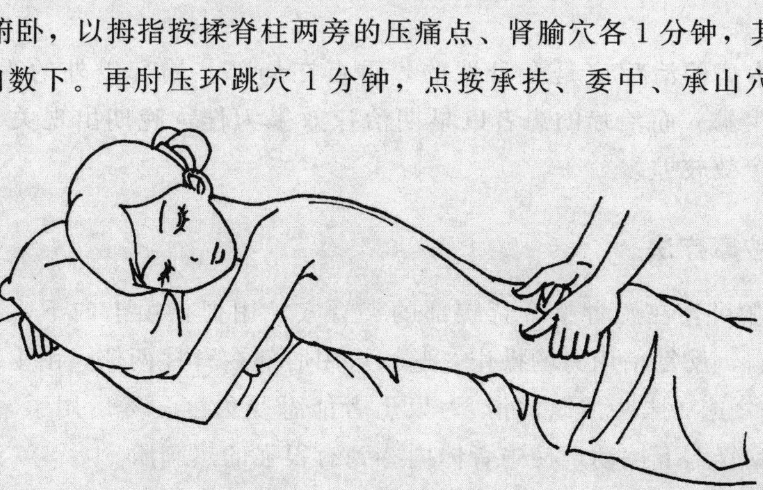

钟。然后在整个下肢后侧用双手拿揉，由大腿至跟腱反复5～7遍。

3. 仰卧，将患者双下肢屈膝，以双手扶压住屈曲的双下肢膝部，然后分别向两侧做环旋形缓慢摇动，幅度逐渐加大，以患者能忍受为度。再将下肢稍用力压向腹部。

4. 仰卧，在下肢前部由上向下用双手做拿揉法，重点是拿揉血海和梁丘、阴陵泉与阳陵泉穴，反复5～7遍。其后双手搓揉膝部，沿小腿前外侧拇指揉推，由膝至踝关节，经足三里穴时稍重力按揉，反复3～5遍。

十六、类风湿的按摩治疗

类风湿是一种原因不明的，以关节炎症状改变为主的慢性全身性疾病，起病缓慢，但病程很长，成阶梯状的进行性加重，开始发病的年龄在20～40岁，以女性多见。先为1～2个小关节肿大，主要在手指近侧指间关节，逐渐发展为对称性关节肿大，成棱形状态，受累关节越来越多，关节疼痛，活动受限，发展到最后多遗留僵硬或畸形。患者还可伴有轻度贫血、情绪低落、不规则发热、脉搏加快等现象。

目前在临床上，对于类风湿还没有什么特效的办法，主要还是针对症状进行治疗，而按摩对于缓解症状，恢复关节的功能，具有极大的帮助。

对本病的治疗应是全身性的，重点在局部。局部以外的手法宜重，但不可粗暴。而治疗的患者以早期治疗效果为佳，晚期出现关节僵硬畸形者，疗效较差。

◆按摩疗法

1. 俯卧，在患者整个背腰部的夹脊穴，用拇指由上向下，边按揉边拨动筋肉，反复稍用力的操作3遍。再用肘部在脊柱两侧，由上向下用力推动1～3遍（抹些油以润滑），以患者能忍受为度，然后用手掌沿督脉、膀胱经反复上下擦动，使患者体内感到有很强的热刺激。

2. 坐位，拿风池、颈项约3分钟，力量稍重，再分别拿揉两肩片刻，又拿上肢反复7～9遍。然后分别以中指点按缺盆、极泉穴，拇指按揉曲池、内外关、合谷穴各半分钟。

3. 坐位，将患者腕关节拔伸1～2分钟后，进行左右摇动，用拇指在前臂中间反复揉推3～5遍，再以双手拇指在手背和手掌用力推揉各10次，然后反复捻搓各手指，病变手指重点治疗，约10分钟，将患者手指末节夹住，稍用力拔伸并摇动。

4. 坐位，叫患者放松上肢，自然悬垂在身旁，术者由肩向下反复搓揉3～5遍，再进行上肢牵抖法操作，约抖动1分钟。

5. 俯卧，用肘部压患者环跳穴，稍用力约1分钟，再用拇指按揉承扶、委中穴各1分钟，拿大腿后侧并移向小腿，再变换成拿跟腱操作，稍用力反复5～7遍。

6. 仰卧，拿下肢前侧稍用力操作5遍后，以双手掌搓揉膝关节1分钟，点揉下肢阳陵泉、阴陵泉、解溪、太冲穴各半分钟，将下肢抬起反复做屈伸运动，然后拔伸踝关节一定程度，进行左右摇动，扳动操作，推抹脚背部10次，再反复捻动脚趾5分钟。下肢部的治疗，可参照膝关节、踝关节病的治疗方法。

十七、按摩也能治贫血吗

贫血是指人体血液内的血红蛋白及红细胞减少，低于正常水平。该症有轻重程度之分，重者表现出明显的临床症状，如头晕、耳鸣、眼花、倦怠乏力、心慌、失眠、短气、食欲减退、面色黄或苍白等等。轻者则可以没有临床症状，只是在查血时才知道自己贫血。

◆按摩疗法

1. 仰卧，用拇指按揉其下腹的关元、气海穴，双下肢的血海、足三里、三阴交穴，每穴1分钟，力量稍轻，但让患者也应有轻微的胀感，缓缓地揉，以每分钟80～90次为宜。

2. 仰卧，摩腹，着重在肚脐以上的上腹部，做顺时针方向的环旋摩动，轻缓地操作5～10分钟。

3. 俯卧，用一掌根按揉其脊柱两侧的背部肌肉，按揉时力量适度，不宜太重，揉动较慢，移动更慢。先从颈肩上开始，逐渐下移至腰骶部为止，每侧肌肉操作3遍。然后用捏脊法从下往上轻柔地操作5～10遍。

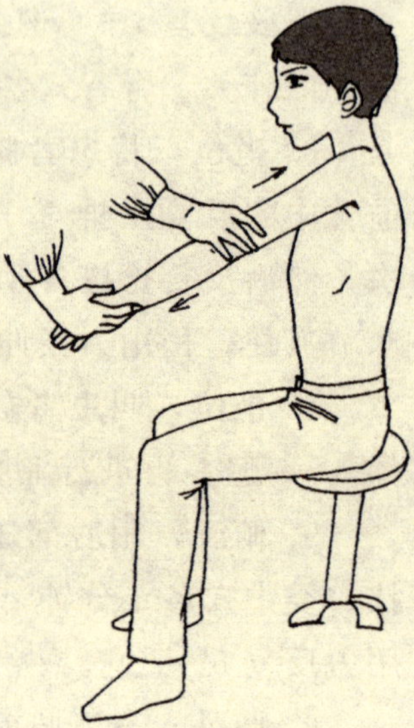

4. 正坐，做开天门，推坎宫穴各1分钟。前者手法宜轻快，后者手法宜重滞、缓慢，以患者有轻微胀感为佳。然后用梳法从其前发际开始由前往后操作1分钟，以患者感觉舒适为宜。

5. 正坐，两上肢自然下垂，术者用搓法从肩至腕各做3遍。

十八、按摩也能治冻疮吗

冻疮常发生在手、脚和耳朵等部位，首先是皮肤上有一块大小不等、稍高出皮面的红斑肿块，颜色暗红，发痒或作痛，逐渐变青紫，出现水泡，其破裂后渗出液体，干燥后即结痂，严重者溃烂不愈。造成的原因是气候寒冷、受风、受潮，加之自身体质虚弱，局部静止少动等而引起的血脉淤阻。

冻疮的按摩治疗主要以早期治疗为佳，若晚期出现水泡或溃烂，则局部禁止按摩。特别是有的人，一进入冬天就会生冻疮，建议您在未生冻疮以前每天坚持本篇所述的方法进行按摩，将会起到很好地预防效果。

◆按摩疗法

1. 坐位，用手掌在其背部脊柱由上往下做来回摩擦，以透热为度。再在其胸上部做横向摩擦，仍以透热为度。然后用拿肩井法操作3分钟。

2. 坐位，两手掌相对挤按住其肩部，做搓揉半分钟，然后从肩至腕用搓法操做2遍，再用较重力的理法在同样部位操作5～7遍。完毕后用同法在另一上肢操作。

3. 在患者的手背和手掌，分别用两拇指交错地做来回推抹，每面1分钟，两手共4面。然后将其手腕边拔伸边做环旋摇动1分钟。

4. 将患者的各手指用捻法操作2～3遍，着重在有冻疮的手指，从上下左右各方向反复捻搓，以发热为宜。再对其患指进行拔伸摇动约半分钟。

5. 用拇、食指夹捏患者的耳朵，在外耳轮由上向下做轻柔的捻搓5～8遍，再捏住耳垂向外下方稍用力拉扯5～10下。

6. 仰卧屈膝，用拇指在其小腿前外侧由上往下边揉边移动，反复3遍。然后用手掌摩擦其脚背，以发热为度。

7. 仰卧，先摇动踝关节半分钟。再用拇、食指捻搓脚趾，重点在有冻疮的脚趾，约5分钟。最后在冻疮红肿处涂抹油脂，用手掌或手指进行摩擦，以透热为度。

◆应注意的问题

1. 平时注意对易出现冻疮的部位进行保暖，常涂抹一些油脂。若外出回来后，有冻疮的部位冰凉甚至冷痛，此时绝不要用热水浸泡或直接烤火，也不能在冻疮局部擦搓，应让其自然回温一定时间后，再进行上述方法。

2. 常患冻疮的人，一般都说明其缺乏锻炼，或衣服穿得不够暖和以及衣、袜、鞋穿得太紧等等，所以应注意这方面的因素。

3. 易患冻疮的人，可长期坚持洗冷水澡（从夏天开始锻炼），或用生姜擦易生冻疮的部位。

十九、按摩治疗肩周炎

肩周炎又称“漏肩风”“五十肩”，系因身体虚弱、劳累过度，或睡时露肩而感受风寒，久居潮湿之地以及肩部外伤后复感风寒等原因所致。发病年龄多在50岁左右。其症状主要有：肩关节（多为一侧）酸楚疼痛，由阵发性发展到持续性疼痛，并逐渐加剧，昼轻夜重，常因疼痛影响睡眠，疼痛还可向颈部和肘部走窜，到后期则出现肩关节活动受限，不能完成穿衣、梳头、背手等动作，病程长者可引起肩部肌肉萎缩。

◆**按摩疗法**

患者端坐于方凳上或卧位，术者站于其旁。

1. 用双手掌相对揉肩关节的前后侧和用前臂揉肩关节的外上方数次。

2. 用双拇指在肩部周围的痛点处做拨揉法数次。局部可出现酸胀感。

【取穴】云门、抬肩、肩髃、肩贞、天宗、曲池、条口穴以及肩部的阿是穴。

3. 根据肩关节功能受限的方向及程度，可适当选用局部的摇动、内收、外展、内旋、外旋等运动法。

二十、肩关节扭挫伤的按摩治疗

肩关节扭挫伤多因肩关节活动过分剧烈，或受强力牵拉以及肩部直接遭受暴力撞击所致。表现为：肩关节局部疼痛，可有轻度肿胀、疼痛，以肩外侧和肩前部较为明显。损伤初期肩关节活动一般无明显受限，时间长了则可出现肩部活动障碍，甚至肌肉萎缩。本病到后期常常容易导致肩周炎。

肩部遭遇外伤后最好先去医院确诊，以排除骨折或脱位的可能，方可自行施治。受伤初期以消瘀止痛为主，手法宜轻柔；后期则在活血化瘀的基础上以活动关节为主。

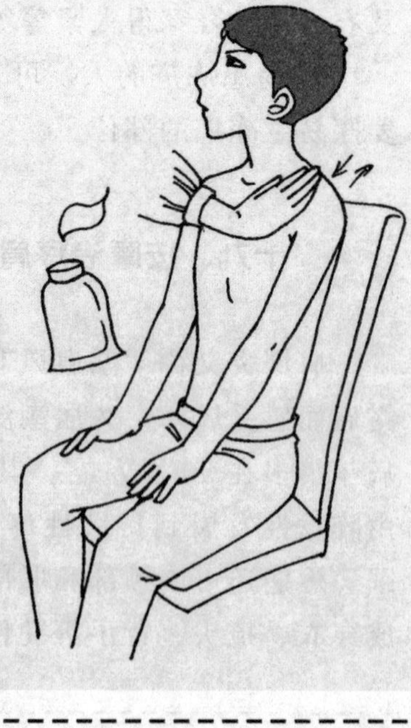

◆**按摩疗法**

1. 坐位，患肩自然下垂，术者用一掌根在其肩前部和外侧做轻柔的揉法5分钟，在其疼痛能够忍受的前提下，力量可逐渐做轻度的加重。然后再用大鱼际在同样的部位做擦法1分钟，以局部发红有热感为宜。揉擦时在其局部应涂以红花油、按摩乳之类，以免擦伤皮肤，同时也可增强化瘀止痛效果。

2. 进行上述治疗后，患侧上肢最好固定在外展位置制动休息。每天可治疗 1～2 次。若疼痛肿胀已基本消除，则提示病情已进入后期。

3. 坐位，术者一手托起其患侧肘部，使患肢呈外展位，另一手拇指则在肩前部的肩前穴、肩峰外侧的肩髃穴以及肩部前侧和外侧的压痛点分别做按揉，力量先轻后重，力求柔和深沉，每穴 2～3 分钟。

4. 坐位，一手握其患肢手腕，使其略呈外展位，另一手则在患肩做深沉柔和的拿法，时间约 2 分钟。

5. 坐位，使患肩做各个方向的被动运动，见“肩周炎”治法 2、3、4。

6. 坐位，用搓法轻快地由上而下操作 2 遍。

◆应注意的问题

1. 注意患肩的保暖，以免受寒加重疼痛、粘连。

2. 做肩关节的被动运动一定要在疼痛、肿胀均明显缓解以后，切勿操之过急。

3. 手法治疗过程中，均可配合肩部的局部热敷，以助于活血化瘀。

4. 病情后期，患者应自行配合肩关节的功能锻炼。

二十一、按摩治疗肘关节的扭挫伤

肘关节扭挫伤是由于肘关节过度扭转牵拉或跌扑时肘部着地，以及外来直接暴力打击肘部而导致的肘关节周围肌肉、筋腱等软组织损伤。表现为：肘关节周围疼痛、肿胀、屈伸活动受限，且受伤局部有明显压痛。本病若未及时治愈，可形成肘部的慢性痛症和活动障碍。

受伤后一周内为急性期，手法以消肿散瘀为主，1 周后为慢性期，手法以消除疼痛、活动肘关节为主。

◆按摩疗法

1. 坐位，用一手握住其患肢手腕，使患肢呈上抬位，另一手则用拇指轻柔地按揉肘部内外侧，以肿胀处为重点，时间约 5 分钟。

2. 坐位，患肢自然下垂，术者两手相对按住其肘部，然后做轻柔缓慢的搓动，以局部发热为宜。当肿胀基本消除后即可施行下述治疗，一般在受伤一周后进行。

3. 坐位，用一手握住其患肢腕部，另一手掌心托住肘部，并使肘关节略呈屈曲。然后托肘一手的拇指用指拨法弹拨肘部的肌腱，以压痛点附近为重点。拨时力度可稍重，时间约 2 分钟。

4. 坐位，一手握其患肢手腕，另一手握住肘上部，然后两手相反方向用力做牵引拔伸。在患者能耐受的前提下，尽量将其肘关节伸直，用力持续牵拉 1 分钟。

5. 坐位，一手托住其肘后，并用拇指端用力按住曲池穴，另一手握住其手腕，然后顺时针、逆时针各摇动 15 次（在屈肘位摇动）。再使肘被动地做屈伸动作 20 次。

6. 坐位，一手握其患肢手腕，另一手用理法从肩至腕反复操作 3 遍，力量宜重。

◆应注意的问题

1. 若受伤后肘部疼痛、肿胀剧烈，应先赴医院诊治，以排除骨折、脱位等情况。不可盲目施治。

2. 受伤后，患肢应暂时制动。在急性期的治疗过程中也要尽量避免用力活动。

二十二、网球肘应如何按摩治疗

肘关节外侧疼痛，尤其在前臂向内旋转时做伸直、提、拉、端、推等动作时疼痛加剧，严重者难以完成端水杯及扫地等动作。有的患者可有局部肿胀。本病多见于经常做前臂旋转和用力伸腕的成人，常与职业有关，如网球运动员、木工、电工等，故称为“网球肘”。

◆按摩疗法

网球肘治疗目的在于活血通络，故手法是刚柔相济。

1. 正坐，用一拇指轻柔地按揉肘外侧的明显压痛点和手三里穴，每穴1分钟。然后用该拇指弹拨压痛点附近的肌腱，力度稍重，以患者有较强酸胀痛感但又能忍受为度，弹拨约半分钟。

2. 见“肘关节扭挫伤”按摩疗法。

3. 正坐，用一手握其患肢手腕，另一手托住肘后，并用拇指端按住肘外侧曲池穴，然后握手腕的手逐渐使其肘关节屈曲至最大限度，再使其尽量伸直，如此反复15次。

4. 用一拇指端用力点按患肢手腕处的阳溪穴，使患者有手指麻木感和肘部疼痛减轻的感觉，并持续半分钟。

5. 正坐，患肢自然下垂，术者两手掌相对合抱其肘部，然后做轻快的搓法以局部发热为宜。

二十三、腕关节扭挫伤的按摩治疗

腕关节扭挫伤可由急性损伤或慢性劳损引起。急性损伤多因跌扑时手掌猛力撑地，或持物时腕关节突然扭转以及暴力直接打击所致，症状可见腕部肿胀疼痛，活动受限，动则疼痛加剧，局部有明显压痛等；慢性劳损则因腕部长期劳累过度或急性损伤迁延日久所致，症状可见腕部疼痛较轻，无明显肿胀，常有乏力和不灵活感，做大幅度活动时，伤处也可有疼痛。

腕关节扭挫伤分为急性损伤和慢性劳损，但治疗时手法基本相同，只是力度上有所区别，前者宜轻柔和缓，后者则宜重。

◆按摩疗法

1. 用拇指用力按揉患肢的合谷、阳溪、神门、曲池、内关、外关等穴，使其有较强的酸胀感，每穴持续半分钟。

2. 用拇指或掌根在受伤处的压痛点及其周围做轻柔的揉法5分钟，以疼痛明显缓解为佳。

3. 正坐，患者用健手握住患肢的前臂，术者双手握其患肢手掌，然后两者相反方向用力，牵拉拔伸腕关节。拔伸的同时转动患者腕部，并使其做背伸、掌屈、左偏、右偏等动作，各个方向均活动10次左右。

4. 在患腕用轻快的搓法操作，以局部发热为宜。

◆应注意的问题

1. 受伤后若腕部疼痛、肿胀严重，应先赴医院诊治，以排除骨折或脱位的可能。

2. 急性损伤初期的手法治疗时，一定注意切忌采用突然猛力，以免再度损伤。

3. 治疗期间，患腕禁做剧烈运动。平时最好戴上弹性护腕。

4. 患腕应避免寒冷刺激。

二十四、指间关节扭挫伤的按摩治疗

指间关节扭挫伤多因跌扑时手指撑地，或指端受到强力牵拉，以及猛烈碰触外物等暴力冲击而造成的指间关节软组织损伤。表现为关节周围肿胀，疼痛剧烈，受伤关节的两侧压痛明显，关节活动受限，且肿胀不易消退。有的患者还可出现手指向一侧偏斜的畸形，这种情况多半有韧带的断裂或骨折。

按摩前首先应排除骨折或韧带断裂的可能，方可进行手法治疗，且受伤初期手法力度宜轻柔。

◆按摩疗法

1. 患者伸出伤手，掌心向下，术者一手托其手腕，另一手的拇、食指捏住受伤指关节的内外侧，然后做轻柔的揉捻，待疼痛减轻后，再稍微加重力量揉捻2分钟。

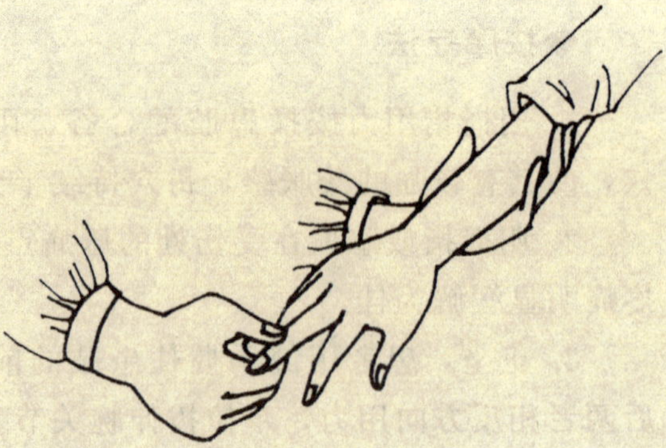

2. 术者一手握住其伤手手腕，另一手的拇、食指夹住伤

指指端，然后两手相反方向用力，牵拉拔伸受伤关节约持续牵拉 1 分钟。

3. 术者一手的拇、食指捏住受伤关节的近掌端，另一手的拇、食指上下捏住伤指指端，然后做轻微的左右摇动和顺时针、逆时针的旋转活动各 15～20 次。完毕后两手再反向用力，拔伸牵拉受伤关节，并在持续牵拉的同时使该关节被动地做屈指、伸指活动各 15 次。

4. 再用稍重的捻法在受伤关节的周围操作 2 分钟，以局部略有热感为宜。

二十五、弹响指应如何按摩治疗

弹响指又称“扳机指”，学名为指部腱鞘炎。其多见于手工操作者和常做家务的女性，表现为手指酸胀痛，弯曲或伸直手指时，会突然受阻，卡住在某一角度，需再用力才能冲过阻碍，并出现“咯噔”的弹响声，如同射击中扳动枪栓的动作形式，故因此而得名，局部用手触压有疼痛，还可摸到大豆样的结节肿块。本病可发生于任何手指。

◆按摩疗法

1. 先在患侧的前臂做 2～4 遍拿法。然后将腕部拔伸片刻，并做左、右环旋摇动各 10 次。再用两拇指在其手背和手掌交错地做来回推抹，力量适度，移动稍快，反复推抹各 1 分钟。

2. 在患指的上下、左右反复做捻法 5～10 分钟，再在患病关节的压痛点和结节肿块处，用拇指逐渐用力按揉 3～5 分钟，以压痛明显减轻为佳。

3. 一手捏住患指的掌指关节近掌端，另一手夹住手指端，逐渐用力对手指进行持续的拔伸，拔至最大限度后维持力量，并用一手拇指顺结节肿块反复推挤 1 分钟。然后在持续拔伸的状态下屈曲、旋转摇动其手指约 1 分钟。再用一手拇、食指夹捏住手指端，做轻微的、小幅度的抖动半分钟结束。

◆应注意的问题

1. 一般认为本病与长期受寒冷刺激有一定关系，故要注意保暖，少用冷水洗衣服等，每晚睡前用热水浸泡手部10分钟。

2. 平时经常做手指的主动屈伸活动，做手工操作时，一个动作姿势不要保持太长时间，就可避免手指过度劳累。

二十六、岔气的按摩治疗

由于在一种不正常的姿势下扭转胸部、躯干，伤及胸廓的关节及软组织而引起的胸部、背部的疼痛，叫岔气，又称“胸壁屏伤”。其症状是：胸部及背部的一侧疼痛，转侧困难，不敢咳嗽或深呼吸，患者有沿肋间方向由背部向胸部串痛，局部肌肉紧张并有压痛。

◆按摩疗法

患者端坐于方凳上，术者位于其旁。

1. 用手掌推摩伤处数次。

2. 表现为胸胁部作痛者，用牵臂扩胸法，患者坐位，医生站于患侧。术者一手握住肘部，另一手五指分开与患者手交叉，握住手背部，两手密切配合，同时用力，向上方牵拉上肢，使胸胁部肌肉有牵拉感。反复操作2～3次。

3. 表现为背及前胸部疼痛者，用呼吸顶扳法：患者坐位，术者站于其后足蹬的方凳后缘。术者用膝关节屈曲顶在后背相应部位上，两手扳肩，让患者吸足气，当呼气的同时膝关节用柔和均匀、有节律的力量向前顶推。两手并用力向后扳肩，如此反复做3～5次，可使疼痛明显减轻。

【取穴】臂中、内关、支沟、肩井穴及背部痛点，点穴时可同时配合深呼吸。

上述手法有调和气血，舒筋活络止痛的作用。

◆应注意的问题

1. 受伤及治疗后的短时间内，患侧上肢均不宜做大幅度运动。一周内应尽量减少活动，注意休息。

2. 治疗中用掌根叩其背部时，力量要稍重但不能用蛮力。动作应在患者不注意时完成。

二十七、腰背酸痛的按摩治疗

腰背酸痛多因长期从事低头弯腰、固定体位的工作使背部肌肉处于牵拉状态，造成某一侧的肌肉过度疲劳而不能自行缓解的一种积累性损伤。尤其是长期用右手绘图、写字，右肩背部的肌肉用力过多，造成背部两侧肌肉受力不平衡而引起慢性背痛。其次，是因背部的软组织扭伤、拉伤、胸椎的后关节错位，从而刺激或压迫肋间神经及脊神经后支而引起的后背疼痛。另外，长期受风湿的侵袭以及颈椎病的部分病例亦可导致本病。常表现上背部肩胛内侧酸痛乏力，右侧多于左侧，患者常因背痛而不敢挺胸，维持含胸的姿势，时轻时重，触之背部肌肉紧张、弹性感差，并有压痛点，有的伴有胸闷、气短、胸椎侧弯、后突等畸形。

◆按摩疗法

患者俯卧，术者站于其旁。

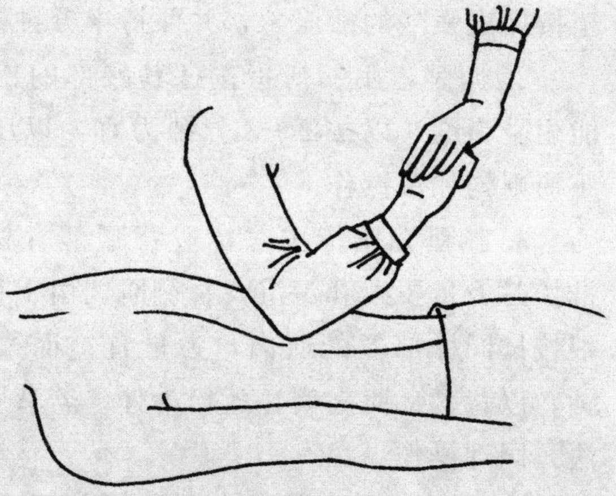

1. 用掌根拨揉背部的肌肉数次。

2. 用拇指或肘部按压背部、脊柱两侧的痛点数次。

3. 用拇指和食、中指弹拨背肌数次。

患者端坐于方凳上，术者站于其后。

4. 用膝关节顶在背痛的部位上，做上下方向的顶扳揉动数次。并向前稍加用力，可听到胸椎小关节发出的响声。

【取穴】天宗、扭伤穴。

上述手法有活血止痛、增强肌力的作用。

二十八、急性腰扭伤的快速止痛法

急性腰扭伤多由弯腰搬抬重物不当，挑担闪挫，强力举重，跌扑、突然扭转以及外力直接撞击腰部等原因所致。其特点是：突然发作腰部剧烈疼痛，腰部活动困难，动则疼痛加剧，甚至呼吸、咳嗽都可使疼痛加重。有的患者在扭转、闪挫后，腰痛并不立即发作，还可继续进行正常活动，而在数小时或一两天后才出现腰痛并逐渐加重。

急性腰扭伤发生后应及时进行手法治疗，若治疗不及时，拖延日久，便可能形成宿伤，以后往往在劳累后或阴雨天疼痛加剧，治疗也较困难。若能及时治疗且手法得当，一般两三次即可解决问题。在治疗时，患者大都采取俯卧位，要注意俯卧时枕头宜低，并将两上肢伸直贴放在身体两侧，以便腰部肌肉能尽量放松。

◆按摩疗法

1. 俯卧，用拇指按揉其两下肢腘窝处的委中穴；力量先轻后重，直至按揉出强烈的酸胀感，并保持半分钟。

2. 俯卧，用一拇指按揉其腰部的压痛点，力量由轻而重，但要患者能耐受为度，以按 2～3 分钟为宜，以压痛明显感觉减轻为佳。若有多处压痛则均如法操作。

3. 俯卧，用指拨法推拨背腰部脊柱两侧尤其是压痛点附近的肌肉。推拨时力量要柔和深沉，每侧肌肉由上往下推拨 5～10 遍。然后再用一掌根按揉同样部位的肌肉，力量宜重而柔和，每侧由上向下缓慢按揉 2 分钟，以背腰部肌肉明显放松为佳。若背腰肌肉丰厚者，术者可采用前臂揉法，同理操作。

4. 侧卧，用一掌根在其背腰部肌肉上由上而下做往返摩擦，以皮肤发红发热为度。再用一侧小鱼际在腰骶部做横向摩擦，仍以透热为度。注意擦时最好涂抹按摩乳之类介质，以免擦伤皮肤，且擦法完毕应立即用衣物捂盖局部以保温。

二十九、按摩治疗腰椎间盘突出症

腰椎间盘突出症，人们通常习惯称之为“坐骨神经痛”。主要症状有：腰部疼痛，严重者可影响翻身和坐立，一般均伴有下肢的放射痛，即疼痛从臀部开始逐渐向下走窜至大腿后侧、小腿后侧、小腿后外侧，甚至足背、足跟、足掌等部位，可以出现在一侧下肢或两侧并见，或两侧下肢交替出现。疼痛往往在长时间行走、久坐、久站后加重。另外，还有腰部活动受限，以弯腰和后伸尤其明显，若患者仰卧，将患侧下肢伸直做抬高动作，则出现抬高角度明显受限和牵扯样的疼痛。病程较长者，小腿外侧及足背、足跟、足掌等部位常有麻木感。以上是本病常见的临床表现。另外，有少数患者的症状则只有两大腿内侧及会阴部麻痹和大、小便功能障碍。

腰椎间盘突出症病根顽固，时轻时重，反复发作，所以治疗一定要有耐心，要坚持不懈。一般以10次为一疗程，直至症状彻底或基本消除为止。按摩治疗时，患者大多用俯卧体位，要注意双上肢应伸直放在身体两侧，以使腰背部肌肉能尽量放松。

◆按摩疗法

1. 俯卧，将一前臂横放其背部，以前臂内侧接触皮肤，然后以力量稍重的揉法揉动脊柱两侧肌肉，边揉边缓慢向下移动，直至骶骨部为止，如此从上向下反复揉10遍。再用指拨法在同样的区间由上而下推拨脊柱两侧肌肉，每侧5～10遍。完毕又用掌根在相同部位反复揉若干遍，力量深沉柔和，以腰背肌肉最大限度地放松为宜。

2. 侧卧，患侧在上，做腰椎斜扳法，以有“咔嗒”响声为佳，但不可强求。

3. 俯卧，用拇指按压腰椎附近，找出压痛敏感点，然后用一肘尖持续点按该压痛点和患侧臀部的环跳穴各1分钟，再用拇指指腹重力按揉双下肢腘窝的委中穴各1分钟，均以有强烈的酸胀感为宜。

4. 俯卧，用双手拿法在其患肢后侧用力操作3～5分钟。

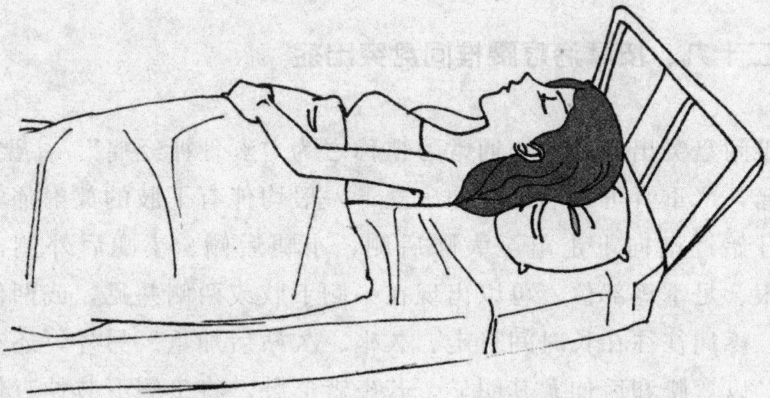

5. 俯卧，一手掌按在腰骶正中，另一手臂托起其患侧下肢并使其呈后伸位，然后用力使之做顺时针和逆时针的直腿旋转摇动各10次。完毕再进行另侧下肢。

6. 俯卧，用双手拳掌击法交替击打患侧的背部、腰部、臀部肌肉，以及双下肢后侧肌肉，共击打20分钟。

◆应注意的问题

1. 患病后应睡硬板床，注意腰部保暖。

2. 平时尽量避免久坐、久站和长时间行走，应注意常变换姿势，勿弯腰负重及干重体力活。

3. 胯下麻痹和大小便功能障碍的患者不宜做按摩治疗。

4. 在症状基本消除后或在治疗过程中，患者均可配合自我功能锻炼，锻炼得法常可收到较好的效果。在此我们向患者推荐几种锻炼方法如下（每天进行1～2次）：

（1）仰卧，抬起一侧下肢，屈膝屈髋，然后学蛙泳状向外上方用力蹬出，反复蹬8～10次。再用另一下肢如法蹬8～10次。

（2）仰卧，将一下肢屈膝屈髋，然后垂直向正上方蹬8～10次。另一侧下肢同法操作。以上两法以操作后腰部有轻松感为佳。

（3）俯卧，将头部及上身与下肢同时尽量向上翘起再放下，反复翘8～10次。

（4）直立位，两手叉腰，双手掌按在腰骶部，然后弯腰90°。再用力向后仰起，上身尽量后仰，如此反复 10～15 次。

三十、膝关节损伤的按摩治疗

膝关节损伤主要表现为膝关节肿胀疼痛，活动障碍，患侧下肢不能站立，或跛行，膝关节呈半伸半屈状态，严重者可见皮下青紫，其多因膝关节突然受到外力撞击，或在活动中过度运动，突然旋转等造成的膝关节及周围软组织的撕裂扭挫等损伤。

膝关节损伤的形式很多，最常见的是：①外伤性滑膜炎，肿胀主要在膝关节内上方，关节极度屈曲或伸直时，疼痛剧烈。②侧副韧带损伤：在膝内侧疼痛肿胀明显。③半月板损伤：在膝关节水平面的内外侧有压痛点，关节在活动中时常有一种被卡住的现象。

◆按摩疗法

1. 仰卧屈膝，用一手拇指和其余四指分别按住膝部的血海、梁丘穴，然后反复拿揉 3～5 分钟，力量由轻逐渐加量。再用一拇指按住阳陵泉，其食、中指按住委中穴，也进行较重的拿法 3～5 分钟。又用双手指指端，分别点揉患膝的两膝眼穴，逐渐用力点入膝关节内侧，出现较强的酸胀感，持续 5 分钟以上。

2. 仰卧患肢伸直，术者用掌根由大腿根部开始，沿大腿前侧，向膝关节边揉边移动，反复揉推 3 遍，再沿大腿内侧和外侧，同法分别操作 3 遍。然后用两手掌，由膝部髌骨两侧相对挤住，做快速的搓揉，使膝关节中有热感为佳。

3. 仰卧屈膝，用拇指分别按揉患侧阴陵泉、足三里、解溪穴各 1 分钟，力量稍重，又用拇指沿小腿前外侧，从膝开始，由上而下边揉边移至解溪穴，反复 3 遍。再用拿跟腱操作 3 遍，重点在承山穴（腿肚中间）拿揉，以酸胀为宜。

4. 仰卧，在患侧两膝眼穴分别用手掌的小鱼际顺其凹陷做斜向的摩擦，以透热为度。对于半月板损伤造成的关节卡住状态，可用双手握住其小腿下端，然后用力牵拉拔伸膝关节（注意勿突然牵拉，应持续用力），再使膝关节做屈伸活动，如此反复做 5～10 次。对于外伤性滑膜炎，可经常地，很轻微且幅度较小地屈伸膝关节、并在其大腿和小腿内侧做擦法。

◆应注意的问题

1. 损伤早期应少活动下肢，随着按摩治疗的进行和时间的推移，再逐渐加强膝关节活动。注意膝部保暖，并配合热敷等方法。

2. 按摩中可用红花油、按摩乳之类擦患处局部帮助治疗。

3. 病症后期进行膝关节功能锻炼，如仰卧做空中蹬车活动等。

三十一、按摩巧治小腿肚子抽筋

小腿后侧疼痛、强直、疼痛多呈现牵扯样，严重时整个下肢可因疼痛而卷曲，难以行走，俗称“腿肚抽筋”。该症多因长途跋涉、登山、长久站立以及受寒冷刺激等引起，一般在休息后或热敷局部而减轻。症状可出现在一侧小腿或双侧并见。

◆按摩疗法

1. 俯卧，用屈指点法。重力点按患侧臀部的环跳穴半分钟，以有酸胀感并向小腿后侧放射为佳。然后用拇指按揉患侧腿肚的委中、承山穴各 1 分钟，均以有酸胀为宜。注意：力量不宜太重。

2. 仰卧，患肢尽量伸直，术者一手抵其足后跟，另一手握住足尖，然后尽量使其背屈，并持续 2 分钟。

3. 俯卧，术者沿其患侧用双手在小腿后侧肌肉进行拿法，力量由轻而重，时间约 5 分钟。

4. 俯卧，术者一手扶住其踝关节部，并使小腿竖立，垂直于床面，另一手则用手掌来回摩擦小腿后侧肌肉，以患者有温热感为度。然后仍用这只手虚掌轻轻拍打小腿肌肉 1 分钟。

三十二、骨折后遗症的恢复按摩

骨折后的患者，经过复位等治疗处理后，关节被长期固定，可造成关节周围组织粘连和肌腱挛缩，又因较严重的组织损伤，以及治疗时的出血，血肿机化而导致肌肉和肌腱发生钙化和骨化，这些都可能造成关节功能受限，甚至严重障碍、丧失功能，另外还表现局部及肢体的酸软无力、麻木、肿胀疼痛，伤侧肢体发凉、感觉迟钝等等。如果骨折损伤了神经，则出现受损以下部位的神经支配范围感觉和运动功能障碍，损伤为完全性的，则感觉和活动功能就消失。

按摩治疗本病，适宜较重的手法刺激，以改善神经、肌肉的营养，促进运动功能的恢复为目标，由于骨折部位和形式很多，造成的损伤也多不相同，所以治疗方法也多不一致，因此，我们给读者介绍一些原则性的、行之有效的按摩方法，对于具体病症，望读者举一反三以施之。

◆按摩疗法

1. 在损伤的局部及周围，选用本书前面所列举的重要穴位，由近端向远端做按揉法，每穴约1分钟，以酸胀痛为度，以后再沿肌肉纤维方向，用拇指或掌根做较重力的揉推，反复3遍。

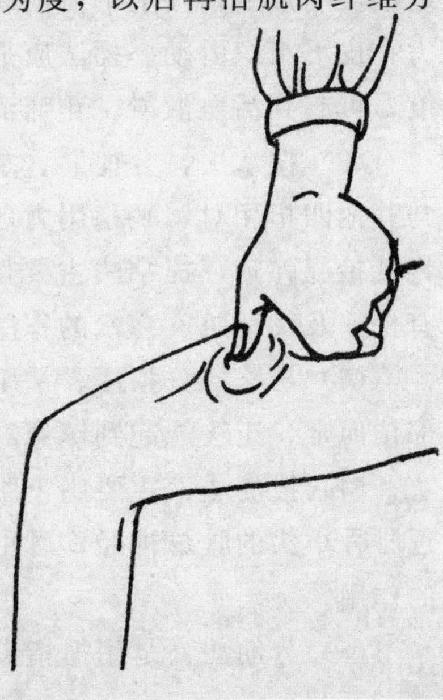

2. 找到损伤部位的压痛敏感点，或是皮下条索状的筋肉结节（机化、钙化点，或挛缩的肌腱），用拇指按揉拨动，反复用力指拨弹动2～3分钟，再在粘连的肌肉组织用拿揉法重力操作5～10分钟，使其松解开，然后用掌按揉局部组织。

3. 反复、逐渐用力而缓慢的屈伸功能障碍的关节，在局部做对挤搓揉，使关节周围组织松弛，再进行稳而持久的拔伸，拔伸后再旋转摇动关节，摇后再拔伸，如此反复数次，其后做强烈的牵捻操作，时间越长越好。

4. 用双手长时间搓动损伤局部，再顺肌纤维方向做掌擦法，以透热为度，再根据病损的程度，对局部施用不同力量的击法或拍法操作，或者在损伤的远端肢体做重力的对称击压法（感觉迟钝时应用）。

◆应注意的问题

1. 骨折未愈合前，局部忌做按摩，可在远端按摩。

2. 注意伤侧肢体保暖，禁用冷水冲洗。

3. 加强病侧关节的功能锻炼，但注意不可过度，要循序渐进，同时还可配合其他的物理疗法。

三十三、按摩治疗跌打损伤

◆按摩疗法

1. 治疗软组织损伤的理筋手法有六种。

（1）揉法：分指揉、掌揉两种。揉是用拇指指腹、手掌或掌根于软组织的压痛点上，按上下方向以旋转方式揉动，不离开被按压的皮肤，使手力在皮下组织滑动。揉法应平稳有力地进行，用力的大小以患者能忍受为度，可起到活血散淤、止痛消肿的作用。

（2）捏拿法：分捏筋、拿筋、弹筋等，捏拿是用拇、食两指或用拇指与其他四指相对，平稳用力地捏起肌肉、肌腱或神经干等，有些地方甚至将其抬起弹动，捏拿法主要用于身体肌肉丰满、肌腱强大及腋窝等部位，有松筋及缓解肌肉痉挛的作用。

（3）压法：分指压、拳压、双掌压、推压等四种，其应视病变范围和部位而定，压法能起到镇痛舒筋的作用。

（4）拔筋法：主要用于肌肉、肌腱或神经干等捏拿不起的部位，如靠近腓骨小头的腓总神经，可用指拨动。拨筋法能起到松筋、缓解肌肉痉挛的作用。

（5）分筋法：是用拇指尖部深压于疼痛的筋结上，一下一下地，由上而下地进行分刮。分筋法能起到消散筋结的作用。施术要注意拇指甲勿过长，以免刮破皮肤。

（6）捶打法：分空拳捶、实拳捶两种。多用于体表肌肉丰满的部位，能起到恢复肌力、活血等作用。

2. 治疗软组织损伤的“活动手法”有七种。

（1）摇法：是摇动关节，进行屈伸、旋转动作。活动范围大小应随各个关节的功能活动范围及病情而异，用力要适当，不可过猛，摇法的作用是使关节灵活。

（2）扳法：分侧扳、斜扳两种，是将脊柱关节扳转达到正常活动范围内的最大限度，扳动时大多会发出一响声，用力要轻柔而稳，能起到松动关节、伸开肌肉的作用。

（3）牵抖法：握住腕或踝部，牵直肢体，让患者肌肉放松，在牵直的同时进行抖动。本法有活动关节和舒筋的作用。

（4）拔法：用中、食两指，夹住患者指头，另一手握住腕部，用力拔伸，能发出响声。本法主要用于手指脚趾，有活动关节和展筋的作用。

（5）展筋法：主要用于四肢关节疾病后遗的功能障碍等症，按各个关节的功能活动范围，进行被动的屈伸，配合摇法、揉法等，能起到恢复关节功能的作用。

（6）背法：医生与患者背靠背、臂挽臂，然后用臀部顶托患者腰骶部而将其背起，继而用臀部平稳地翘动几下。用力时要注意由轻到重，放下患者时须持站稳，然后才松开一手，转身扶住患者免其跌倒。本法能起到牵开椎关节的作用。

（7）蹲法：患者两脚靠拢，足跟不离地面，在医生保护下，缓缓下蹲。蹲下后医生站在患者身侧，一手扶肩，一手在腰背部理筋 3～5 遍；然后站到患者背后，一手稳定背部，另一手用稳力下按头部 2～3 遍。本法有活动关节的作用。

三十四、宝宝发烧后的按摩治疗

引起小儿发烧的原因很多，但主要是外感和积食所致。外感发烧的原因主要是由于对小儿照料不周，冷热调节不当引起的。如洗澡或换衣着凉、感受风寒等。食积发烧的原因主要是饮食过饱或饮食不节，使肠胃损伤，影响消化而引起发烧。外感发烧主要症状是怕冷、发热、无汗或少汗、鼻塞、流清涕、咳嗽、打喷嚏、舌苔薄白等。食积发烧主要症状多为午后发热，上午发热较低，下午发热较高。手足心热、饮食减少、嗳气吞酸或有呕吐、肚腹胀满、腹泻、大便酸臭、口渴、多啼不安、舌苔厚腻等。

◆按摩疗法

患儿坐位，术者站于其旁。

1. 外感发烧，用食、中两指推小儿的前臂内侧中线，从腕横纹向肘横纹推 300 下。此为清天河水法。

按揉：风池、大椎、曲池、肺腧穴。

2. 食积发烧，除用上述的手法外，加用捏脊法 5～7 次。

按揉：劳宫、足三里穴。

上述手法有清热解表、健脾和胃、退烧的作用。

也可用温毛巾擦上背、胸口、手心、脚心各 100 次左右。擦抹的方法由上向下。

◆应注意的问题

1. 应卧床休息，多喝开水。

2. 适当控制饮食和减少每次哺乳的时间。较大的儿童可以吃容易消化的食物。

3. 如发烧两三天不退，可用紫雪散、至圣宝元丹或用柴胡注射液。

如由其他急性炎症引起的发烧，必须及时对症治疗。

三十五、宝宝流“哈喇子”的按摩治疗

流“哈喇子”，又称流涎，是指小儿口中的涎液流出而溜滞于两口峡旁或从口中流出，多见于 3 岁以内的小儿。其主要表现为：①患儿唾液增

多，不断流涎。②脾胃积热者，流涎稠黏，面赤唇红，口干，大便干结，小便短赤，舌红苔腻。③脾胃虚寒者，涎液清稀，面白唇淡，四肢不温，大便稀溏，舌淡苔白。

◆按摩疗法

患儿仰卧，术者坐其体旁。术者选用中指指揉法分别在左右牙关、人中、承浆穴及天突穴治疗，每穴约 2 分钟。

1. 脾胃积热者，在基本操作法完成后，再给予清脾穴 300 次左右，清大肠穴 300 次，退下六腑穴 300 次，摩腹 3 分钟，结束治疗。

2. 脾胃虚寒者，在基本操作完成后，再给予补脾穴 300 次左右，补大肠穴 300 次，推上三关穴 300 次，摩腹 3 分钟，捏脊 8～10 遍，结束治疗。

三十六、按摩治疗小儿消化不良

消化不良为小儿常见的疾病，多发于夏秋季。因喂养不当，饮食过度和吃不易消化的食物，均可影响肠胃的消化功能而引起本病。细菌和病毒

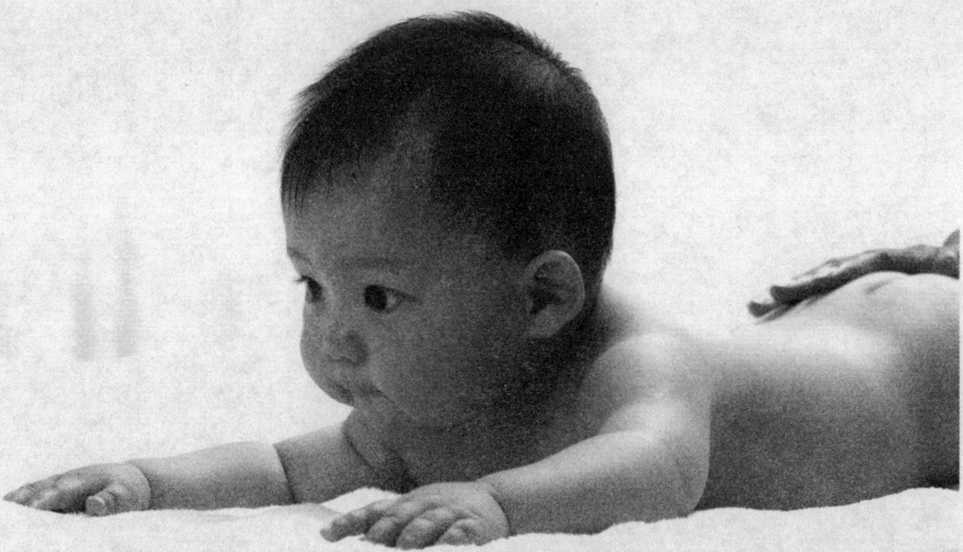

的感染也是导致本病的一个因素。主要症状有：每月腹泻数次，大便呈蛋花水样或带黄绿色，并混有少量黏液。常伴有食欲不振、呕吐、腹部隐痛、发热、消瘦等症状。

◆按摩疗法

1. 患儿俯卧，术者站于其旁。用捏脊法，从长强穴至大椎穴，捏5～7次。当最后一次捏到大肠腧、胃腧、脾腧穴时可用提法，同时可听到响声。

按揉：脾腧、胃腧穴。

2. 患儿仰卧，术者站于其旁。用手掌推揉腹部数次。

按揉：水分、天枢、足三里穴。

上述手法有调节胃肠功能、健脾止泻的作用。